JN237053

Jerome Groopman, M.D.

医者は現場でどう考えるか

ジェローム・グループマン

訳・美沢恵子

How Doctors Think

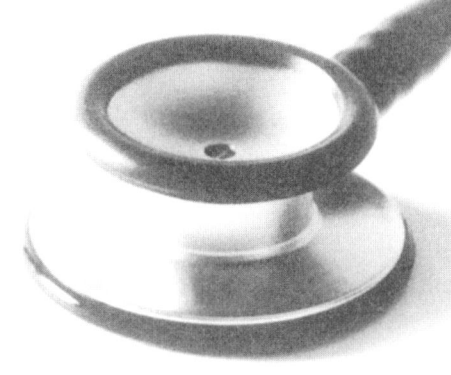

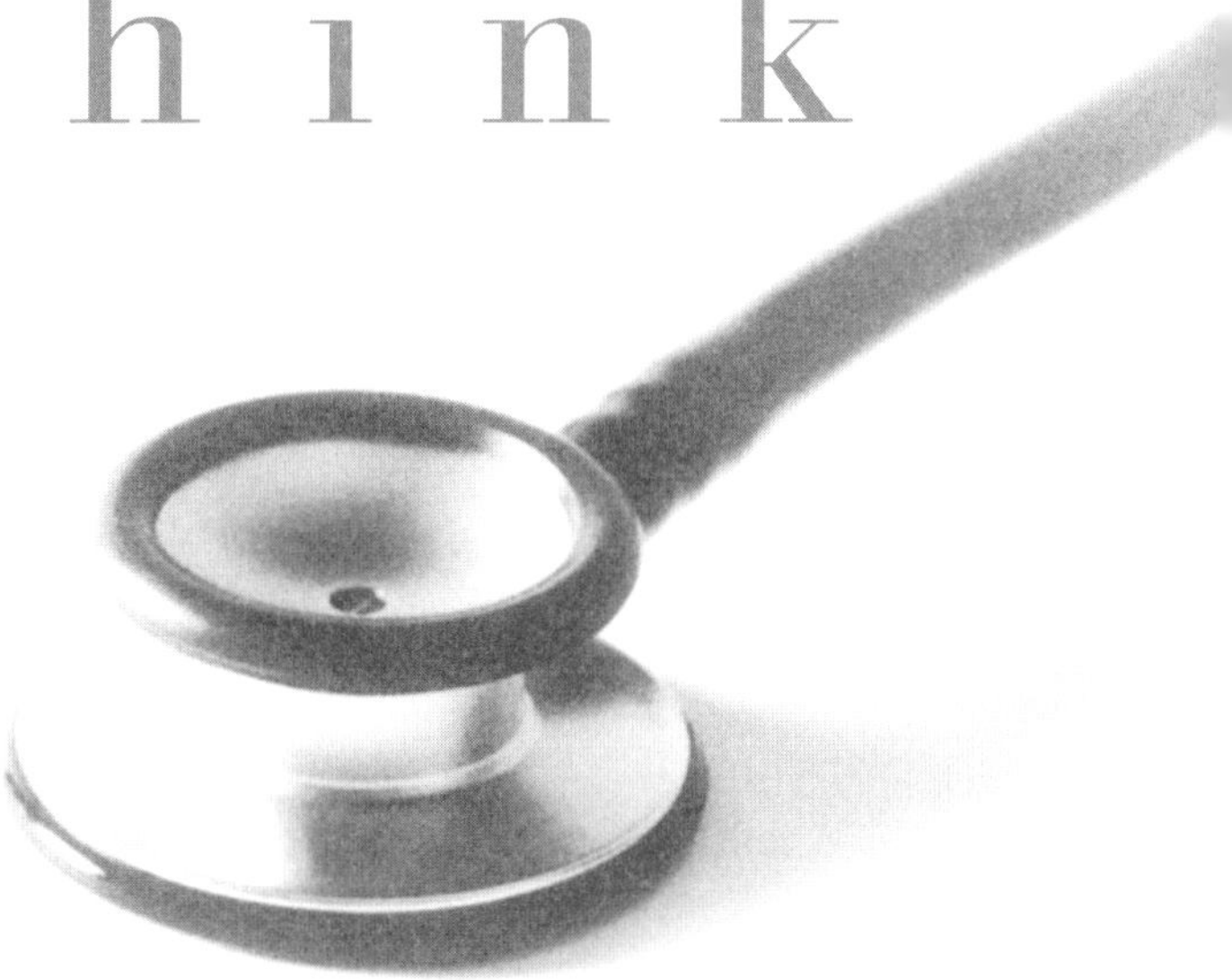

石風社

本書を勇気ある女性《エイシェット・ツァイール》であるわが母に捧げる

First published in the United States under the title
HOW DOCTORS THINK
by Jerome Groopman
Copyright ⓒ Jerome Groopman, 2007
All Right Reserved
Published by arrangement with Houghton Mifflin Company
through Tuttle-Mori Agency, Inc., Tokyo

＊註　本書において病歴が描写されている患者の氏名ならびに本人を特定できる特徴はすべて、プライバシー保護のため、変更されています。
　さらに、キャレン・デルガド医師、バート・フォイヤー医師、リック・ダガン氏、ドクターA、B、C、Dは架空の名称です。

contents

無秩序な部分を省くことにより、
我々は秩序を構築する。
——ウィリアム・ジェームズ

はじめに

虚心に患者と向きあう

アン・ドッジは過去十五年間に何人の医師を訪ねたか、もうわからなくなっていた。振り返ってみると、三十人近い医師に診てもらっただろうか。そして今、二〇〇四年のクリスマスの二日後、思いがけず寒さの緩んだ朝に、アンはまた新しい医師に会うためにボストンに向かって運転しているのである。プライマリーケアの医師は、彼女の問題は慢性的なものでさらなる相談は無駄だろう、とボストン行きに反対したのだった。しかしアンのボーイフレンドが執拗に診察を勧めた。そこで彼女は、行けばボーイフレンドは納得し、自分も昼過ぎには帰宅できるだろうと自分に言い聞かせ、出かけた。

アンは薄茶色の髪、優しい空色の瞳の三十代。マサチューセッツ州の小さな町で育ち、四人姉妹の一人である。家族には、アンと同じ病気をもつ者は誰もいない。二十歳の頃、アンの身体が食べ物を受けつけなくなった。食事をした後、見えない手が自分の胃袋を掴みぐるぐると捻っているような感じがした。激しい悪《お》心《しん》と疼痛に襲われ、ときには食べたものを吐いてしまった。家族のかかりつけの医師が診察をしたが、どこも悪くないと言って制酸剤をくれるだけだった。しかし薬を飲んでも症状は治まらない。食欲がないときもアンは食べる努力をしたが、何を食べても後で気分が悪くなり、こっそりトイレに行って食べたものを吐くようになった。医者は原因が何だかうすうす察していたが、念のために精神科医を紹介した。そして診断が下ったのである。嘔吐ならびに食物への嫌悪を特徴とする病気、過食症を伴う神経性食欲不振症だった。治療されなければ餓死する恐れのある病気だ。

アンは長年にわたり、プライマリーケア医である複数の内科医を訪れ、やっと現在の医師、摂食障害患者を専門とする女医に辿り着いた。と同時にアンは数多くの専門家――内分泌科医、整形外科医、血液内科医、感染症の専門医、それから当然のことながら、心理学者や精神科医の診察を受けた。今までに四種類の抗うつ剤を処方され、週一回はカウンセラーと話をする「トーク・セラピー」を受けてきた。栄養士たちが彼女の毎日のカロリー摂取量を綿密に監視してきた。

それでもアンの健康状態の悪化はとどまらず、この十二ヶ月は今までの人生の中で最も惨めな一年間だった。赤血球数も血小板も危険なレベルまで低下した。骨髄生検の結果、発育している細胞が極めて少ないことがわかった。アンが受診した二人の血液内科医は、血球数が下がっている原因は栄養不良だと指摘した。アンは重度の骨粗鬆症も患っていた。ある内分泌科医には、ビタミンDとカルシウム不足のため、八十歳代の女性並みの骨だと言われたほどである。整形外科医の診断では中足骨《ちゅうそくこつ》（蹠《あしうら》を構成する骨）に小さなひびが入っているのを発見され、免疫低下の兆候も現れた。髄膜炎を含む一連の感染症も患った。しかも今年は、医師の監督のもとで体重を増やすために、精神科に四回も入院したのだった。

身体の機能を回復するには、主に穀物やパスタなど消化しやすいものを食べ、一日三千キロカロリー相当を摂取しなければならない、とアンは内科医に言われたが、食べれば食べるほど気分が悪くなったのである。激しい悪心が起こり、吐きたくなるだけでなく、最近は重度の腹痛と下痢をくり返していた。医師から、過敏性腸症候群という心理的ストレスと関連のある疾患だと告げられた。十二月に入ると、アンの体重は三十七キロまで下がっていた。無理矢理三千キロ弱のカロリーを摂取していたにもかかわらず、着々と進む体重低下は、アンが嘘をついているという確実な証拠だと内科医も精神科医も考えていたらしい。

アンはその日、消化器の専門家マイロン・ファルチャク医師に会うためにボストンに向かっていたのである。ファルチャクはアンの診療記録を前もって手に入れ、彼女の過敏性腸症候群は精神状態のさらなる悪化を示していると内科医から聞いていた。内科医たちの報告書には、ファルチャクへのメッセージが暗に含まれていたのである。ファルチャクの果たすべき役割は、数多くの医師に幾度となく突っつかれ調べられたアンの腹部を診察してから、過敏性腸症候群はたしかに不快で不愉快だろうが、内科医たちが勧めたとおり、適切な食餌療法と精神安定剤で治療すればいい、と本人に言い聞かせることだった。

しかしファルチャクは期待されたとおりにはしなかった。その代わり、アンに質問し、答えを聞き、先入観なしで診察し、病気について今まで彼女を診た医師たちと違う視点から考えることを始めた。その結果、彼はアンの命の恩人となったのだ。今までの十五年間、彼女の病気の重要な側面に誰も気づかなかったのである。

本書は、患者を診察するときに医師の頭の中で何が起こっているかに関する探索の書である。この本の構想は、三年前の九月のある朝、インターン、研修医《レジデント》、医学部学生の一群を連れて回診しているとき、不意にやってきた。私は「総合医学」の指導医《アテンディング》として、この研修生チームに私の専門分野である血液病、癌、エイズだけでなく、多種多様な症状をもった患者のケアを指導する責任を担っていた。我々の担当する病棟には肺炎、糖尿病、その他の一般的な疾病の患者もいれば、即座に診断がつかない症状の患者、あるいは、さまざまな治療法の可能性があり、どれか一つの治療法に決められない患者もいた。

私は、伝統的な回診方法が好きだ。チームの一員が、症例の重要な要素をまず説明し、それから一同がベッドサイドへ移動し、患者に質問をして診察をする。それからチームは会議室に戻り、問題について話し合う。話す際に私はソクラテス式問答法に従い、学生とレジデントたちが互いに考えを投げかけ、私にもチャレンジしてくることを奨励する。だが、その九月の朝、回診が終ったとき、なぜか心が穏やかではなかった。研修チーム内の議論のかけあいの無さを憂慮し、それ以上に彼らの師である私自身に落胆していた。とても頭のいい、愛想のいい医学生、インターン、レジデントたちは、的を射た質問をしたり、注意深く相手の話を聞いたり、するどく観察することに関しては、ほとんどが落第生だった。彼らが患者の問題についてあまり深く考えていないことに私は気づいた。つまり、臨床的な謎を解き、人間のケアをすることの教育方法に深刻な欠点があると感じたのだ。

このような批判はよく聞く。医師は齢を取るにつれ、新しい世代の若い医師が、自分たちに比べて洞察力がないとか能力がないと嘆くのが常である。たとえば、「私が研修生だった三十年前は、それは厳しくって、よく勉強してないと大変だった。最近の若者ときたら……」という具合に。昔を懐かしむ老医師たちは、自分たちを研修生から完璧な医師へと変身させてくれた何ものかの魔法が消えてしまったかのように嘆く。懐かしさで歪曲されたレンズを通して見る自分たちの青春時代は、時間的にも空間的にも、現在より優れていたという思い込みを、どの世代ももち続けるのではないか、と私は思う。実をいうと、私自身もつい最近まで、同じノスタルジアを感じていた。しかし、振り返ってみると、私が受けた医学教育にも大きな欠点があったことに気づいた。ただ、私が経験した学習過程と私の研修生の学習過程は、問題の質というか、欠点の種類が違うのである。

私の世代は、臨床医としてどのように考えるべきか、明確に教えてもらったことがない。見よう見まねで覚えたのだ。中世のギルドで弟子が師匠を観察するように、研修生は先輩の医師を観察し、新米は先輩の診断と治療へのアプローチを吸収することを期待されていた。指導医が、自分の判断決定に至るまでの思考手順を具体的に説明することは稀だった。この数年間、このような行き当たりばったりのアプローチに対する強い反発が起こってきたのである。そこでもっと組織立った仕組みを確立する目的で、前もって設定されたアルゴリズムおよび決定の樹状図《ディシジョン・ツリー》を使った診療ガイドラインを導入して医学生とレジデントを教え始めている。現在、米国と欧州の多くの病院において、経営管理者たちがその方式を上層スタッフに促すようになった。特に保険会社は、特定の診断検査や治療法の使用を承認するかどうかを決定する際に、有用な方法だと考えている。

臨床的ディシジョン・ツリーの幹に当たる部分は患者の主症状あるいはラボの検査結果であり、それはすべて幹の上に描かれた箱の中に書き込まれる。最初の箱から他の箱へと矢印が枝のように伸びている。たとえば、「喉が痛い（咽頭痛）」といったよくある症状をアルゴリズムの出発点に置き、そこから関連した症状に関する質問が枝のように広がり、「はい」または「いいえ」と答えながら進む。発熱の有無は？　ノドの痛みに伴い、リンパ節の腫脹《しゅちょう》はあるか？　家族の他の者は同じ症状を呈したか？　同様に、ノドの細菌を調べるための培養などの検査が幹のさらに下のほうに現れ、培養結果に関する質問に対する「はい」または「いいえ」という答えに基づいて枝分かれしていく。最終的に、最後まで枝をつたっていくと、正確な診断と治療に辿り着くはずである。

臨床アルゴリズムは、ありきたりの診断と治療、たとえば、溶連菌による喉頭炎とウイルス性咽頭炎を識別するのに役立つかもしれない。しかし、医師が「箱」から抜け出て考えなければならないとき、症状が曖昧なとき、症状が複数で混乱を招くとき、検査結果が明快でないときなど、アルゴリズムはすぐ崩壊してしまう。そのような困難な症例の場合――まさに洞察力のある医師が必要とされるとき――アルゴリズムは、自分自身で考えることや創造的に考えることの助けにならない。医師の思考を広げるというより制約してしまうのである。

同様に、すべての治療法の決定を統計学的に立証されたデータのみに基づいて行なうという傾向が進んでいる。いわゆる科学的なエビデンスに基づいた医療（ＥＢＭ）は急速に広がり、今や多くの病院において規範になっている。統計学的に立証されない治療法は、臨床試験の成績に基づいた一定量のデータが得られるまで、ご法度なのだ。もちろん医師は誰でも、治療法を選択する際にその研究成果も検討すべきである。しかし、ＥＢＭに頑なに依存する今日の医学では、医師が数字だけに頼って受動的に治療法を選択する危険がある。統計は、目前にいる生身の患者の代わりにはならない。統計は平均を表すものであり、個体を表さない。医薬品や治療に関する医師個人の経験に基づく知恵——臨床試験の成績から得られた「ベスト」の治療法が、その患者のニーズや価値観に適合するかどうかを判断する医師個人の知識——に対し、数字は補足的な役割でしかない。

毎朝、回診が始まると、学生やレジデントがアルゴリズムに目を通し、最近の治験の統計を挙げるのを私は観察していた。次世代の医者は、厳密な二進法の枠組みで作動する周到にプログラムされたコンピュータのように機能することが条件づけられているのだろう、というのが私の結論だった。学生とレジデントが、アルゴリズムおよびＥＢＭにばかり頼るさまを、数週間物憂い気持ちで見ていた。また、彼らの視野を広げ、他の方法を教えられない自分に対しても穏やかでない気分だった。そこで、単純な問いを自分に向けた——医師はどのように考えるべきか？

いうまでもなくその自問は次々と他の質問を生んだ。医師によって考え方は違うのか？　専門科ごとの主流の考え方はあるのか？　つまり、外科医の思考法は内科医と異なり、内科医は小児科医と異なるのか？　何か「ベスト」の考え方があるのか、それとも正確に診断し、最も効果的な治療法を選択する方法は一つでなく複数あるのか？　前例がまったくない、あるいは極めて前例が少ない病態を呈する患者と向き合って、即断をしなければならないとき、医師はどう考えるのか？（この状況では、アルゴリズムは役に立たず、統計は皆無だ）。また日常的な外来診察のときと救急医療のときでは、医師の考え方は違うのか？　医師の感情——特定の患者に対する好き嫌いとか、患者の生活の社会的・心理学的特性に対する態度——が考え方に影響を及ぼすのか？　熟練した名医でも、正しい診断につながる鍵となるヒントを見逃し、正しい治療への道から遠く迷うことがあるのはなぜか？　要するに、医学における思考はいつ、そしてなぜ、正しい方向から間違った方向へ行くのだろうか？

自問をいくらくり返しても、答えは容易に出なかった。権威のある医学部とレジデント制度の中で教育され、臨床医としてかれこれ三十年間医師をしてきたにもかかわらず、である（精神科医の思考方法を評価することは、私の能力を超えた試みだとすぐ気がついた。精神医学はとてつもなく広い分野にわたり、思考や精神に関するさまざまな学派や理論を包含する。そのために、本書においては精神科の探索を行なわない）。そこで、同僚たちに答えを求めた。私が尋ねた現役の医師たちの大半は、興味はあるが、自分たちの思考過程について実際に考えたことはないと言った。

次には医学文献を調べ、臨床的思考法の研究に答えを求めた。複雑な数式を伴う、医学における「至適《オプティマル》」な判断決定に関しては豊富な研究材料が存在する。しかし、それらの公式は現場を反映することも、実際にそれを実行することも不可能に近い、と公式を信奉する人々自身が認めていることがわかった。私は、「どう考えるべきか」を研修生たちに教えられない理由がわかったような気がした。また、私が患者に最大限に奉仕していないことにも気づいた。私自身の思考方法をもっと認識すれば、特に思考の落とし穴に気を配れば、よりよい医師になれるかもしれない、と感じたのである。アン・ドッジの診察をした血液内科医たちの中に私は含まれていなかったが、私がその一人だったとしても不思議ではない。私も彼女の診断を間違えたかもしれない。

もちろん、医師が常に正しい判断をするとは、誰も期待できない。医学は基本的に不確実な科学である。医師は誰でも診断と治療を間違えることがある。しかし、どうやってよりよく思考できるかを理解すれば、間違いの頻度と重度を軽減することは可能だ。本書はそれを目標にして書かれたものである。主に一般の読者を想定して書いたが、医師ならびに他の医療従事者にも役立つと思う。

なぜ素人向けに書いたのか？　それは、医師が考える際に、患者およびその家族や友人の助けがとても必要となるからだ。彼らの助けがなければ、患者の病気は本当に何なのかを知るための重要なヒントを見逃してしまう。私は医師としてではなく、自分が病気を患い患者だったとき、それを学んだのである。

我々は皆、診察されるときに、医師がなぜあのような質問をするのだろうとか、情報を収集するときになぜ回り道をして予想外の領域に入るのだろうと、不思議に思ったことがあるにちがいない。ある診断を決定したり特定の治療法を勧めたが、他の診断や治療法を除外した理由は何だろう、と考えたこともあるはずだ。医師の言うことに耳を澄まして必死に聞き、医師の表情から何かを読み取ろうと努力しても、何を考えているのだろうか、と謎は深まるばかりだ。医師が何を考えているかがわからないと、医師とうまくコミュニケートできない。すると、正しい診断と最適の治療をしてもらうために必要な情報をこと細かに伝えることができなくなる。

アン・ドッジの場合、無数の検査や処置をされた挙句、一人の医師に辿り着いた。ファルチャクという医師を正しい診断に導き、自分の命を救ったのは、アン自身の言葉だった。高解像度ＭＲＩとか精密なＤＮＡ分析など、数々の目覚しい技術に支えられた現代医学においても、臨床の現場の基礎は依然として言葉である。何が気になるのか、どこがおかしいと思うのかを患者が医師に伝え、医師の質問に答える。この対話こそ、医師の思考法に関する最初の手がかりとなり、本書もそれを出発点とする。医師が語る内容およびその伝え方を手がかりに、医師の頭の中を探索するのである。医師との対話で患者が得られるものは、臨床的な考え方だけではない。医師の感情的な温度を測ることもできる。感情を測るといえば、たいていは医師が患者を観察することを指す。しかし、医師の気分や気性がどれほど本人の医学的判断に影響を及ぼすか、我々はほとんど認識していない。もちろん、医師の感情が見えるのはほんの一瞬だが、その診断を選んだ理由、あるいは治療法を提示した理由について、その一瞬から多くの情報が得られるかもしれない。

医師の言葉と感情の重要性を検討した上で、本書は、患者と医師が辿る道を追って、現代の医療制度の中を案内していく。

緊急時にはＥＲ（救急治療室）へ駆け込む。救急治療室の医師たちは、患者をよく知る余裕はなく、病歴の限られた情報を頼りに処置をしなければならない。そういった状況で医師はどう思考するのか。時間との戦場である救急治療室では、鋭い判断がなされる場合もあれば、深刻な認識エラーが起こることもある。そういった状況で救急医たちがどう思考するかを本書は論じる。緊急でない場合、治療はプライマリーケア医（子供なら小児科医、大人なら内科医）から始まる。今日的な言い方をすれば、プライマリーケア医は専門家へのドアを開く門番《ゲートキーパー》だ。本書の物語はその門をくぐって進む。一歩一歩進みながら、聡明な医師でも自分の思考に疑問をもつこと、自分の分析が間違っている可能性を常に考慮することがいかに重要かを論じる。また、たとえためらいがあったとしても、臨床の現場では思い切って行動せねばならない医師の葛藤がある。第七章では、私自身の事例を報告する。私の手が不自由になったとき、手の専門医として名高い六人の外科医の意見を乞うことになり、四つの異なる意見を聞いた。

一般に、直感力は高く評価されており、第一印象は結構当たることがある。しかし、多くの医師の話を聞いてみると、直感力に過度に依存することは危険を孕むようだ。説得力のある医学的判断は、第一印象（ゲシュタルト）と慎重な分析を融合したものから得られる。それは時間を要することだが、分刻みの予約という医療制度においては、時間は最も貴重な資源かもしれない。思考する時間を確保するために、患者と医師は何をすればいいのだろう。その問いを本書で検討する。

今日、医学はお金とは無関係でいられない。製薬会社による熱心なマーケティングは、どれほど意識的／潜在意識的に医師の判断に影響を与えるのだろう？　お金のために身売りをする医師はほとんどいないと私は信じているが、我々の考え方を方向づけようとする製薬会社の微妙な、ときにはあからさまな試みに、誰もが影響されやすいと思う。もちろん製薬産業は我々にとって不可欠な存在である。製薬会社がなければ、新しい治療法が得られず、医学の進歩が鈍化してしまう。本書では、数人の医師と製薬会社の役員が、医薬品のマーケティングについて率直に語っている。加齢の自然な現象が誤って病気に仕立てられる状況を説明し、患者がそれに対して対応できる方法についても論じる。

癌はもちろん、高齢になればかかりやすくなる、恐れられている病気である。男性の二人に一人、女性の三人に一人は、一生のうちに癌になる。最近では、以前は難治性と思われていた種類の癌に対する臨床的成功例もあるが、多くの悪性腫瘍は、うまくいったところで一時的に抑えられるだけである。腫瘍学《オンコロジー》の専門家が、複雑で厳しい治療法の価値をどう考えるかについては、科学の理解だけでなく人間の「魂」に対する感性も要求される。患者がどの程度のリスクを負う覚悟があるか、また、人生の最期をどう過ごしたいのか、医師は把握しなければならない。医師が患者の選択をどのように導くか、また、患者がどのように自分の性格や生活様式《ライフスタイル》に一番合った治療法を医師に伝えることができるかを、二人の癌専門医が教えてくれる。

医者の頭の中を旅した後、再び言葉の問題に戻りたい。結びの章では患者、家族、ならびに友人たちが内科医や外科医の考えを助け、ひいては自分たちを助けることができる「言葉」について提案する。医師はどう考えるのか、ときにはちゃんと考えないのはなぜか。それを知ることができれば、患者とその家族や友人は医師と真のパートナーになれる。その知識を使って患者は自分に関する最も重要な情報を医師に与え、正しい診断の方向へ導き、必要とする治療を提供してもらえるように医師を手伝うことができる。患者と家族や友人は、経験豊かな医師に対しても、思考を間違えないように誘導できる。私が自問しても即座に自答できなかった問題は山ほどあるが、患者とその家族が答えを提供してくれるかもしれない。

アン・ドッジがマイロン・ファルチャク医師を訪ねてから間もない頃、私はボストンのベス・イスラエル・ディーコネス医療センターにあるファルチャク医師のオフィスを訪れた。彼は小柄だががっちりとした六十代の男性で、広い額と髪の無い頭、生き生きとした目をしていた。どこの出身かわかりにくい、音楽的ともいえる発音で英語を話す。生まれはヴェネズエラの田舎町で、家ではイディッシュ語を話し、村ではスペイン語を話して育ったそうだ。少年のとき、ニューヨークのブルックリン地区の親戚に預けられ、英語はすぐに覚えた。このような生い立ちのせいか、彼はとくに言語の微妙なニュアンス、言葉の力に敏感になったらしい。ファルチャクはニューヨークを離れてダートマス大学へ行き、後にボストンのハーバード大学医学部に入学、さらにボストンのピーター・ベント・ブリガム病院で研修を受けた。国立衛生研究所（NIH）では数年間、腸の病気を専門に研究した。四十年近い経験にかかわらず、患者を治療することへの熱意を失っていない。アン・ドッジの話になると、彼は身体に電流が走ったかのように背筋を伸ばして生き生きと語り始めた。

「彼女はがりがりに痩せていて、やつれた感じだった」とファルチャクは話し出した。

「疲労によるシワが顔に刻まれていた。待合室で手を結び、じっと動かずに座っている彼女を見ると、怯えているのがわかった」。最初からファルチャクはアン・ドッジのボディ・ランゲージを観察していたのである。身体的状態だけでなく、精神状態についても、すべてが手がかりになりうる。この患者は苦しみに打ちのめされている。優しく、殻から引き出してあげなくてはならない、と考えた。

　医学部の学生は、手順の決まった方法で患者を評価することを教えられる。まず、患者の問診を行ない、それから身体の診察をする。次に検査を依頼《オーダー》し、検査結果を分析する。データをすべて収集してから初めて、どこが悪いのかの仮説を考え始めることになっている。それら仮説は、既存のデータベースに基づき、統計学的蓋然《がいぜん》性を各症状、身体的異常、検査結果に当てはめて絞り込まねばならない。それから推論して可能性の高い診断を割り出す。これは、アルゴリズムを構築し、実証に基づいた診療を厳守する人々が好む、ベイズ分析という意思決定法である。しかし実際には、この数学的パラダイムを使っている医師は皆無に近い。

身体の診察は、待合室における第一印象、それから相手と握手したときの触感で得られる情報から始まる。病歴について一言も発せられないうちから、医師は頭の中で診断に関する仮説を思い描くのである。もちろん、アン・ドッジのような症例の場合、専門家の手許にはすでに診断が記載された内科医からの紹介状があり、患者のカルテには複数の医師たちによる無数のメモが書き込まれている。

ファルチャクはアン・ドッジを迎え、オフィスの中へ案内した。手で彼女の肘を軽く支え、自分の机の向かい側の椅子に座るように促した。机の上にあった高さ十五センチほどの紙の束に彼女は目をやった。それは、内分泌科医、血液内科医、感染症の専門医、精神科医、栄養士の机の上に今まで何回も見た書類である。十五年間、医師に会う回を重ねるごとにその書類の嵩《かさ》が増すのを彼女は見てきた。

そのとき、ファルチャク医師の動きがアンの注意を引いた。彼は、その書類を机の端のほうへ押しのけると、白衣の胸ポケットからペンを取り出し、引き出しから線の引いてあるメモ帳を取り出した。「今日ここに来られた理由を聞く前に、最初に戻りましょう」とファルチャクは言った。「初めて気分が悪くなったときのことを話してください」

アンは戸惑ってしまった。この先生は内科医と話をし、カルテを読まなかったのか。「私は過食症と神経性食欲不振症を患っています」と小さな声で言った。結んでいた手に力が入った。「そして今は過敏性腸症候群になりました」

ファルチャクは優しい笑みを浮かべた。「私はあなたの物語を聞きたい、あなた自身の言葉で」

アンは壁に掛かった時計をちらっと見た。秒針が着実に一周して貴重な時間を刻んでいた。ファルチャク医師は著名な専門家だと内科医から聞かされていた。会いたくて待っている患者の長いリストがある、と。彼女の問題は急を要するものではないのに二ヶ月も待たずに予約が取れたのは、クリスマスの週に医師の予約にキャンセルが出たからだった。それなのに、医師の様子には焦りも苛立ちも感じられない。その落ち着いた様子は、時間が無限にあるように思わせるものだった。

こうしてアンは、ファルチャク医師に言われたとおり、初めから順を追って話した。初期症状からの長い紆余曲折の物語、今まで相談した数多くの医師、受けたいろいろな検査のことを語った。彼女の話を聞きながら、ファルチャク医師はときどき短い合いの手を入れた。

「なるほど」、「わかりますよ」、「続けて」

ときどきアンは、今まで起こったことの順序がわからなくなった。ファルチャク医師が堰を切ることを許してくれたので、つらい思い出が怒涛のように流れ出た。子供の頃、ケープ・コッドの波に不意にさらわれたときのように、アンは流れに乗って運ばれていった。貧血のための骨髄生検を受けたのがいつだったかよく思い出せなかった。

アンは日付を思い出そうとしばらくの間黙っていた。「いつだったか、正確に覚えていなくても大丈夫ですよ」とファルチャク医師は言った。「後で記録を調べるから。ここ数ヶ月のことを教えてください。具体的に、体重増加のためにどんな努力をしていますか?」

その質問のほうがアンには答えやすかった。先生は縄を投げ、現在という陸地にゆっくりと引っ張ってくれた。話を聞きながら、ファルチャクは食事の詳細にこだわった。「もう一度、食事の後にどうなるか教えてください」と言った。

既に説明したのに、しかもカルテにすべて記載してあるのに、とアンは思った。自分が従ってきた食餌療法を、内科医がファルチャク医師に伝えているにちがいない。そう思いながらも、話を続けた。「朝はできるだけ沢山のシリアルを食べるようにして、昼食と夕食にはパンとパスタを食べます」。ほとんど毎回の食事のあとに腹痛が起こって下痢をしたことをアンは説明した。制吐剤を飲んでいるので嘔吐の頻度はかなり減ったが、下痢は相変わらずだった。

「毎日、栄養士さんに教わったとおりに摂取カロリー数を計算しています。今は三千キロカロリー弱です」

ファルチャク医師は黙って考えた。それまで彼女を見つめていた目が遠くを彷徨《さまよ》っていた。しかしすぐに視線をアンに戻し、廊下の向う側の診察室へ彼女を連れていった。診察は、アンが今まで受けたものとはまったく異なっていた。アンは、医師が腹部を集中的に診察し、肝臓と脾臓を押したりつついたり、深呼吸を指示し、押して痛む箇所を特定するのだろうと予想していた。ところが医師は彼女の皮膚を慎重に観察してから手の平に見入っていた。アンの手のしわを真剣にみつめるファルチャクは、手相を見ながら未来を予言する占い師のようだった。アンは不思議に思ったが、医師の行動について質問はしなかった。また、彼女の口の中を懐中電灯で照らし、舌と口蓋だけでなく、唇の内側の濡れている組織をじっくりと観察したときも、彼女はなぜかと尋ねなかった。次に医師は、また時間をかけて手足の爪を丁寧に診察した。「皮膚とか口の中の粘膜に診断を示唆する手がかりがみつかることがあるのです」と、医師はやっと説明してくれた。

また、アンの直腸に残っていた小さな軟便にも医師は注目したのだった。朝食は早くとり、ボストンへ出かける前に下痢をした、とアンは話した。

診察が終ると、服を着てオフィスに戻るように先生は言った。アンは疲れていた。出発する前には自分を鼓舞していたが、そろそろエネルギーが切れそうだった。こんなに具合が悪くなっているのだから、もっと食べなければならない、とまた説教されることを覚悟していた。

「過敏性腸症候群だとは確信できません」とファルチャク医師は言った。「また、体重低下が過食症と神経性食欲不振症によるものだという確信もありません」

アンは耳を疑った。ファルチャクはアンが混乱していることに気づいたようだった。

「体重を回復できない原因が他にあるかもしれません。もちろん、私の勘違いかもしれないが、あなたがこんなに弱って、こんなに苦しんでいるので、間違わないように確かめたいと思います」

アンはますます混乱し、泣き出しそうになるのをこらえた。今は取り乱してはならない。医師の言うことに集中しなければいけない。医師は、新たな血液検査を薦め、アンはそれを素直に受け入れた。しかし次に医師は、内視鏡による検査を提案した。光ファイバーの器具、要するに柔らかい望遠鏡のようなものを、食道から胃や小腸まで入れる検査をファルチャクが説明し、アンは真剣に聞いた。途中で何か異常なものを見たら生検（患部組織を採取し、顕微鏡などで調べる検査）を行なう、と医師は言った。

アンは今までの、終わりが見えない診察に疲れ果てていた。あまりにも多くの検査、処置、レントゲン、骨密度の評価、血球算定値が低いときは痛い骨髄生検、髄膜炎になったときは何回もくり返される腰椎穿刺《せんし》。鎮静剤を投与されるから安心だと言われても、面倒で不快な内視鏡検査を受ける価値があるのか、疑問に思った。内科医が、胃腸の専門医に紹介することを嫌がっていたことを思い出した。この検査は無意味なのだろうか。型どおりの検査をするために行なうのか、あるいは、もっと悪く考えると、お金を請求するためだけに行なうのだろうか。

アン・ドッジは検査を辞退するところだったが、そのときファルチャクが再び、症状の原因が他にあるかもしれないと力強く言った。「体調がよくならない、体重が著しく落ちた、血液、骨、免疫系の状態が長年にわたって悪化した。あなたのどこが悪いのか、すべてを確実に把握したいのです。もしかしたら、あなたの身体は摂取している食事を消化できないで、三千キロカロリーは体を通過しているだけかもしれない。それで三十七キロになったのかもしれません」

ファルチャクの初診から一ヶ月後に私はアン・ドッジに会った。これまでで最高のクリスマス・プレゼントをファルチャク先生にもらった、と彼女は私に言った。一ヶ月で五・五キロ近くも体重が増えていた。胃をシリアル、パン、パスタで満杯にしようと必死に努力した朝食、昼食、夕食の後に起こる激しい悪心《おしん》と嘔吐、腹痛および下痢はすべて和らいだ。血液検査と内視鏡検査の結果、セリアック病だと判明したのだった。

セリアック病とは、自己免疫疾患であり、要するに、多くの穀物に含まれているグルテンに対するアレルギーである。セリアック・スプルーとも呼ばれるこの疾患は、奇病だと思われていたが、今は診断検査の進歩のおかげで以前より頻繁に認められるようになった。しかもセリアック病は、以前に考えられていたように小児だけの病気ではないこともわかった。思春期の後期や成人してからも症状が起こることがあり、ファルチャクはアン・ドッジの場合がそうだと思ったのである。たしかにアンの病気は摂食障害だった。ただ彼女の身体はグルテンに反応し、腸の上皮組織に炎症と障害が起こり、栄養素が吸収できなくなっていたのだ。食事にシリアルやパスタを加えれば加えるほど、消化管が被害を受け、体内に回るカロリーや重要なビタミンがますます減ることになる。

アン・ドッジは、そのときの気持ちを私に伝えてくれた。狂喜すると同時に呆然としたそうだ。よくなろうと十五年間闘ってきた彼女は絶望しかけていた。そして今やっと健康を回復するチャンスを与えられた。身体だけでなく精神も回復するのには時間はかかるだろうが、いつの日か、自分は再び「健康体」になれるかもしれない、と。

マイロン・ファルチャクの机の後ろには、壁をほとんど覆うほどの大きな額縁入りの写真が掛けてある。簡素な服装の男たち、ダービー帽を手に持つ者やテディ・ルーズベルトのような長い口髭のある者などが、カメラに向かってポーズしている。写真のセピア色、彼らの服装から判断すると、二〇世紀初頭のものだろう。ファルチャクの外交的な性格とファッショナブルな身なりからは場違いな感じがする。しかし、それが自分の原点だと彼は言う。

ファルチャクが説明した。「その写真は一九一三年、ブリガム病院を開設したときに撮ったものだ。ウィリアム・オスラーが最初の症例検討会をした時代に」。ファルチャクの顔がほころんだ。「その写真はコピーだ。チーフ・レジデントをしていたときにオリジナルを盗んだわけじゃないぞ」。オスラーは言葉のもつ力と重要性に特に敏感だった。ファルチャクはオスラーの著作に強い影響を受けたという。「オスラーが言っていたことの本質は、患者の言葉をよく聞けば患者が診断そのものを教えてくれる、ということだ」とファルチャクは続けた。「私のような専門家を技術屋だと思っている人が多い。だから何らかの技術的処置を求めて私のところへ来る。確かに、手技は重要だし、今日の専門技術は患者の治療に大いに役立つ。しかし私たちは、技術のせいで患者の物語を聞くことから遠ざかってしまった」。ファルチャクは間《ま》をおいて話を続けた。「患者の物語から離れてしまったら、もはや真の医者とは言えない」

医師がどう考えるかは、まず、医師がどう話しどう聞くかによってわかる。また、口から発せられて耳に入る言葉の他に、患者および自分自身の表情、姿勢、動作など、ボディ・ランゲージという非言語的コミュニケーションに対する医師の注意の払い方からも、考え方がわかる。

ジョンズ・ホプキンズ大学の保健政策・管理のデブラ・ローター教授とノースウェスタン大学の社会心理学のジュディス・ホール教授の二人は、チームを組んで活動している。医学の現場におけるコミュニケーションについての研究成果が多く、洞察力に富んだ研究者といえよう。彼女らは、内科医、産婦人科医、外科医などいろいろな医師とその患者たちとのやりとりを、ビデオテープで、あるいは実際に立ち会って、何千回も分析してきた。この分野における他の研究データの評価《アセスメント》も行なった。二人の研究は、医師の質問の仕方、そして医師が患者の感情にどう対応するかが、いわゆる「患者の積極的な関与」において最重要であることを示す。私がローターと話したとき、次のように説明してくれた。それは、患者が自由に話すだけでなく、積極的に話したがり、医師と対話したがるように「目を覚まさせる」という考え方である。医師の目前にある医学的な謎を解くには、患者が自由に話すことが必要である。患者が怯えていたり、話を途中で切られたり、偏った方向に会話が仕向けられると、医師には重要なことが伝わらないかもしれない。ある観察によると、患者が話し始めてから平均して十八秒以内に医師が話に割り込むという。

ロータールとホールの洞察をアン・ドッジの例に当てはめてみよう。ファルチャクは話の冒頭に、いつ頃から気分が悪くなったのかという、誘導尋問にならないような、自由に答えられる質問をした。ローターがこう言っている。「医師の質問の仕方が、患者の答えを構築する」。もしファルチャクがアン・ドッジに特定のことに関する選択回答形式の質問をしていたら――たとえば「腹痛はどんな痛みですか、鈍い痛みか刺すような痛みですか」と訊いていれば、彼女の病気は過敏性腸症候群だという先入観を露呈していたことになる。診断を特定しようと努力する医師について、ローターは言う。「自分の行き着く先がわかっている場合、選択回答形式の質問は一番効率がいい。しかし診断の確信がないとき、それは役に立たない。なぜなら、その質問からすぐに間違った道に入り、元に戻れなくなるかもしれないからだ」。自由に答えられる質問の利点は、医師が新しい情報を得る可能性を最大限にすることだ。

「自由形式の質問で成功するにはどうすればいいのか」とローターは自問自答した。「患者である自分の言うことに医師は本当に関心がある、と患者に感じさせることです。自分の物語を伝えるとき、患者は医師が思いつかないようなことに関するヒントを提供するのです」

医師と患者との対話が成功するには、医師が聞く質問はことの半分に過ぎない。「医師は患者の感情に対応しなければならないのです」とローターは続けた。ほとんどの患者は恐怖と不安に囚われ、中には自分の病気を恥ずかしく感じている人もいる。医師が患者に共感をもって対応すると、精神的安堵感以上のことを与えることができる。ローターが言うには、「患者は馬鹿だと思われたくないし、先生の時間を無駄にしたくないのです。医師の質問が適切であっても、患者の精神状態によっては、素直に答えられないこともあります。医師の目的は、患者の物語を引き出すこと、それには患者の気持ちを理解する必要があるのです」。

ファルチャクはアンに会ったとき、真実を語ることを阻む彼女の感情にすぐに気づいた。彼女の話に共感しながら優しく対応し、落ち着かせようとした。ローターの意見では、彼はその態度によってアンからより多くの情報を引き出すことができた。一生懸命聞いている、そして彼女の話をもっと聞きたいという態度を示し、不安と遠慮を取り払いながら対話することができた。「うんうん、よくわかる、続けて」と簡単な合いの手を入れると、アンは自分の発言が先生にとって大事だと感じることができた。

社会心理学者のジュディ・ホールは、医師と患者の対話の情緒的側面にさらに焦点を当て、医師が患者に対して好印象をもっているように見えるか、そして患者も医師のことを好きかどうか、の問題に注目した。その種の感情は、医師の机を挟んだ両者には隠しようがないという。プライマリーケア医と外科医に関する研究では、患者は驚くほど正確に医師が自分のことをどう思っているかを察していた。その情報の多くは、非言語のコミュニケーション、つまり医師の表情、座り方、仕草などが暖かく、歓迎するような印象を与えるか、あるいは堅苦しく、距離を置いたものか、などでわかる。ホールは次のように言う。

「医師は、誰に対しても中立で平等だということになっていますが、それは真実でないことがばれています」

ホールの、医師と患者間のコミュニケーションに関する研究は、アン・ドッジの事例と大いに関係がある。ホールの研究によれば、重症患者は医師に嫌われがちである。患者自身も医師の嫌悪感を察知する。概して、医師は健康な人間を好む傾向がある。「重症患者に嫌悪感をもつ医師がおり、その理由はわからないでもないのです」とホールは言う。「私は医者バッシングをするつもりはないけれど」。最善の治療を施しても治らない病気を扱うと、多くの医師は深い絶望感を味わう。懸命に努力したのに、すべてが水の泡、とフラストレーションを感じるようになる。そして、医師は頑張らなくなる。事実、アン・ドッジのような患者を暖かく迎える医師は少ないだろう。考えてみよう。神経性食欲不振症と過食症というスティグマ（社会的に負の徴《しるし》）を伴う疾患、治療が極めて困難になりうる疾患を十五年間も患っている患者。また、その十五年間にどれだけ多くの医療従事者が多くの時間と労力を費やしたかも考えてみよう。その結果、些かな改善も見られない。しかも、悪化の一途を辿っているのだ。

ロータとホールは、入院患者に対する医師の接し方が、診断と治療の成功をどう左右するかについて研究してきた。ホールが言う。「人は極端な例をよく憶えている傾向があります。たとえば、患者には無愛想だが天才的な外科医、とても親切だが大して能力のない開業医など。しかし、良い面が二つあってもいいはずです。いい医師であるということは、そのどちらも必要であり、良い医術には両方が備わっています」。なぜならば、ホールの結論では、「医師のすることの大半は、話すことです。コミュニケーションは、優れた医療から切り離すことはできません。診断を得るのに情報が要るし、情報を得る最善の手段は患者との信頼関係です。医師の能力はコミュニケーション能力と不可分のもので、二者択一できるものではありません」

ファルチャクには、自問自答をしながら考えをまとめる習慣がある。「一日三千キロカロリーを摂取しているとアンは言った」。頭の中で自分に尋ねていた。「アンを信じるべきか。もし信じたとして、なぜ体重が増えないのか」。素朴な疑問を論理的な終着点まで追求しなければならない。彼女は本当に努力してシリアル、パン、パスタを口に入れ、咀嚼《そしゃく》して飲み込み、吐かないようにしている。にもかかわらずどんどん痩せ細り、血球値が悪化し、骨はますます劣え、免疫系が機能していない。「本人を信じて他の可能性を疑ってみなければならない」とファルチャクは自分に言い聞かせた。

ファルチャクの自由形式の質問には、彼の心の広さが反映されている。アン・ドッジを観察すればするほど、そして話をよく聞くと、何かがおかしいと感じずにはいられなかったのである。「すべて精神的な問題だと断言することは不可能に思えた」と彼は言う。「みんなが彼女を神経症だと片付けていた。しかし私の直感では、どうも合点がいかなかった。では何が欠けているのだろう、と考え始めたのだ」

臨床現場における直感は、長年の実践を積み、何千もの患者の物語を聞くこと、そして何よりも、自分の間違いを忘れないことによって研ぎ澄まされる高度な感覚である。ファルチャクは以前、国立衛生研究所（N

ＩＨ）で、摂取した食物から必要な栄養素やカルシウムが吸収できない吸収不良患者を研究したことがあった。その経験が、アン・ドッジが神経性食欲不振症や過食症だけではなく、何らかの吸収不良を起こしている可能性を認識する鍵となった。彼はアンのことを考えると、同じように体重が急速に減少している患者に、昔騙されたことを思い出したという。その女性は吸収不良と診断されていた。しっかり食べて、その後に激しい腹痛と下痢が起こると言う彼女を、多くの医師は信じた。一ヶ月以上も検討し、複数の血液検査をした結果、ファルチャクは偶然に患者のベッドの下に、本人が隠し忘れていた下剤の瓶をみつけたのだった。彼女の消化管のどこも悪くなかった。気の毒なことに精神をひどく病んでいたのだ。心と身体の両方を、ときには別々に、ときにはその関連において考慮しなければならないことをファルチャクは学んだのである。

　後の章で詳しく述べるが、異なる分野に従事する医師が驚くほど似た方法で能力を身につけることがある。彼らは主に、失敗や判断の間違いを認めて記憶に留め、その記憶を思考に組み込むのである。研究によると、その能力を獲得する鍵は、実践の持続だけではなく、自分の技術的なエラーや見当違いな判断を正確に理解するためのフィードバックにある。

　私が研修を受けていた頃、循環器分野の頂点を極めたと評される医師に会った。事実、その医師は知識の宝庫であると同時に稀有な判断力をもった臨床医だった。彼は数十年のキャリアの失敗例をすべて記録し、特に困難な症例に悩んだときはその記録帳を読み返すこともあった。同僚の多くは彼のことをエキセントリックな人、執念深い変人と呼んでいた。しかし後になって、彼が私たち後輩に示してくれた教訓に気づいたのである。優れた臨床医になるには、自分の間違いを認め、それを分析し、いつでも思い出せるようにしなければならない。アン・ドッジの問題に直面したファルチャクは、隠れて下剤を飲んでいたＮＩＨの患者の話を真《ま》に受けていたことを思い出したのだった。逆の状況がありうることを彼は知っていた。いずれの場合も、徹底的に考え、事実を究明し続けねばならない。

ファルチャクは私に「合点がいかなかった」と言ったが、それは単なる言葉のあやではなかった。トロントのサニーブルック医療センターの医師ドナルド・レデルマイヤーは、医師の認識が診断にどう関係しているかにとくに関心をもっている。彼は、「眼球テスト」と呼ばれる現象について言及した。それは医師が「患者の様子の中に、目立たないが何となく気になるもの」に気づいたその重要な瞬間のことである。直感が間違っている場合は当然ある。しかし無視してはいけない。直感は、目前にある情報が合わない「枠《フレーム》」にはめられていることを医師に気づかせるかもしれない。

　医師は日常的に、医学的用語を使って患者を枠にはめる。「糖尿病と腎不全の患者を送る」とか、「今、救急治療室に薬物中毒者がいるが、肺炎による高熱と咳がある」とか。多くの場合、医師は正しい枠を選び、臨床データはきちんとその枠の中にはまる。しかし、認識力の高い医師なら、疑わずに枠にはめこむことは深刻な間違いにつながりうることを知っている。

　アン・ドッジは、二十歳のときから神経性食欲不振症と過食症という一つの枠にはめられていた。次々に会ってきた医師が皆、その枠に固定された症例として受け取ったことは無理からぬことだ。データはすべてその枠の中にきっちりとはまる。彼女の臨床的肖像画を描き直す必要はないし、他の角度から眺める理由は見当たらない。ただ一つを除いて。ファルチャクが説明する。「犯罪現場に残されたＤＮＡの証拠のようなものだ。患者が、私は無実です、と言い続けていたのだ」。ここに医学の技《アート》があり、優れた臨床医を特徴付ける、言語と感情に対する感受性がある。

　内視鏡で撮ったアン・ドッジの歪曲した小腸の写真を見せてくれたとき、ファルチャクは本当に嬉しそうだった。「そのときは実に興奮した」と言った。それは、ミステリーを解き明かした探偵の甘い喜び、真犯人を特定した者の正当な誇らしい心境だったはずだ。しかし知的な興奮や充足感以上に、人命を救った喜びを表していた。

知と直感、ディテールへの細心の注意、心理学的洞察力――それがすべて、十二月のあの日に結集したのだった。違う結末になる可能性も充分にあった。神経性食欲不振症と過食症の病歴をもつアン・ドッジが、その延長線上で過敏性腸症候群になったのかもしれなかった。しかし、ファルチャクは考えた。「この症例の何を見逃しているのか？　そして、見逃しうる最悪のものは何だ？」

ファルチャクが疑問をもたなかったらどうなっていたのだろう？　多分、アン・ドッジ自身ならびに彼女のボーイフレンドや家族は同じ疑問を、もしかしたら何年も前に、感じていたかもしれない。しかし、患者とその親しい人々は、医師ではない。医師の知識も経験ももっていない。素人である多くの人たちは、質問することを躊躇するものだ。でも、そのような疑問をもつことは不当でも何でもない。患者が質問をすること、さらに医師のような思考法で考えることも可能なのだ。後の各章や「おわりに」では、医師の思考のさまざまな落とし穴、また、医師の認識の間違いを防ぐために患者とその家族が利用できる言葉について論じる。

アン・ドッジの場合、単純な、しかしアンの命を救うことになった疑問を呈したのは、ファルチャクのほうだった。そして、その質問の答えを得るには、彼はさらに追及する必要があった。アンも、追及に同意し、さらなる血液検査や侵襲性のある（生体を傷つける）検査を受けねばならなかった。同意するには、彼女がファルチャクの技術だけではなく、誠意や動機をも信頼する必要があった。そこにロータートとホールの研究のもう一つの領域がある。つまり、語られる言語と語られない言語が、どのようにして正確な診断に結びつく貴重な情報を提供し、患者が医師のアドバイスに従う《コンプライ》ように説得することができるのか。「コンプライアンス」という言葉は、家父長主義を匂わせる否定的な意味合いをもつことがある。患者は、全権をもつ医師の言うことに従い、受身の役割を演じているようだが、ロータートとホールの研究を参考にすると、信頼関係と相互の親近感がなければ、アン・ドッジは多分、さらなる血液検査や内視鏡検査を提案したファルチャクを、うまくかわしていたと思われる。医学用語で言えば、彼女は「非服従《ノンコンプライアント》」になっただろう。そして今も、痩せ細りながら、「一日三千キロカロリーを摂取している」と、医師たちに必死の訴えを続けていたかもしれない。

　アン・ドッジの事例から話を移し、臨床的な成功例の話ではなく失敗談を話してくれたとき、マイロン・ファルチャクに対する私の畏敬の念はさらに深まった。もちろん、医師は誰でも絶対に間違わないわけではない。常に正しい医師などどこにもいないのだ。最高の名医を含め、すべての医師は誤診をし、間違った治療法を選ぶことがある。これは「医療ミス」の問題ではない。医療ミスは一般紙に広く報道され、米国科学アカデミー医学研究所に分析され、報告される。それらは、薬の投与量を間違えたり、患者のX線写真を裏返しに見たりするようなことだ。

　誤診は別問題だ。誤診は、医師の思考が見える窓といえる。それが喚起するのは、医師はなぜ固定観念を疑問視しないのか、なぜ思考が閉鎖的で偏っているのか、知識の欠落をなぜ見逃すのか、といった問題である。間違った治療法の事例を研究してきた専門家は、エラーの大半は技術的な問題ではなく、医師の思考法の欠陥によるものだと近年結論づけたのである。患者に深刻な害をもたらした誤診の研究では、その八〇パーセントが認識エラーの連鎖によるものだった。たとえばアン・ドッジの例のように、患者を狭い枠にはめ、固定観念に反する情報には目をつぶったのである。さらに、不正確な診断百例の研究においては、エラーの原因が医学的知識不足によるものだったケースは僅か四件だった。医師たちは、臨床上の事実認識の不足でつまずいたのではなく、認識の落とし穴に落ちて的確な診断ができなかったのである。この種のエラーは恐ろしく高率の誤診を発生させる。一九九五年のある研究では、役者にさまざまな病気の症状を真似てもらい、医師にその詳細な報告書を課した。その研究によると、全診断の一五パーセントは不正確だったそうだ。この研究結果は、すべての診断の一〇～一五パーセントが間違っていることを示唆した。これは剖検によって裏付けられた古典的な研究結果と一致する。

私自身、三十年のキャリアを通してのすべての誤診を憶えている。最初の誤診は、マサチューセッツ総合病院で内科のレジデントのときだった。ローターとホールの研究を読めばその原因の見当がつく。患者の一人は、いつ止むのかわからない苦情を言い続ける中年女性だったが、私には彼女の声が、黒板を釘で引っかくような音に聞こえた。ある日彼女は、胸の上部に不快感がある、と新たな問題を訴えた。不快感を起こしているのは何か――食事、運動、咳――と特定を試みたが、どれも当てはまらなかった。そこで、胸部X線と心電図を含む型どおりの検査を依頼した。結果は正常だった。私は苦し紛れに制酸薬を処方した。しかし彼女は症状を訴え続け、私は聞く耳をもたぬ状態になってしまった。数週間後、院内放送で緊急呼び出しを受け救急治療室に呼ばれた。そこに解離性大動脈瘤を起こした彼女がいたのだ。心臓から身体全体に血液を運ぶ大動脈に致命的な亀裂が生じていた。彼女は死んだ。大動脈の解離は、発見されても致命的な場合が多いが、それを診断できなかった自分を未だに許せない。彼女を救うことができたかもしれないからだ。

三十年前にその診療所で起きたことは、ローターとホールの好き嫌いに関する研究がいくらか説明してくれる。感情が、医師の聞く能力、考える能力を曇らせることを教わっていたならば、あるいは自分で認識できるほどの自己意識さえ身に付けていれば、と思う。嫌いな患者が症状をあれこれ羅列すると、話を途中で聞かなくなり、その場しのぎの診断・治療を行なう医師をよく見かける。間違った判断をしても、それが真実だと思い込むようになり、徐々にそれに対する心理的な執着心が根付く。歪んだ結論から離れられなくなる。患者に対する強い否定的な感情が、その結論から離れて新たな臨床像について考察することをますます難しくするのだ。

医師の思考がこのように歪んでしまうと、患者へのケアはおのずと悪化する。特筆すべきは、医師の否定的な感情の結果だけではない。医師が患者に対して否定的な感情を抱いている場合、ほとんどの患者がそれに気づくという事実を研究が示しているが、それが治療に及ぼす悪影響を知る患者は少なく、そのため医師を変える患者もあまりいない。患者は逆に、自分が苦情ばかり言って医師の忍耐力が切れたのだ、と自分を責めることが多い。

患者は自分を責めずに、医師に対して丁重に、しかし自由にその問題を切り出すべきだ。「先生と私とのコミュニケーションはうまくいってない気がします」と言えばいい。これは、相性に問題があることについて医師にシグナルを送ることになる。患者がその医師との関係を維持したければ、率直に話すことで問題が解決できるかもしれない。しかし私が他の医師たちに、もし自分が患者になったとき、担当の医師から否定的な態度を感じたらどうすると尋ねたところ、全員が「医師を変える」とためらわずに答えたのだった。

第1章

瞬時の判断における思考メカニズム

臨床現場での医学的判断

Flesh-and-Blood Decision-Making

一九七六年六月のその朝は、茹《う》だるように暑かった。私は、パリッと糊の効いた白衣を纏《まと》い、黒い鞄に聴診器を入れ、ネクタイが正しく結ばれているか、鏡で三回も確認をした。暑さにめげず、足早にケンブリッジ・ストリートを進み、マサチューセッツ総合病院（ＭＧＨ）の玄関に向かった。それは待ちに待った瞬間、医者の真似事の終わり、そして本物の医者になる始まりを告げるインターンとしての初日だった。

私と医学部の同級生たちは最初の二年間を講義室や実験室で過ごし、教科書とマニュアルから解剖学、生理学、薬理学、病理学を学び、顕微鏡とシャーレを使って実験を行なった。次の二年間は患者のベッドサイドで学んだ。患者の記録、つまり主訴、関連した症状、既往歴、関連があると思われる社会生活上のデータ、過去と現在の治療法などの纏《まと》め方を教わった。次に、患者を診察する方法を教わった。心臓の正常音と異常音の聴き分け方、肝臓と脾臓の触診、首、腕、足の脈のチェック、網膜の神経の形と血管の広がりの観察などである。各段階で我々をじっと監督し、手をしっかり握ってくれていたのが恩師たち、指導医《アテンディング》の医師だった。

医学部の四年間、私はいつの日か自分が患者の命を救う責任を担うことになるという信念をもって必死に勉学に励む学生だった。講義のときは最前列に座り、頭をほとんど動かさず、まるで緊張病にとりつかれたように集中していた。内科、外科、小児科、産婦人科の臨床研修のときも、私は同じように集中した姿勢で臨んだ。すべてを忘れずに記憶しようと、講義中に、またベッドサイドの回診の後も、膨大なメモをとり続けた。毎晩そのメモをインデックス・カードに書き写し、テーマごとに並べて机に置いた。週末になると、それらを記憶する努力をした。私の目標は、頭の中に百科事典を詰め込み、患者に出会ったら頭の中の本を開き、適切な診断と治療法をみつけることだった。

新米のインターンはその日、病院のブルフィンチ・ビルの会議室に集合した。ブルフィンチは、八つのイオニア式の柱が立ち、窓が床から天井まで続く、一八二三年に建てられた優雅な灰色のビルである。この建物の中には、一八四六年に麻酔薬エーテルの使用が初めて実施された、有名なエーテル・ドームがある。一九七六年当時のブルフィンチ・ビルには、患者約二十四人を収容するベッドが薄っぺらなカーテンで仕切られただけの、大きな洞窟のような病棟があった。

医学部長アレキサンダー・リーフが我々を迎えた。挨拶は簡単だった。インターン諸君は、学習と奉仕の両方を行なう恵まれた立場にある、と。彼は囁くような声で話したが、我々の耳には大きく明朗に聞こえた。マサチューセッツ総合病院のインターンは特別に選ばれた人たちであり、今後の医師としてのキャリアに大きな期待がかかっている、とも言われた。学部長の挨拶が終ると、主任研修医《チーフ・レジデント》がインターン一人ひとりにスケジュール表を手渡した。

病院にはブルフィンチ、ベーカー、フィリップスという三つの臨床現場があり、十二ヶ月のうちに全員が三ヶ所のローテーションをすることになっていた。各臨床現場は別々の建物に入っていた。その三つの建物はアメリカの階級構造を鏡のように映していた。ブルフィンチの病棟では、ノース・エンドのイタリア人、チャールスタウンとチェルシーのアイルランド人など、自分のプライベートな主治医をもたない貧しい患者たちに医療を提供した。ブルフィンチの病棟の世話をするインターンとレジデントは、「自分の患者」という強い意識をもち、揺るぎない誇りをもっていた。ベーカー・ビルには、一部民間保険に加入している「セミ・プライベート」の労働者や中産階級の患者が、一部屋二、三人用の病室に入っていた。完全に「個人負担」

の医療は、チャールズ川を見下ろすフィリップス・ハウスという十一階建ての立派な建物で行なわれた。各病室は個室またはスウィートになっており、昔は患者の身の回りの世話をする召使いたちがスウィートに住み込みで仕えていたという噂だった。大金持ちは、同じエリート集団の一員である自分の主治医の紹介でフィリップス・ハウスに入院するわけだが、その医師たちの多くはビーコン・ヒル（ボストン地区の高級住宅地）の麓に診療所を構え、ボストンの上流階級に属していた。

私はまず、ベーカー棟に配属《フロア》された。医療チームはインターン二人、研修医《レジデント》一人だった。リーフ学部長との会議の後、直ちに現場へ行き、患者のカルテの山に取り組んだ。レジデントは担当を三つに分け、重症患者を自分の分担にした。

三人は三日に一度当直となり、最初の晩に私が当たった。一人で当直となり、その階の患者全員と夜中に来た新患の責任をもつ。翌朝の七時に集合して夜間の出来事を三人で確認し合う。私はレジデントから「忘れるな、鉄人になって砦を守るのだぞ」と言われた。その決まり文句は、冗談半分、本気半分だった。最悪の事態にならない限り、インターンは助けを呼んではいけないことになっていた。レジデントはさらに、「本当に必要だったら私を呼出してもいいけど、昨夜は当直だったから家で寝ているよ」と私に告げて帰った。

私は上着の左胸ポケットに手をやり、医学部時代に作成した一束のインデックス・カードに触れた。このカードは、一人ぼっちで漂わぬための重し《バラスト》になってくれる、と自分に言い聞かせた。その日の大半は、患者のカルテを読み、患者に自己紹介をしているうちに過ぎてゆき、硬直状態だった胃袋が徐々にほぐれていった。しかし、同僚のインターンと監督役のレジデントが患者のカルテにサインをして仕事を終え、私の当直中に起こりうる問題を指摘してくれたとき、胃袋がまた固まり始めた。

ベーカー棟は、薄明かりの静けさの中に佇んでいた。まだ会っていない患者が数人残っていた。六三二号室へ行き、ドアにある患者名と手元のリストを確認し、ノックすると「どうぞ」と声がした。

「モーガンさん、こんばんは。私はあなたの新しいインターン、ドクター・グループマンです」

まだ「ドクター・グループマン」という名称に馴染めず、奇妙な感じだったが、それが上着の名札に印刷されている名前だった。

カルテによると、ウィリアム・モーガンは「六十六歳、アフリカ系アメリカ人男性」、投薬でコントロールが困難な高血圧を患っていた。胸痛を訴え、二日前に入院した。私は頭の中の百科事典を検索、アフリカ系アメリカ人男性は高血圧の発症率が高く、心肥大と腎不全を合併している可能性がある、という事実を引き出した。初期の救急治療室の評価とその後の血液検査の結果を見ると、狭心症――冠動脈閉塞による疼痛――は示唆されていない。モーガンさんは私としっかり握手をし、「初日だろう」とにんまりして訊いた。

私はうなずいた。

「あなたは郵便配達をしているとカルテに書いてありますね。私の祖父も郵便局に勤めていました」

「配達？」

「いいえ、郵便物の仕分けをし、切手を売っていました」

ウィリアム・モーガンは、自分も最初はそのような仕事をしていたが、自分は「じっとしていることができないタイプ」だったため、屋内で働くより、悪天候の日でも屋外のほうが気持ち良かった、と話してくれた。

「おっしゃることはよくわかります」と私は答えた。事実私も、病棟内にいてその階全体の病人たちを担当するより、外にいたいと思っていた。モーガンさんに、その日のX線検査の結果を伝えた。消化器の一連の検査では、食道や胃に異常は見られなかった。

「それはいい知らせだ」

そこで私が部屋を出ようとした途端、モーガンさんはベッドで突然上体を起こした。目を大きく見開き、顎が垂れ、胸が激しく動いていた。

「どうしました、モーガンさん！」

彼は首を振ったが口が利けず、必死に息を吸おうとしていた。

私は考えようとしたが思考が停止してしまった。百科事典はどこかへ消えた。手の平に汗が滲み、喉は渇き切って、動けなかった。足が床に釘付けにされているみたいだった。

「患者はかなりきつそうだな」と低い声が聞こえた。

後ろを振り向くと、そこには短い黒髪、黒い瞳、左右の端が上を向いたカイゼル髭の四十代の男がいた。

「ジョン・バーンサイドだ」と彼は言った。

「何年か前にここで研修したが、今日は旧友に会いに来た。今はヴァージニア州で心臓病専門医をやっている」

カイゼル髭を短く刈り込んだバーンサイド医師は、まるで南北戦争時代の人物のようだった。たしか、南北戦争中の有名な将軍に同姓の者がいたはずだ。バーンサイド医師は素早く私のポケットから聴診器を取り出し、モーガンさんの胸に当てた。数秒間聴いてから、聴診器のベルを胸に置いたままイアピースを耳から外した。

「聴きなさい」

私が聴いたのは、蛇口が全開にされ、閉じられ、また開かれるようにくり返す音のパターンだった。「大動脈弁が破れている」とバーンサイド医師が言った。「心臓外科が必要だ。急げ！」

バーンサイド医師がモーガンさんのそばに残り、私は慌てて看護師を呼びに行った。彼女は別の看護師に外科チームを呼び出すよう指示し、蘇生カートを押しながら私と一緒に病室へ走った。バーンサイド医師は速やかに患者の口からエアウェイ（呼吸矯正器具）を挿入して気道を確保し、ナースはアンビュバッグ（手動の人工呼吸器）から酸素を供給した。他の看護師たちが現れた。次に心臓外科のレジデントが到着した。

みんなでモーガンさんを手術室へ急いで連れて行った。バーンサイド医師はさよならと言って去っていった。私は彼にお礼を言った。

ベーカー棟に戻り、私はナース・ステーションで数分間、茫然自失のまま座り込んでいた。起こった出来事が現実に思えなかった。ある瞬間、患者との最初の会話を楽しんでいたと思ったら、地震でも起きたかのようにモーガンさんが突然急変し、そこに、劇中に神が降り立つようなバーンサイド医師の出現。ポケットの中のカードは重く感じられた。医者の真似事をしていた学生の私はどの科目もＡ。現実の世界で自分に与えた成績はＦ。

重い足取りでその夜の任務を続けた。下痢をしている患者のカリウム値をチェック、血糖値が高すぎる糖尿病患者のインスリン投与量を調整、貧血のある高齢女性に二単位の輸血を依頼《オーダー》。一つひとつの作業を終える度にモーガンさんに起こったことを思い出した。医学部の生理学の講義では、心拍出量と肺のガス交換に関する公式を学んだし、薬理学の授業ではさまざまな医薬品が心筋に及ぼす影響について学んだ。ベッドサイドの回診では、患者の心臓の音を何時間も聴いた。しかし、モーガンさんの胸部の音を聴いたとき、それが何を意味するのかまったくわからず、どうしていいのか皆目見当がつかなかった。医学部での優秀な成績は無意味だった。私にインターンをさせたマサチューセッツ総合病院選考委員会は間違いを犯したのだ。何年間もの準備の挙句、私の頭は空っぽ、足は床に釘付けという有様だった。

幸い、その夜はその後何ごともなく過ぎていった。新患が三名入院してきたが、ベーカー棟に上がって来る前に、救急治療室での診察を終えていた。午前三時頃、手術室に電話を入れた。モーガンさんは心臓手術を受けて一命を取り留め、人工弁がしっかり備え付けられていた。私はほっとして肩の力が抜けた。

インターンになった最初の晩、私は医学部にいた頃とは考え方を変えねばならないこと、そして自分が今まで真剣に考えていた方法とはまったく違う思考法が要ることを知った。それまでにもモーガンさんのような患者に会ったことがあるにもかかわらず、である。医学部では、いわゆる書面症例《ペーパー・ケース》という形で患者たちに出会ってきた。指導医が学生に詳細な患者要綱を配る。内容はこのようなものだ。「六十六歳のアフリカ系アメリカ人、定年前は郵便配達人、コントロールの悪い高血圧の既往歴あり、数週間前からの胸痛悪化を主訴として入院。初期の評価では狭心症の可能性を除外。入院三日目に呼吸困難に陥る」。指導医は次に、モーガンさんについてさらに詳細な情報——上昇した血圧の範囲、以前降圧に失敗した投薬例など——を提供し、問題の系統立った分析に私たちを案内していく。まず主訴は、この場合は急性の息切れ。二番目に、狭心症が除外された、現在の疾患の病歴。三番目には、本人の既往歴、特にコントロールが悪かった高血圧。四番目は、身体的所見聴取である。その時点で指導医は聴診器を通して聞こえてくる音を詳しく説明する。肺に液体が入ったことを示す「ラ音《ラール》」と呼ばれる呼吸音、心不全を指す「S^3血音」という音、それから血液が左心室を通って大動脈に送られては心臓の中に戻ってくる、強くなっては弱まる逆流音のさざめき。

　次々と学生たちの手が挙がり、各自が問題を解くための意見を述べる。講師はそれぞれの仮説を黒板に書き、「鑑別診断」を構築する。特定の病歴をもち、特定の身体的所見を呈する男性が急に息切れを起こしたとき、考えうる原因は何かを羅列した、長い買い物リストのようなものである。講師はこの鑑別診断を使い、正しい答えを指し、呼吸と心機能を回復させるなど、患者が手術室で心肺バイパスを受けるまでの措置を説明する。

　医学部後半の二年間、ベッドサイドの回診で患者を診《み》ていたとき、指導医は同様の知的戦略を模範にして我々を指導した。彼のリードに従い、臨床情報を冷静に、計画的かつ順序立てて解析する方法、そして疾病を治療する方法を学んだ。

　コロラド州ボルダー市のコロラド大学認知科学研究所のロバート・ハムは、その教え方に矛盾を感じると言う。なぜなら、我々の恩師である指導医なら、ウィリアム・モーガンのような患者に実際に出会ったとき、そのように考えないからだ。ハムが言うには、その瞬間、何らかの「論理的思考」など全く使われていないのだ、と。研究によると、教育実習において先輩医師と学生たちが作業《ワーキング》診断に到達するには二、三十分はかかるが、熟練した臨床医ならたいてい二十秒以内に患者のどこが悪いのか見当がつく。ハムやその他、医師の認識《コグニション》を研究する人たちの意見では、私がもしジョン・バーンサイド医師に「あのとき頭の中で何が起こっていましたか」と尋ねたら、彼は答えに苦しむにちがいない。とにかく、あっという間のことだった。

ノヴァ・スコチア州ハリファックス市のパット・クロスケリー医師は、救急治療医である。学問のキャリアは発達心理学者として始まったが、今は医師の認識について研究している。彼が説明してくれた「現場の意思決定」は、パターン認識によって行なわれるらしい。患者の問題を知る重要なヒントは——病歴、身体所見、Ｘ線検査、ラボ検査など、何が基になっていようが——すべてが融合されて一つのパターンとなり、医師はそれを特異的な疾患や状態として特定する。パターン認識は、「瞬時認知の反映である」とクロスケリーが私に言った。それは数秒で起こり、ほとんど意識的な分析を伴わない。最大の判断材料は、患者が医師の目にどう映るかである。しかも、判断材料になるヒントを一つずつ直線的かつ段階的に組合せて認識するのではない。頭《マインド》は磁石のように機能し、あらゆる方向からヒントを引き付ける。

インターンとしての最初の晩、私は思考と行動とは切り離せないことを学んだ。ＭＩＴ（マサチューセッツ工科大学）のドナルド・Ａ・シェーン博士は、いろいろな職業の人たちの認識タイプを研究した。彼の結論によると医学は、たとえば経済学などと違い、「行動しながら思考する」ことを要求される学問だ。経済学者は、まず大量のデータを集め、次にはそれを詳細に分析し、その収集と分析が済んでから初めて結論を出し、提案をする。

現場《ベッドサイド》の医師は、膨大な量のデータを集めてから、ありうる診断について悠長に仮説を立てるようなことはしない。医師は逆に、患者に会った瞬間から診断のことを考え始める。「こんにちは」と言いながら相手を観察し、顔色が青白いか赤いか、首の傾き、目や口の動き、座り方や立ち方、声の響き、呼吸の深さなどを頭に入れていく。次に、患者の目の中を覗き込み、心音を聴き、肝臓を押し、最初のX線写真を調べるうちに、患者のどこが悪いという最初の印象をさらに発展させる。研究によると、ほとんどの医師は、患者と会った時点で即座に二、三の診断の可能性を思いつき、中には四つや五つの診断を頭の中で巧みに操る器用な者もいる。それらすべての極めて不完全な情報に基づいて仮説を展開させるのだ。そのためには近道をせざるを得ない。ヒューリスティクス（発見的問題解決法）と呼ばれる手法だ。

　クロスケリーによると、医師が新しい患者を評価《アセス》するとき、急いで作業をする必要がある場合、あるいは器具など技術的な選択肢が限られている場合、ヒューリスティクスを活用する。状況の不確定性および要件に対し、医師は近道を取って対応する。思考と行動の組合せが必須である臨床医学においては、近道は基本的な作業ツールだ。クロスケリーに言わせると、それは「迅速かつ省略的」であり、現場の意思決定の核心である。

　問題は、医学部では近道を教えてくれないことである。事実、近道を取ることは、教室における教育実習、あるいは指導医が指導するベッドサイド回診の進め方とは大きく外れる。モーガンさんのような患者がペーパーケースとして扱われる場合、問題のすべての要素を系統立てて分析した後に、急性心不全の根底にある基礎科学的要素について反芻するよう促される。その後、心筋の収縮の変化ならびに破れた弁に対する圧の変動などについて活発な討論が行なわれるのが常である。もちろん、医師は生理学、病理学、薬理学を知っていなければならない。しかし同時にヒューリスティクス、つまり近道の威力と必然性、その落とし穴と危険性も教えられるべきだ。

　ヒューリスティクスがいかに成熟した医学的思考の基盤になりうるか、いかに救命に使えるか、さらにいかに臨床的判断における深刻なエラーを招くか、については後述する。重要なことは、最善の感情バランスを保ちながら、正しい近道を使うことである。医師は、どのヒューリスティクスを使っているかを認識すると同時に、自分の内面の感情がそれにどう影響するかを認識する必要がある。

医学教育においても、意思決定に関する研究においても、医師の内面の感情がないがしろにされる傾向がある。「医学的意思決定は客観的かつ理性的なプロセスであり、感情の入り込む隙がない、とほとんどの人が思い込んでいる」とパット・クロスケリー医師が私に言った。しかし現実はその逆である。医師の内面の状態および緊張の度合いが臨床判断と行動に入り込み、強い影響を及ぼすのだ。クロスケリーが参考に挙げた例は、ヤークス・ドッドソンの法則という、精神運動能力を測るために心理学者が開発した作業達成能力の法則であり、鐘型曲線として表示されている。

縦軸が被験者の「作業達成能力」を表し、横軸が本人の「覚醒」レベル、つまりアドレナリンや他のストレス関連の化学物質によるストレスの度合いを示す。曲線が上昇する前の段階では、ストレスは僅か、または皆無である。「思考と行動が最高レベルになる頂点のところが望ましい」とクロスケリーは言う。その頂点を彼は「生産性最大の不安状態」と名付けたが、ストレスと不安が最適レベルにあるとき、知力は焦点を正確に合わせ、速やかな反応を惹起するという。

モーガンさんの病室で、身の竦《すく》むような怖い思いをしてから三十年後、私は同じような極度の不安状態の医学生三人を観察していた。彼らは、重度の腹痛を訴えて救急治療室に来たスタンという四十代の男性の対応をしていた。微熱があり、血圧は低下していく。学生たちがスタンの診察をしていると、彼は苦痛を和らげてくれと懇願した。「お願いです。痛みを止めてください」。学生たちは焦りまくっていた。一人はモルヒネの入った注射器をつかみ、スタンの腕の静脈に注射した。一分も経たないうち、スタンの呼吸は止まった。

学生たちは心肺蘇生をするため、援軍を要請した。

皮膚の柔軟な手触りやもっともらしい声の響き、触診できる手首の脈をもっているが、幸い、スタンは生身の患者ではない。ハイテクのマネキン人形である。彼は正常な生理学的反応およびさまざまな疾病の症状を表わすようプログラムされ、治療に対して人間と同じように反応する。ハーバード大学医学部の学生部長ナンシー・オリオル医師の話によると、その日の三人の学生は、今までスタンのケアをした新米すべてとまったく変わらなかったそうだ。どのグループも正しい診断はできなかった。スタンの血圧が落ちたのは急性膵炎を起こしていたからである。学生たちはその容態に対して適切な治療を施さず、血圧回復のための正しい輸液の種類と量を依頼しなかった。オリオル医師は私にこう言った。

「ジェリー、モーガンさんの病室であなたが経験したことは、学生たちがスタンで経験したことと同じよ。学校で習ったことすべてが一瞬に消去されるみたいでしょう」

スタンを使ったシミュレーションは、教室の分析的学習と、ヤークス・ドッドソン曲線の頂点で行なわれるパターン認識との間の橋渡しの役割を果たすことを目標としている。しかし、オリオルが指摘するように、新米がもはや新米でいることが許されない瞬間、責任をもって呼吸する生身の人間を助けなければならない最初の瞬間が、いつかは必ず来るのである。

ウィリアム・モーガンのような患者との最初の出会いだけではなく、インターンやレジデント期間中には、極度の緊張状態にさらされる。訓練期間中の若い医師は、ヤークス・ドッドソン曲線の端っこから、効果的作業能力地点へと自分を高めていくことを徐々に学ぶ。インターンだった頃の私たちは、今のインターンと同様、「一つ、見る。一つ、行動する。一つ、学ぶ」という格言に従って学んでいった。救急治療室、集中治療室、あるいは病棟では「見る」ものである。「見る」とは、重大な心臓発作とか肺塞栓《そくせん》症、脳出血や大発作だったりする。運良く日中にそれが起これば、シニア・レジデント（後期研修医）も家で眠っておらず、その場にすぐかけつけて事態を把握、指示を出し、患者の救命にとりかかる。それを「見た」インターンはすぐに手伝い、レジデントの指示に従い、少しは「行動する」ことになる。心臓や肺の音を聴いたり、開いた瞳孔を診たり、歯を食い縛った口にエアウェイを挿入したり。真剣にシニア・レジデントの指示を聞き、どのような手段で損傷した肺に酸素を供給するか、心不全になりかけている心臓の血圧を安定させるか、出血を止めるか、発作を起こしている脳の放電を阻止するかを「学ぶ」。特に運がよければ、急を要する場面であるにもかかわらず、シニア・レジデントは一言、二言、具体的な説明をしてくれるかもしれない。呼吸用のチューブを食道でなく気管に挿入するコツ、肺塞栓症に対する抗凝固薬の投与量の調整方法、血圧低下から回復するため、あるいは発作を抑えるため、どの薬を優先的に使えばいいかなどを教えてくれるかもしれない。次に同じ事態が起これば、インターンはシニア・レジデントの真似をする用意ができている。こうしてインターンは思考と行動が同時にできるようになるのである。

バーンサイド医師の場合、ウィリアム・モーガンに何が起こり、どう対応すればいいかを理解するのに約十五秒かかった。アン・ドッジを診てきた医師たちは、彼女の病気を考察するのに十五年間もかけた。アン・ドッジは低栄養でゆっくりと死にかけていたが、ウィリアム・モーガンは急性心不全ですぐに死ぬところだった。アン・ドッジの病気は、グルテンというただ一つの食用成分を取り除けば治るものだったが、ウィリアム・モーガンの病気は、開胸して新しい弁を挿入するという複雑な治療処置を必要とするものだった。この二つの対照的な症例を対比すると、アン・ドッジのような患者とウィリアム・モーガンのような患者に対して医師が異なる思考をすると思われるだろう。確かに、慎重な分析を要する事態か、あるいは迅速な直感的思考を要する事態かは、その場の時間的要素や必要とされる作業によって決まる。しかし、この二つの症例は差異より類似性が重要だと私は主張したい。いずれの場合も、マイロン・ファルチャクとジョン・バーンサイドは、一つの臨床パターンを認識したのである。いずれの場合も、自らの内的感情を調節しなければならなかった。ファルチャクは、「精神疾患」とレッテルを貼られた患者に対して医師が抱く否定的な感情を避けねばならなかったのである。その種の人たちは神経質、しつこい、狂っている、そして全般的に妄想性がある、真実を言わないから扱いが難しい、胸部や腸や骨の症状があるのではなく、心の病いだから身体的な症状を真剣に捉える必要はない、と医師は考えがちである。心理的障害があるとされている患者は、内科、外科、婦人科などから不親切な扱いを受けるという事実を示す膨大な研究資料が存在する。その結果、身体的な疾病の診断がなされない、あるいは先延ばしされる。医師の否定的な感情が思考を曇らせるのである。

バーンサイドは、ファルチャクとは異なる課題に直面した。冷静に判断し、迅速かつ効果的に思考し行動しなければならなかった。いずれの場合も、感情の適度なバランス感覚が患者を救ったのだ。認識と感情は不可分である。大急変を起こしたウィリアム・モーガンの場合も、延々と引き伸ばされた慢性疾患をもったアン・ドッジの場合も、度合いこそ違っていても、認識と感情の組み合わせが重要な意味をもったのである。

私はウィリアム・モーガンの病室で起こったことを同僚たちに話したときの反応で、医師として自分の内面を洞察することの重要性をはっきりと認識した。私の感じた恐怖や不安は、彼らにも馴染みのあるものだった。ただ、感情というものがどれほど理解力と判断力、そして行動と反応に強い影響を及ぼすかについて、当時の私たちは気づかなかった。このことについては多分、医学生、インターン、レジデントの時代、ひいてはプロの医師としての生涯を通しても、ほとんど論じられることはないだろう。

私は医学における間違いはあらかた技術的なものだと長い間信じていた。たとえば、薬の投与量を間違える、血液を違う患者に輸血する、腕のX線写真を「左」と書かずに「右」と書いてしまう、など。しかし、今も増え続けている研究結果が示すように、すべての誤診や医療ミスの中で、技術的エラーによるものはほんの僅かである。ほとんどのエラーは認識の誤りによるものだ。しかも、認識エラーの原因の一部は内面の感情によるものだが、その感情の問題を我々は認めようとしない、あるいは気づきもしないのである。

第２章

医師の感情と診断ミス

心の教訓

Lessons from the Heart

ある春の日の午後、カナダのノヴァ・スコチア州ハリファックス市の近くの森でエヴァン・マッキンリーはハイキングをしていた。突然、胸の痛みに襲われ、足が前へ進まなくなった。マッキンリーは四十代前半の森林保護官《フォレスト・レンジャー》、麦わらのような金髪とくっきりとした目鼻立ちをした、屈強な男性である。数日前から胸部に不快感があったが、これほどの激痛は初めてだった。汗をかいたり、頭がくらくらしたり、熱っぽい感じもなかった。しかし、呼吸をするたびに痛みが増していた。マッキンリーはゆっくりと来た道を辿り、事務所になっている山小屋へ戻った。座って痛みが消えるのを待ったが、一向によくならない。フォレスト・レンジャーの彼は、岩山の急な坂道を登り、荷物をいっぱい詰めたバックパックを背負ってジョギングすることもあり、筋肉痛には慣れていた。しかし今度の痛みは違う。すぐに医者に診てもらうことにした。

その日はパット・クロスケリー医師が救急部に勤務していた。彼はマッキンリーをよく観察した。アメリカの森林公園保護官の制服、独特な明るいオリーブ色のボマージャケットに身を包んだ、丈夫そうな筋肉質の男だ。マッキンリーの顔は赤みがかっていたが、日中を野外で働いて過ごす人だから当然だと考えられる。額に汗はなかった。マッキンリーは、胸痛がこの数日のうちに増し、今日はさらに痛くなったことを話し、クロスケリーは熱心に聞いた。症状についても詳しく尋ねた。疼痛は胸の中心に留まり、腕、首、背中のほうへ移動してはいない、とマッキンリーは答えた。姿勢を変えても悪化することはなく、深呼吸をしても気が遠くなることはなかった。

心肺疾患のリスク因子に関するチェックリストに沿ってクロスケリー医師は質問をした。マッキンリーは喫煙したことはなく、心臓発作、脳卒中、糖尿病の家族歴もなかった。クロスケリーが、「座りっぱなしのライフスタイルか？」という項目を読みあげたとき、彼は笑い出し、医師も一緒に笑ってしまった。特にストレスはなく、家庭生活は円満であり、仕事を愛しており、一度も太ったことはないと付け加えた。次にクロスケリーは身体所見を聴取した。まず、トリアージ・ナース（治療の優先順位を決める看護師）が測った生命徴候《バイタルサイン》（体温、呼吸数、血圧）が正常であることを確認した。マッキンリーの血圧は一一〇／六〇、脈拍は六〇で規則正しく、スポーツマンタイプの男性に予想されるとおりの結果だった。クロスケリーは非常に注意深くマッキンリーの心肺の音、特に深呼吸をしたときの音を聴診したが、音はすべて良好だった。マッキンリーの筋肉はよく発達しており、肋骨と胸骨の連結部を押しても痛みはなかった。ふくらはぎや大腿部に腫脹や圧痛はなかった。最後に、クロスケリーは心電図、胸部X線、酸素レベルや心臓の障害《ダメージ》を示す心筋逸脱酵素を含む血液検査を依頼《オーダー》した。予想どおり、すべてが正常だった。

「あなたの胸痛については、何の心配もありません」とクロスケリーはマッキンリーに伝えた。「現場で無理をして肉離れでもしたのでしょう。私の意見では、この痛みが心臓由来のものだという疑いは皆無だと思います」。フォレスト・レンジャーは深い安堵感をもって家に帰った。

翌朝、クロスケリー医師は非番だったため、読み終えるのが待ち遠しかった小説を家で読んでいた。彼は熱心なアスリートで、一九七六年のモントリオール・オリンピックではカナダのボート・チームの一員を務めたことがある。今でも体調維持に努力し、その日の早朝もハリファックス湾の周りを六・五キロほどジョギングした。

夕方、クロスケリーが救急部に到着し同僚に会うと、「先生が昨日診た男性ですが、とても面白い症例ですね」と言われた。「今朝、急性心筋梗塞で運ばれてきましたよ」

クロスケリーは愕然とした。救急治療室のカルテに書いた自分のメモを読み返した。同僚は慰めようとしてくれた。「私があの男性を診ていたら、先生ほどたくさんの検査はしなかったと思いますよ」。その言葉は、クロスケリーには大して慰めにならなかった。自分が間違えるなんてありえないと思い込んでいたからではない。それより、フォレスト・レンジャーの命に関わるような、単純な認識上の間違いをしたからだった。クロスケリーは私にマッキンリーの症例のすべてを話してから、次のように言った。「明らかに、私は見落としていた。なぜ、見落としたのか？　それは決して、悪いことや手抜きをしたからではない。あの男性の健康そのものの様子に、私の思考が過剰に惑わされ、問題に気づかなかったのだ」

クロスケリーは一瞬、言葉につまりながら「幸い、彼は死ななかった」と言った。

患者が救急治療室を訪れる二番目に多い理由は胸痛である（ナンバー・ワンは腹痛）。米国とカナダでは毎年、マッキンリーのような患者が六百万人以上、救急治療室を訪れる。それにもかかわらず、胸痛は臨床医にとって最も謎解きが困難な症状の一つである。エヴァン・マッキンリーを診たときのことを振り返って考えると、彼はまさに不安定狭心症だったとクロスケリーは気づいた。冠動脈疾患によって惹起され、徐々に増大していく。たいていは心臓発作の前兆である。「不安定狭心症の半数は心電図に表れないので、あのときもわからなかった」。クロスケリーは、自分に説教をするような口調で語り続けた。「彼の不安定狭心症は、心臓にまだ障害が起こっていないから、心筋逸脱酵素を見てもわからなかったし、心臓の血液供給がまだ損なわれず、肺に液体が貯留していないから、胸部X線にも表れなかった」

クロスケリーの間違いは、専門用語では代表性（レプリゼンタティヴネス）エラーという。思考が一つの原型《プロトタイプ》に導かれ、その原型に合致しない他の可能性を考えることを怠り、間違った原因による症状認識へと帰結してしまうのだ。クロスケリーが言うには、マッキンリーの締まった体型と格好いいオリーブ色の制服が目につき、体つきと整った容姿が若きクリント・イーストウッドを想起させ、すべてが健康と活力を連想させた。確かに、マッキンリーの狭心症には珍しい側面があった。彼の胸痛は、冠動脈疾患の典型的な痛みではなく、身体所見や血液検査は、心臓に問題があることを示唆しなかった。しかし、だからこそ気をつけるべきだった、とクロスケリーは言う。「非定型のものに対して常に心の準備をし、安易に自分および患者を、万事OKと安心させてはいけないのだ」。現在、クロスケリーがインターンと研修医《レジデント》にその種のエラーについて教えるときは、このエヴァン・マッキンリーの事例を使っているという。

また、患者がネガティブなステレオタイプと合致したとき、医師は属性（アトリビューション）エラーに陥りやすい。クロスケリーと同様に医師の認識を研究している、トロント大学のドナルド・レデルマイヤー医師は、最近の回診で診た症例の話をしてくれた。

チャールズ・カーヴァーは七十代の退職した商船員、小さなアパートで一人暮らしをしていた。ここ数ヶ月、疲れを感じやすく腹部が膨れてきた。カーヴァーが救急治療室に来たとき、インターンは息が酒臭いことに気づいた。尋ねられると、毎晩一杯のラム酒を嗜《たしな》む程度だとカーヴァーは答えた。彼は腹部だけではなく、膝から足先までむくんでいた。無精髭をはやし、衣服は古く、ほつれていた。この人はいったい何日前に風呂に入ったのだろうとインターンは考えた。

回診のとき、レデルマイヤー医師の前でインターンが行なった症例報告は簡単なものだった。「チャールズ・カーヴァー、七十三歳、退職した商船員、長期のアルコール摂取の経歴あり、全身倦怠感とむくみを訴えています」。インターンがカーヴァーの肝臓の触診を行なった。肝臓は肥大して硬く、結節も感じとれる、とレデルマイヤーに報告した。レデルマイヤーはカーヴァーの問題が何なのか、インターンに質問した。インターンの頭には、アルコール性肝硬変という診断の可能性しかないことが徐々に明らかになった。レデルマイヤーは、カーヴァーの問題について他の解釈を提示することを医療チームに促した。彼らのうっとうしがる様子が明らかだった。先生は回診で自分たちの貴重な時間を無駄に使っている、こんな齢とった、臭い、ラム酒飲みの水兵よりもっと面白い症例の話をしたいのに、と言わんばかりである。レデルマイヤーが私に言った。「インターンとしては、その酔っ払いを眠らせ、酔いが覚めたら軽い利尿薬を与え、できるだけ早く帰ってもらうつもりだった」

チャールズ・カーヴァーのような人物が、医師のどんな感情を喚起するかについて、レデルマイヤーと私は話し合った。「嫌悪感でいっぱいになるものだ」と彼は言った。その嫌悪感ゆえに、医師は患者から引いてしまう。もちろん、彼を正しく診断して治療することが医師である我々の仕事だが、意識的にかあるいは無意識のうちにか、そのような患者の場合はさっさと仕事を終え、早くお帰り願いたいと思うものだ。特に自分の身の回りのことをちゃんとしていないと思われる人たち――肝硬変のアルコール依存症者、末期の肺気腫を患うヘビー・スモーカー、糖尿病をもつ重量級の肥満者――の場合、自分たちの時間と心遣いを受ける資格はないのではないか、と医師は思う。あるいは、アン・ドッジに課せられた精神疾患のステレオタイプと同様に、彼らが医師の言うとおりにしているといっても、信用できない部類の患者だと思うのである。医師は治療に成功することを好み、成功するための基本的要素は患者の協力にある。自らを大切にしない患者を診ていると、自分がシジフォス（永遠に巨大な岩を持ち上げねばならないという罰を受けたギリシャ神話の王）にでもなった気分にさせられる、とある医師に言われたことがある。

レデルマイヤーもこの種の理屈抜きの嫌悪感に襲われがちなので、その感情を察知し、「頭の中に赤い旗を揚げる」ように自分を訓練したそうだ。だから、その日の回診の際、レデルマイヤーは容赦しなかった。カーヴァーの肝臓病の代替仮説を提案するよう、インターンとレジデントに促した。珍しい病気、たとえば肺と肝臓の病因になりうるα―1アンチトリプシン欠乏症という遺伝性疾患、それからウィルソン病という、肝・脳に銅が蓄積する別の遺伝性疾患のための検査を強く要求した。

レデルマイヤー本人を含めてみんなが驚いたことに、チャールズ・カーヴァーはウィルソン病だった。「すごい名医だと皆に言われたよ」とレデルマイヤーは思い出しながら笑った。「しかし別に名医だったわけではない。私はただ『また薄汚れたアル中か』と思い込む属性エラーを犯さないよう、自分を律していたにすぎない」。レデルマイヤーの話では、カーヴァーは実はアルコール依存症ではなかった。本人が言っていたとおり一日一杯ラム酒を嗜むが、それは本当に一杯だけで、カーヴァーの娘の話もそれを裏付けていた。今では晩酌とともに、銅のキレート剤（体内から余剰の金属を除去する薬）を飲むことになった。

　クロスケリー医師の原型的《プロトタイプ》エラーは、嫌悪感とは対極にある感情によるものだと言える。クロスケリー自身が、エヴァン・マッキンリーと共通する多くの特徴がある。二人とも仕事を愛し、野外活動が人生の重要な部分を占める、エネルギーと情熱に満ちた男性である。患者に対して、強い肯定的な感情を抱くことは、一般的に良しとされており、人道主義的医学の礎とされている。患者としては、先生は自分に好感をもち自分を特別だと考えてくれていて他人事とは思わない、自分の病気に対する医者としての関心からだけではなく、人間としての自分の魅力に惹かれていると感じたいものだ。そのような前向きな感情は、多くの場合主治医との関係をさらに改善し、治療内容の質を向上させる。しかし、いつもうまくいくとは限らない。

「直感に従う」と言う医師がいるが、その直感の中に、たとえ肯定的な感情であっても、患者に対する強い感情があるときには警戒すべきだ。患者のことを親身に思い、良い結果《アウトカム》を欲するのは理解できるが、それが時には問題を充分に調べないことに繋がる。医師は、自分が特に敬愛したり感情移入している患者の場合、勝ち札を引きやいようにトランプに細工をするような決断をするかもしれない。クロスケリーは、正常な心電図、胸部X線、血液検査といった一連のデータに頼るという選択をした。すべてが良好な診断結果を示していた。そこで追跡的な検査を依頼しなかったのである。

　我々はみな、望ましい結果を好み、不都合な結果を好まない。それは自然な傾向だが、「感情によるエラー」と称される間違いを招くことがある。また、我々にとって良い兆しが少しでも現れると、願いどおりになるのだと思い込み、心地良い思考へと自らを誘ってしまう。端的に言えば、自分の欲望を満たしてくれる情報を過大評価するのである。パット・クロスケリーほどの最高の臨床医でさえ、この種のエラーからは逃れられなかったのだ。

エヴァン・マッキンリーの事例を聞き、私はマイロン・ファルチャク医師との会話を思い出した。ファルチャクからアン・ドッジの話を聞いた後、私は「先生は最近、患者を誤診した経験はありますか？」と尋ねた。一瞬、表情に翳《かげ》りを見せたが、しばらく前に診察した高齢のユダヤ人男性の話をしてくれた。「彼は、旧大陸出身の、素晴らしく、また楽しい人物だった」とファルチャクは言った。その人物、ジョー・スターンは、八十代の後半という高齢にかかわらずまだ活発で、マサチューセッツ州ブルックライン市のあちこちを運転し、社会人向けの講座に参加していた。スターンは消化不良、つまり胸焼けが数週間も続いていた。珍しい症状でもなく、普通は開業医か内科医が治療するものだ。しかし、ファルチャクはスターン家と親しく、ジョーを自分の患者として引き受けたのだ。

ジョー・スターンが来院すると、ファルチャクは時間が経つのを忘れるほど話が弾み、いつも予定の診察時間を超えてしまった。「彼は素晴らしいユーモアのセンスの持ち主で、イディッシュ語でダべって二人で大笑いをした」とファルチャクは思い出を語った。「本当に気が合ったのだ。そこで私は、彼に内視鏡という苦しい検査をさせる必要があるだろうか、と疑問に思い、四ヶ月にわたって投薬を少しずつ調整するだけにした」。ファルチャクは間をおいてから話を続けた。

「ある日、ジョーは疲れ切ってフラフラすると言い、様子がいつもと明らかに違っていた。貧血を起こしたのだ」。アン・ドッジのときと同様に、ファルチャクはジョー・スターンの喉から食道と胃に光ファイバーを使って上部消化管内視鏡検査を行なった。見えたのは大きな複数のひだ状の増殖、疑う余地のない胃リンパ腫の特徴だった。生検の結果も診断を裏付けた。癌は明らかに以前から存在し、それが消化不良と酸の逆流を起こしていたのである。

「それは治療可能な癌だった」とファルチャクは言った。「自分を何度でも蹴っ飛ばしたい気分だった。大好きな、しかも高齢の彼に、あの処置の不快感とストレスを与えたくなかった。でもそんなことのために、診断ミスをしてしまったのだ」。幸い、エヴァン・マッキンリーの場合のように、最終的な結果は良好だった。診断の遅れは致命的にならず、彼は寛解期に入っている。ファルチャクの話が済むと、私は自分の症例の話をした。何年も前の患者、ブラッド・ミラーの事例である。

少年の頃から、ブラッド・ミラーは走るのが大好きだった。ブラッドはどこでもいつでも、スニーカーを履いていなくても走っているのよ、と彼の母親はよく冗談を言っていた。南カリフォルニアに育ち、五キロもジョギングしながら通学、週末はカルヴァー・シティーからバスで西方の海岸に出かけ、暖かい砂の上を全力疾走した。大学に入るとき、西部から東部へ移った。コネチカット州ニューヘイブン市の霙《みぞれ》やボロボロの歩道にもめげず、大学から駅まで、駅から大学へ、大きな弧を描くように毎日ランニングをした。ブラッドは大学の陸上部には入らなかったし、自分のスピードが大学の代表チーム並みだとも思わなかった。でもそんなことはどうでもよく、走ることは彼の人格の一部だった。大学、それから大学院時代を通して、走ることがストレス解消の妙薬だった。そして博士号を手にしてロサンゼルスに帰ってきた。学位論文は、ジェームス・ジョイスの作品に影響を与えた古代と現代の原型《アーキタイプ》的な女性像に関する、細かい脚注がふんだんに付いた研究だった。地元の大学の新米教師として英米文学を教え、自分の人生が勢いよくスタートを切ったと感じていた。

ＵＣＬＡ（カリフォルニア大学ロサンゼルス校）医学センターのブラッドの病室に初めて入ったとき、「あなたに見覚えがありますす」と彼に言われた。一九七九年の初冬だった。私はちょうど血液学と腫瘍学《オンコロジー》のフェなかった。

ローシップ（レジデンシーを終えた後の専門研修）の最中だった。ブラッドの顔をじっと見たが、思い出せなかった。

「あなたが友人二、三人と大学の周りを走っているのをよく見かけます」と彼は言った。「私もランナーだから。というか、ランナーだったから」

毎晩のように、若い医師の集団が、ウェストウッドの丘陵地を走っていた。病院から大学キャンパスまでのハイランド通りの傾斜は特に急で、私はスタミナ切れになりそうだった。「きっと息切れして喘いでいたから」と私は言った。「それであなたの記憶に残ったのかもしれません」

ブラッドは一瞬微笑んだ。

私は、「あなたがまた走れるように、できる限りのことをします」と言った。「化学療法はきついので、楽だとは言えませんが、画期的に良くなることもあります」

六週間ほど前、ブラッドは左膝の痛みに気づいた。最初は、マラソンの準備のための集中トレーニングのせいだと思った。しかし消炎剤を使っても痛みは癒えなかった。スポーツ医学の専門医を訪ねたら、医師は足を診察し、ストレッチをすること、走るときに膝を固定する装具（ニーブレイス）をつけることを薦めた。ブラッドは医師のアドバイスに従ったが痛みは悪化し、足はだんだんこわばっていった。X線の結果、大腿骨の端の辺り、ちょうど膝の上に何らかの増殖が見られる、とブラッドは言われた。医師はさらに、それは自分の領域外なので専門家に診てもらうべきだと言った。X線に写ったものの重大さを、気休めを言って隠すことはできなかった。

ブラッドの足に増殖していたものは骨肉腫という骨の癌だった。UCLAの外科腫瘍学部門は米国有数の専門機関であり、この種の肉腫の実験的プログラムの先駆者だった。過去には、ブラッドのような患者は足を切断されたが、その後腫瘍を縮小する可能性のある新しい化学療法剤アドリアマイシンが開発されたのである。クランベリー色をした恐ろしい毒性をもつその医薬品に、腫瘍専門医《オンコロジスト》は「赤い死《レッド・デス》」というあだ名をつけた。重度の悪心、嘔吐、口内炎、血球数減少をもたらすだけでなく、くり返し投与すると心筋を傷め、心不全を起こすこともある。患者は慎重にモニターされなければならない。心臓が一旦傷つくと、血液供給のポンプ能力を回復する良い方法がないからだ。ＵＣＬＡの実験的戦略としては、アドリアマイシンの反復投与で腫瘍を縮小し、切断無しで癌だけを外科的に除去できるようにすることだった。

治療はその日の午後に開始された。制吐剤を投与したにもかかわらず、ブラッドは何時間も止《と》め処《ど》もなく吐き続けた。一週間のうちに、白血球の数値が危険なレベルまで急降下した。免疫的防御力が低下し感染症のリスクが増大した。それを予防するために彼は隔離された。訪問者は全員、マスク、ガウン、手袋をしなければならなかった。生ものの細菌からの汚染を減らすため、食事内容も変えられた。

「口に合わないようだね」と私は、トレーの上にある手付かずの食事を見て言った。

「口が痛い」とブラッドは蚊の鳴くような声で言った。化学療法のせいで、口の中に潰瘍が複数できていた。

「噛めたとしても、味がなさそうで」

疼痛を緩和するためにブラッドには特別な、麻酔薬の入ったうがい薬を与えたのだが、大して役に立っていないようだ。たしかに不味《まず》そうだと私も同意した。

「お好みのものはなんですか、キドニー・フライ？」

ブラッドは私の問いの意味をすぐわかってくれた。

「気分を鼓舞するには、ジョイスが最高だ」

最初に会ったとき、私も一年生の講義で『ユリシーズ』を勉強したことを話した。読むにあたって重要と思われるアイルランド史、とくにパーネルと復活祭蜂起、カトリック教の典礼への微妙な言及、その他、数多くの独特な暗示の意味について、教授が説明してくれた。それを聞かなかったら、きっとクラスの大半はそれらの意味に気づかずに読み進んでいたにちがいないのだが。物語に登場するレオポルド・ブルームが、キドニー・フライを美味《おい》しそうに食べるのだ。

私は、病棟の患者の中でブラッドが一番好きだった。毎朝、レジデントや学生たちと回診をするとき、彼の症状をよく見て、聞いて、医療チームの所見を確認するための触診を行ない、ラボの検査結果を読んだ。それからしばらく彼の病室に残り、ブラッドの気分を鼓舞し、化学療法の苦痛から気分転換させようと努力した。

治療手順としては、アドリアマイシンの三クールのあと、CTスキャンを撮ることになっていた。癌が充分に縮小していれば手術に進む。縮小していなければ、あるいは化学療法を行なったにもかかわらず癌が大きくなっていれば、切断以外にできることはほとんどなかった。切断しても、肺や他の臓器に転移する可能性があるので、患者はその後も暗雲の下で生きていくことになる。

ブラッドは、化学療法の苦痛を三クールも経験していた。気力がなくなり、私と会話をするのも難しくなった。ある日突然、三七・九度の熱を出した。朝の回診のとき、レジデントたちはすでに血液と尿の培養結果を得て、身体所見は「熱源不明《ノンフォーカル》」だった。感染症の明解な原因がみつかってないという意味の医師特有の言い方だ。化学療法を受ける患者はしばしば白血球数が落ち、微熱を出す。熱の原因が特定不能な場合、医師は自分の判断で抗菌薬の投与を開始しなければならない。

「以前よりかなり憔悴していますね」と私はブラッドに話しかけた。

彼はうなずいた。炎症の原因になりうる症状をリストに沿って辿った。頭痛はあるか、視力の問題は、副鼻腔に圧迫は、喉の痛みは、呼吸困難はあるか？　一つひとつの問いにノーと答えた。喀痰《かったん》はあるか？　答えはまたノー。腹痛、下痢、排尿時痛もまったくなかった。

ブラッドは自分で起き上がる体力がないと言った。レジデントが片方の肩、学生が反対側を持ち、ベッドに座らせた。ブラッドは長身で細い長距離ランナーの体型をしていた。アドリアマイシンの投与量は、体重ではなく体表面積に基づいて決めるため、体表面積の多い体型のブラッドは、高用量を投与されていた。残り少ない黒髪は汗でもつれ顔は蒼白だった。

私は彼の目、耳、鼻、喉を診た。頬の内側と舌下に治療の副作用でできた小さな潰瘍の他、何もみつからなかった。肺を調べるとき、ブラッドは頑張って深呼吸をしてくれたが、肺はきれいだった。心音も強く、心不全を示唆する「ギャロップ音」（馬の駆足音の喩）はなかった。腹部は柔らかく、膀胱の圧痛もなかった。「今日はこのくらいでいいでしょう」と私は言った。ブラッドの疲れきった様子を見て、休ませたほうがいいと判断した。彼は会釈してくれた。

その日の午後、血液学ラボで白血病患者の骨髄生検材料を見ていたら、院内呼び出しのポケベルが鳴った。私が掛け直すとレジデントが出た。「ブラッド・ミラーの血圧が低下している。熱が四〇度なので、ＩＣＵ（集中治療室）へ連れて行きます」

敗血症性ショック。細菌は血液中に広がると、循環を停止させることもある。健常者でも命取りになりうるが、ブラッドのように化学療法の副作用で白血球数が減り、免疫系が傷害を受けた患者の場合は死ぬ確率が非常に高い。

「原因はわかったのか」と私は尋ねた。

「お尻の左側に膿瘍みたいなものがあります」とレジデントは言った。

細菌と戦う白血球が足りない患者の場合、肛門周囲のように、日常的に汚れる場所に感染症が起こりやすいのである。

私は押し黙り、ブラッドを診たその朝の回診の場面を頭の中で再生した。膿瘍は数時間前からあったはずだ。「今日はこのくらいでいいでしょう」と私は言ったのだ。全然よくないだろう！　彼にうつ伏せになってもらい、肛門周囲と直腸を検査することを、私は怠ったのだ。

レジデントの声が聞こえてきた。「培養をもう一度行なって、広域抗菌薬を開始して、これからはＩＣＵチームに任せます」

「よし、よくやった」

電話を切ると、また自分を責めた。なんてことだ！　なんてずさんなことをしてしまったのだ！

私はブラッドのことを他人事とは思えず、その親しさゆえに規律を破ってしまったのだ。私は通常、すべての免疫抑制患者に対して徹底した検査を実施していた。頭の天辺《てっぺん》から爪先まで、すべての裂け目、ひだ、開口部、臓器を毎日診察すること。あのとき、苦しんでいたブラッドにさらに不快な思いをさせたくない一心で、シーツを剥がさなかった。致命的なミスだったかもしれない。

その日の作業を済ませると、すぐにＩＣＵにかけつけた。ブラッドには人工呼吸装置が付けられていたが、目を大きく見開いて私に「ハロー」と目で伝えた。生理食塩水の他に、心臓の収縮および血管の緊張《トーン》を上昇させて血圧を維持するための昇圧剤を投与されていた。大量のアドリアマイシンにもかかわらず、彼の心臓は頑張っていた。敗血症性ショックによく起こることだが、彼の血小板数は低下し、血小板の輸血を受けていた。ＩＣＵのシニア・ドクターがすでに、ブラッドの両親にことの深刻さを伝えていた。ＩＣＵの隣の部屋に、俯いて座っている二人が見えた。彼らに気づかれなかったので通り過ぎようかとも思ったが、勇気を出して部屋に入り、彼らに励ましの言葉をかけた。息子がお世話になっていますと感謝された。

眠れない一夜が過ぎ、翌朝は病棟のレジデントたちより早く出勤し、自分の患者すべてのカルテに目を通した。チームが提供する情報を一つひとつ確認、再確認をし、回診は普段より一時間ほど長引いた。チームの落ち着かない様子はわかっていたが、私は自分の平静を取り戻すためには、そうするしかなかったのだ。

ブラッド・ミラーは助かった。白血球数が緩やかに上昇し、感染症は消散した。彼がＩＣＵを離れた後、私があの朝、もっと徹底的に診察すべきだったことを彼に話したが、なぜそうしなかったかは説明しなかった。彼のCTスキャンは肉腫が充分に縮小し、切断をしないで手術ができることを示した。しかし、腫瘍とともに大腿筋をかなり切除しなければならなかった。術後、ランニングのできない身体になってしまったのである。私はときどき、キャンパスの中を自転車で通るブラッドを見かけたが、その度に心の中で感謝の祈りを唱えた。

臨床医学における最も有名な格言の一つは、一九二五年にハーバード大学医学部のフランシス・ウェルド・ピーボディ医師が講演で発した言葉である。「患者のケア（治療）の秘訣は、患者へのケア（思いやり）にある」。これは疑う余地もない真実だが、自明と思われるようで、実は気づきにくいものである。ピーボディは、医師たちが教育によって「条件づけられる」ことを警告した。医者は必要に迫られると感情を抑制する。恐ろしい光景を見ることや残酷なことをせざるをえないことが多く、それらへの自然な反応を遮断しなければならない。

自動車に押しつぶされた人、火事で焼かれた人などをER（救急治療室）で救命するときに何が起こるか、考えてみればわかる。医師が目前の人に対して感情を抱きすぎていたら、手袋をはめた手を出血している腹部に挿入し、焼け爛《ただ》れた皮膚を通過させて呼吸用チューブを挿入することなどできない。それほど急を要する状況でないにせよ、たとえば乳癌が広く増殖した若い女性に化学療法を行なう、腎不全になった盲目の糖尿病患者の腕に透析シャントを入れるなどの場合も、自分の感情は作業の妨げになりかねない。達観した姿勢を取る必要があるのだ。

しかし、ピーボディが指摘したように、感情に対して免疫ができてしまうと、医師は癒す人《ヒーラー》としての役割を全うすることができず、策を講じる人《タクティシャン》という一次元的な役割しか果たせなくなる。強い情動が起こると、その反動で苦しむか精神的にまいってしまう危険性がある。しかし、感情を消してしまうと、患者をケアする（思いやる）ことができない。ここに矛盾が存在する――患者の心《ソウル》を見失わないために感情は重要だが、感情によって患者の病気を見失う危険もある。

この矛盾について、キャレン・デルガド医師の意見を求めてみた。デルガドは、都市部の大きな大学病院で内分泌学と代謝を扱う著名な専門家であり、糖尿病、不妊症、甲状腺機能低下症など、ホルモンや代謝性疾患の治療を行なっている。医学に関する深い知識、患者に対する慈愛、協調心、寛大さを備えた彼女は、医師の模範そのものだと私は思っている。属性エラーに陥ったことはあるか、とデルガドに尋ねると、彼女は、一九七〇年代の研修医時代の患者のことを即座に思い出した。若い男性が真夜中に病院の救急病棟に運ばれてきた。地元の美術館の前の階段で眠っている彼を、警察官たちが発見したのだ。無精髭で衣服は汚く、起きることを嫌がり、トリアージ・ナースの質問にはっきり答えようとしなかった。その夜デルガド医師は他の患者で手一杯だったので、彼の風貌を見て廊下の担架の上に置いたままでいいと決めた。またホームレスのヒッピーか、朝になれば朝食を与えてストリートにお帰り願おう。数時間後、看護師が彼女の袖を引っ張って訴えた。「先生戻ってください。あの男性を診てほしいのです、どうしても」とナースが言う。デルガドはしぶしぶ言うことを聞いた。救急ナースに患者の様子がおかしいと言われたら、それを尊重したほうが賢明である。

「その男性の血糖値は異常に高かったのです」とデルガドが私に言った。彼は身体が弱り、倦怠感に襲われ、アパートに戻れなくなり、美術館のそばで寝入ってしまったのだ。調べたところ、彼は浮浪者ではなく学生だった。コントロールできなくなった糖尿病の典型的な代謝異常で、警官にもトリアージ・ナースにも自分で情報を伝えることができなかったのだ。

「医者にとって何がつらいかというと、一番教訓になるのが自分のミス、それも生身の人間に行なったミスだということ」とデルガドが言った。そのときの体験に戒められた彼女は、その後、救急治療室に呼ばれてだらしのない身なりの非協力的な患者を診る度に、あの若者のイメージを思い出すそうだ。しかしその体験は、ただ一つの特定のステレオタイプに一致した出来事にすぎない、とデルガドは話を続けた。「実際には頭の中にたくさんのステレオタイプを持ち歩いているわけで、それをすべて分類するなんて不可能だし、医師が目前の患者をステレオタイプの型にはめている、と常に認識し続けることも不可能よ。それに、すべてのステレオタイプを認識するためにその数だけのミスをするわけにはいかない」。解決策として、患者とその家族が、医師はパターン認識に頼りながら仕事をしている、止むを得ずステレオタイプに基づいて判断している、と意識することが重要だとデルガドは言う。その知識をもった患者と家族が、属性エラーに陥らないよう医師を手助けすることができる。

「それは本当に可能ですか」と私は訊いた。

「確かに、素人である患者と家族には容易ではないわ」とデルガドは答えた。「医師に疑問を呈することや、医師の考えが個人的な偏見や思い込みに影響されているとは言いにくいでしょう」。にもかかわらず、素人である患者が知恵を働かせることによって、ステレオタイプに依存していることに医師の注意を上手に向けることができるはずだ、とデルガドは言う。彼女自身がそのような患者と出会ったことがあるからだ。

エレン・バーネットは、さまざまな症状に悩まされ、デルガド医師に助けを求めてきた。デルガドのところへ来る患者の多くは、特定することが困難な症状、たとえば脱力感とか急な体重低下を経験し、ホルモンか代謝のアンバランスによるものだと自分で推測している。だがそれはたいてい間違っている。エレン・バーネットはすでに五人の医師に相談し、五人とも自分を受け入れてくれないと感じていた。「自分ではそれを爆発と呼んでいるんだけど、体中が熱くなって、皮膚がむずむずするの、本当に身体中を蟻が這っているように。そして、ときどき頭が割れるような頭痛も一緒に起こるのよ」と彼女はデルガドに言った。「本当に、体の中で爆弾が破裂したような感じ。更年期なのはわかっているわ。医者は五人ともそれが原因だと言うし、そのうちの二人は私が狂っている、と。正直言うと、少しは狂っているけど」とバーネットは苦笑した。「そう、更年期の女性がホットフラッシュ（ほてり）を感じるのはわかっている。でも、私の場合は何か別のものだと、更年期以上の何かだと思うの」

デルガドは話を聞きながら、愚痴っぽく、大げさで、しかも頭がおかしいと自分を正確に描写する更年期の女性を診たら、医者はいとも簡単に属性エラーに陥るだろうと思った。そこで、エレン・バーネットを型にはめることはやめよう、たった一分でもいいから患者が大事なこと、有意義なことを語っていると思うことにしよう、と自分に言い聞かせた。つまり、患者の言う「爆発」が、閉経期のありきたりのほてりやホルモン性の偏頭痛とは異なるものだと考えてみることにしたのである。

「彼女を徹底的に調べてみた」とデルガドは言った。「そしてわかったのは、たしかに更年期だし、いろいろな不思議なことを言う変わった人だったけれど、尿検査の結果は更年期でもなければ変人でもなかった。カテコラミンの数値が異常に高かった。CTスキャンでは、左の腎臓の上に褐色細胞腫がみつかった」。褐色細胞腫は、比較的珍しい内分泌系の腫瘍であり、カテコラミンはアドレナリンのような化学物質であり、血流を乱し血圧を上下させうる。血液循環の変化は、閉経期のほてりに似た症状を呈し、重度な偏頭痛様の頭痛を惹起することもある。カテコラミンはさらに、不安、絶望、そして攻撃性さえ惹き起こすことがある。治療せずに放置しておくと、脳卒中、心臓発作、腎不全などの危険がある。

「彼女は手術を受け、腫瘍を切除した。今はほてりも頭痛も、以前よりかなり楽になり、更年期に普通に予想されるレベルになったわ」とデルガドは言った。「でもエレンは、本人が認めているように、今も変人ね」

デルガドは、患者やその家族は、エレン・バーネットと同じことをすればいい、と言う。エレンは、相手の警戒心を取り払うようなユーモアを発揮しながら、自分が一般に認識されているステレオタイプに当てはまることを承知していること、そのステレオタイプゆえに医師たちが自分の訴えを充分に検討しなかったことを伝えた。「私はエレンがうるさいとか、僭越だとはちっとも思わなかった」とデルガドは言った。「また、彼女の態度に対して、嫌悪とか迷惑といったこともなかった。彼女の言葉はかえって、その信憑性を高め、属性エラーを避ける助けとなったの」

エレン・バーネットのような患者が医師に呼び起こす否定的な感情は、わかりやすいものが多い。しかし、エヴァン・マッキンリーに対するクロスケリー医師の感情、ジョー・スターンに対するファルチャク医師の感情、そしてブラッド・ミラーに対する私の感情など肯定的なものは、危険だと認識するのが難しい。

デルガドは患者に親身になって接する医師なので、そのような罠、つまり感情によるエラーに陥ったことはないかと尋ねてみた。それはあると思うと答えた。「甲状腺癌の高齢患者に、放射性ヨードを使った治療を検討していた。それは複雑で実施が難しいもので、患者の生活を乱してしまう治療法だった。だから、その治療は行なうまいと考えていたとき、患者に『友達だからといって不快な検査を遠慮しないでくれ』と言われたの」。患者に対する親しい気持ちが医師の手を止める場合がある。それを認識できる家族や友人は、深刻な事態になったとき、少なくともこう言って対応できる。「先生の優しいお気持ちに私たちは深く感謝しています。不快感や痛みの原因になるようなことを先生がせざるを得ないことも私たちは理解していま す」

感情が医師の判断に微妙かつ重要な影響を及ぼしうることを認識した素人こそ、このような発言ができるのである。デルガドの物語を反芻しながら、私はブラッド・ミラーのことを考えた。あの過ちを犯した朝の回診時、デルガドの患者のように、私と親しかったブラッドが、私に助言を発することができただろうか。彼にはそのエネルギーはなく、不可能だったにちがいない。診察を徹底的に行なうことは私の仕事だった。感情が医師としての規律の妨げになりそうなとき、自分の感情を制御するのも私の責任だ。

患者とその大切な人たちは、医師と一緒に感情の海を泳いでいる。危険な感情の海流の中にあって、その危険を警告する旗の立つ、中立な陸地を見つけるよう、各自が目を光らせていなければならないのである。

第3章

救急治療室での「意識的平静」

皿回しの芸

Spinning Plates

アリゾナ州トゥーバ・シティは、カナダのノヴァ・スコチア州ハリファックス市から五二〇〇キロ西にある。ハリファックスは、一七四九年に創られたカナダ初の英国の町、三十六万人の住人のほとんどがイギリス諸島出身の移民の子孫である。トゥーバ・シティは人口六千人。先住民族のナヴァホ族《ネーション》とホピ族の十万人強の中心都市である。近代的なガラスと鉄鋼の摩天楼がハリファックス湾を囲み、鮮明なオーロラが海に反射する。トゥーバ・シティは高い岩石丘《メサ》の上に立ち、周りの風景の特徴といえば、雑木と古代の堆積岩の柔らかいパステル・カラーである。ハリファックスのダルハウジー大学医学部は、各科のレベルの高さ、ならびに層の厚い研究者たちを誇り、知名度が高い。トゥーバ・シティの病院は、「インディアン・ヘルス・サービス」を含む低い灰褐色の建物の集合体であり、ＭＲＩが要るときは、設備のあるところまで一時間ほど運転しなければならない。地理、規模、資産、文化のこれほどの違いにかかわらず、トゥーバ・シティのＥＲ（救急治療室）のハリソン・オルター医師は、ハリファックスのパット・クロスケリー医師と同様に、臨床パターンを認識しながら認識エラーを避ける努力を日夜続けている。

　四十三歳のオルターは、もともと医師になるつもりはなかった。ブラウン大学で比較文学を勉強し、四年後にカリフォルニア大学バークリー校の医学部へ入学した。オークランドのハイランド病院で研修医《レジデント》を務めた後、ロビンソン・ウッド・ジョンソン財団の奨学金を得て、シアトルのワシントン大学で「臨床医学判断」を研究した。ワシントン大学で二年間教鞭をとってから、医師や医療が不足している地域の献身的な医師たちと一緒に仕事をしたいと思うようになった。妻と三人の幼い子供たちを連れ、トゥーバ・シティの小さな黄色いスタッコ（漆喰《しっくい》）の家に引っ越したのである。

二〇〇三年四月、オルターが救急部で働いていたとき、近所のホピ族の学校からネイサン・タルンプケワという少年が、救急車で運ばれてきた。四年生たちの休憩時間が終わり、教室に戻るために生徒たちが並んでいたら、ある生徒が、ネイサンにおんぶをしてもらおうと、背中に飛び乗ったのだ。ネイサンは身長一メートル四二センチ、体重六十三・五キロの太った少年で、荒っぽい遊びが大好きだった。ところがその日は、悲鳴を上げて地面に倒れてしまった。「ネイサンは、脊柱が動かないように背板に固定されて搬送されてきた」。オルターは回想しながら、損傷しているかもしれない神経に圧力がかからないように、患者を仰向けに固定する様子を説明した。「彼は怯え、泣きじゃくっていた」。オルターは急いでいきさつを聞いてネイサンにいくつか重要な質問をした。ネイサンは、「手足は動くけど、背筋とおしりがチクチクする。電気ショックのような感じはないけど、背中のまんなかがものすごく痛い」と答えた。オルターは、少年を背板からベッドに移しても大丈夫だと判断した。

オルターが胸椎の下部を押さえると、ネイサンは痛みで声を上げた。「私はすぐX線を撮らせたが、やはり、痛いと言っている第十胸椎に楔状圧迫骨折があった。十歳の男の子なのに、八十歳の女性によくある種類の骨折だった。こんなことは起こるはずがないと思った」

オルターは、研修で習ったABCを患者ごとに唱えると言う。救急医療のアルファベットにはDもEも含まれる。「Aは、気道《エアウェイ》、つまり口腔、喉、気管、気管支がすべて確保されていること。Bは呼吸《ブレス》、患者の肺が充分な酸素を取り込み、それを血流に流すことができること。Cは循環《サーキュレーション》、心臓がポンプ機能を果たし、肝臓、腎臓、脳など、生体の重要な臓器に血液を送るに足る血圧が維持されていること。Dは障害《ディサビリティ》、筋力や反射だけではなく、精神的な反応を含め、神経機能のチェックを忘れないこと。Ｅは起こりうる障害・暴露《エクスポージャー》を表し、身体の特定部位に医者の意識が集中しているときでも他の部分を疎《おろそ》かにしないことを意味する」。ネイサンの場合、アルファベットによる判定は合格だと結論した。

オルターは、すべての血球算定の数値、カルシウム値、骨酵素を含む検査を依頼《オーダー》した。全て正常だった。そこでさらに進んだ検査として、ＣＴスキャンを撮り、それをデジタル技術でアリゾナ大学の骨の放射線専門医に転送した。間もなく救急医療部に報告が届いた。「第十胸椎の圧迫骨折を除き、正常」。オルターはまだ納得がいかなかった。ネイサンを救急車に乗せ、一時間半ほど離れたフラグスタフ市まで、ＭＲＩスキャンを撮りに連れていった。その日のうちにＭＲＩはＣＴの結果と一致する答えを出した。脊椎の一つがつぶれ、他は異常なし。

オルターは地元の小児科医に電話をした。深刻な事態ではない、とくに心配することはない、と小児科医はオルターを安心させようとした。「それはときどきみかけます」と言われた。「データを受け入れるしかなかった」が、オルターには不安が残った。数日後、小児科医にネイサンを診察してもらった。その頃にはネイサンは気分もよくなり、背中にわずかな不快感が残っているだけだった。小児科医は、遊び場の珍しい事故に過ぎない、心配しないように、と家族に伝えた。

オルターはシアトル時代に、ベイズ分析という、不確実性に直面しながら意思決定を行なう数学的なアプローチを勉強した。患者を診るとき、考えられうる診断すべての確率を計算して数値で表わす方法である。ネイサンの場合、確率が計算できず、途方にくれた。肥満児ではあるが健康なホピ族の十歳の少年に起きた、第十胸椎の圧迫骨折について、参考にできるデータベースが全く存在しない。そこでオルターは、高度な数学ではなく、常識を使って問題にアプローチしようとした。

「ありふれた事件だった。おんぶをしてもらおうと友人がネイサンの背中に飛び乗った。ただそれだけでは、あの骨折を説明できない」。にもかかわらず、小児科医は他の説明を求めることは徒労だと考えているようだった。オルターが言うには、「途方にくれた。話している相手は専門家だ。その権威に対して私は引き下がるべきだろう」。

ネイサンの話を聞きながら、聞いたことのある話だと思ったが、それは私が救急医療をしていたとか小児の治療をしたことがあるからではない。私も、「それはときどきみかけます」と専門家に言われたことがあるからだ。それは、自信に満ちた長い経験に基づく宣言であり、さらなる検査の負担をみんなの肩から下ろす意図で発せられる言葉だった。しかしそれは、問題解決への努力をし尽くした後、しかも患者の経過観察を続行しながら、言うべき言葉ではないだろうか。それを安易に口に出されると、安心するより、それを言う人の無知を感じ、不安に駆られる。「考えることをやめろ」と言われているようなものだ。

オルターは、止むなくそれ以上は追求しなかった。ネイサンを診察するにあたり、できるだけのことをし、普通の医師ならしないような努力もした。しかし、ネイサンのことを忘れられなかった。待つことしかできなかったのである。臨床的な表現をすると、問題が「自己申告」するまで。

その申告は数週間後にやってきた。ネイサンがベッドから起き上がろうとしたとたん、痛みで倒れたのだ。再び救急治療室に運び込まれてきた。オルターは診察し、D（障害）に異常はないことを確認した。ネイサンの足は弱っておらず、反射も正常だった。再びX線を依頼した。今度は、脊椎に四つも楔状骨折があった。オルターは、ネイサンを州都フェニックスの病院へ転院させた。そこの整形外科医が骨の生検を行ない、病理ラボに送った。フェニックスの病理学者は顕微鏡を覗き、骨細胞の中に大きな円形のシート状の細胞を何枚も見つけた。細胞は互いにそっくりで、紺色で中に曲がった核が入っていた。特殊な検査を実施した結果、細胞内の酵素ならびに表面上の蛋白が同定された。診断は明白だった。ネイサンの病気は急性リンパ芽球性白血病だった。白血病のせいで脊椎が脆弱になり、おんぶをしただけでつぶれたのだ。ようやくこの問題に納得のいく答えが出た。オルターが疑っていたとおり、小児科医が言ったことは答えになっていなかったのだ。「深刻な事態に対する最初の反応が、『それはときどきみかけます』だなんて、医師も患者も鵜呑みにしてはいけないのだ」とオルターは言う。「そんなことを言われたら、何が問題なのかわかるまで、あるいは問題がなくなったことが確かになるまで、探し続けよう、と言い返すべきだ」

ネイサン・タルンプケワが病気で倒れた年の冬、ブランチ・ビゲイという六十代のナヴァホ族の女性が、呼吸困難を患って救急治療部に来た。ビゲイ夫人は、先住民居留地の食料品店で働いている、青みがかった灰色の髪を丸く束にした、小柄な女性である。数ヶ月前から、たちの悪いウィルスがコミュニティに伝播し、ウィルス性肺炎にかかった大勢の患者が来院した。ビゲイ夫人は当初、「ひどい鼻風邪」と考えていたようだった。そこで、大量のオレンジ・ジュースと紅茶、およびアスピリン数錠を飲んだが、症状は悪化し、とても気分が悪くなって来院したのだった。

オルターは、彼女が三八度の熱があること、呼吸数が正常値の二倍であることを明記した。聴診をし、頻呼吸を認めたが、痰がたまった荒いラ音（胸部聴診上の雑音）は聴かれなかった。オルターは、血液検査の結果を入手した。白血球数は上昇していなかったが、電解質を見ると（重大な感染症にかかる患者には珍しいことではないが）血液の酸塩基のバランスが酸の方向に偏っていた。胸部X線には、ウィルス性肺炎の特徴的な陰影は見られなかった。

オルターは、「不顕性ウィルス性肺炎」と診断した。ビゲイ夫人には、まだ感染症の初期の段階にあるため、病原菌がまだ胸部X線写真に顕《あらわ》れていないことを伝えた。最近診てきた多くの肺炎患者と同様、彼女は入院し、点滴と解熱剤の投薬を受けなければならない。オルターが言うには、ビゲイ夫人の年齢になると、ウィルス性肺炎は心臓に負担を掛け、心不全を起こすこともありうるため、観察が必要だった。

オルターはこの症例をスタッフの内科医に任せ、同様に熱と息切れを示す他の患者、ナヴァホ族の中年男性の診察を始めた。数分後、インターンがオルターを呼び出し、こう告げた。「彼女は肺炎ではありません。あれはアスピリン中毒です」

　何年も経っているのに、その話をするときのオルターは苦悶の表情を隠せなかった。「アスピリン中毒症、典型的な中毒の例は研修中に叩き込まれたものだ。頻呼吸、血中酸塩基の変動――彼女は典型的な症例だった。それなのに、見落とした。私は傲慢になっていたのだ」

　臨床医学に典型的な疾患があるように、典型的な思考のエラーがある。オルターはこのとき、「アヴェイラビリティ（有用性）」というヒューリスティック（発見的問題解決法）の使用による典型的なエラーを犯し、誤診をしたのである。ちなみにエルサレムのヘブライ大学の心理学者、エィモス・ツヴェルスキーとダニエル・カーネマンは、二十年以上も前の先駆的な論文において、この種の近道について考察した。カーネマンは二〇〇二年、特定の思考法が、市場における不合理な決定を導くことを分析した研究によってノーベル賞を受賞した。一九九六年にツヴェルスキーが不慮の死を遂げていなかったら、共同研究者として当然一緒に受賞するはずだった。

「有用性《アヴェイラビリティ》」とは、ある出来事が起こる可能性を、過去の類似した事例に照らして判断する傾向のことである。オルターが、不顕性肺炎と診断したのは、この数週間の間にいくつものインフルエンザの症例を診てきたので、それが最も有用で確定しやすい診断だったのである。

　どの職場もそうであるように、病院にも生態学的特性がある。たとえば、アルコール依存症者は、シカゴのクック・カウンティ病院、オークランドのハイランド病院、マンハッタンのベルヴュー病院など、中心市街地の病院に多い。どの病院でも、手が震えているアルコール依存症者を一週間に十人、インターン一人で診断するようなことが起こる。しかも全員がアルコール離脱による振戦譫妄《しんせんせんもう》（ＤＴ。長い中毒時期のあとのアルコール離脱による激しい震えと譫妄）を起こしている。インターンは最近の経験に基づき、ＤＴと診断するだろう。それが最も有用《アヴェイラブル》であり、自分が馴染んでいることであり、その慣れの気持ちが判断に影響するのである。

オルターは、ビゲイの症例の背景にある「生態学」のため、「歪曲したパターン認識」とも呼ぶべき現象を経験したのである。主要な情報を統合して判断する替わりに、患者の病気の特徴のいくつかを勝手に選んだ。たとえば、発熱、頻呼吸、血液の酸塩基のバランスの変化。自分の考えを否定するような情報――胸部Ｘ線に異常陰影が欠如していること、白血球数が正常であること――を単に感染症の初期段階を反映しているとみなしてしまった。実際には、自分の説に合致しないこれらの点を、仮説が間違っているシグナルとして読み取るべきだったのである。

この種の認識的選り好みには、「確証バイアス」という名前がついている。自分の予想どおりの結果のために、情報を選択して受け入れたり無視したりするこの過ちのもとは、ツヴェルスキーとカーネマンが「アンカリング」と呼んだ思考である。錨を下ろす《アンカリング》ということは、複数の可能性を考えず、単一の可能性を速やかにみつけ、固執する、思考における近道のことである。つまり、正しいところに錨を下ろしたと確信することである。地図を見ても、確証バイアスによる自分の思考に騙され、期待していた陸標が見えたと思い込み、まだ陸が遠いことを示す標識を無視するのである。地図を偏った見方で読むため、目的地に着いたという間違った判断を「確証する」ことになる。選択的データ検索という点では、感情によるエラーは確証バイアスに似ている。前者の場合、特定の結末を望むことが駆動力となり、後者は最初の診断が正しいという期待が駆動力となる。患者にとってはとんだ災難である。

内科医が正しい診断をした後、オルターはブランチ・ビゲイとの会話を頭の中で反芻した。市販薬を含め薬を飲みましたかと訊くと、「アスピリンを少々」と答えた。それを聞いた彼は、最初は風邪だったが今は肺炎へと進展したという、自分の仮説のさらなる裏付けを得たと思った。「少々とはどの程度のものなのかは彼女と話さなかった」とオルターは言った。実は何十錠も飲んでいたことが、あとで判明したのだ。

皮肉なことだが、オルターはネイサン・タルンプケワの診断に関しては判断を保留し、思考の錨を下ろしはしなかった。少年の脊椎がつぶれたことを説明する特定の疾患も推測できなかったし、生物学的なメカニズムも、同定できなかったからである。だから、小児科医の安易な確信を受け入れることができなかったのである。それなのに、ブランチ・ビゲイの場合、結論を急ぎ、彼女の診断に一〇〇パーセントの蓋然性を割り当ててしまった。「私はこのときある教訓を学んだ。それは、先を急がず、結論を得たと思ってもさらに確かめ、代案の短いリストを作ること」。その簡単な戦略こそ、認識エラーへの最強の防御策なのである。

あなたがハリソン・オルター医師、またはパット・クロスケリー医師のような救急医になったと想像してみてほしい。診る患者のほとんどが初めて会う人たちである。診療所の内科医なら、患者とその家族、彼らの性格や行動をよく知っており、患者の臨床的な問題が時間とともにどのように変化するかを観察することができる。それに引き換え救急医は、スナップ写真一枚のような一瞬の印象に頼って病気を判断しなければならない。たとえば、いつものように忙しい夜、トリアージ・ナースが、三十分のうちに三人の患者を割り当てたとしよう。どの患者も山のような問題を抱えている。そんなときは、「棒の先で皿を回す曲芸師のようだ」とパット・クロスケリーは描写した。皿の回転速度を緩めることなく皿を落とさずに、棒を使って皿をくるくると回し続けるサーカスの芸人にでもなったような気持ちらしい。

実際には、サーカスの曲芸のほうが楽なはずだ。皿回しは、単一の回転運動を要し、皿はみな同じサイズと重さである。だが、患者は千差万別であり、医師には作業診断《ワーキング》を得るために複雑かつ迅速な動きが要求される。緊急な問題の処置をしてから、入院させる、他の施設へ移動させる、あるいは退院させて家に帰すなど、どの対策が最も妥当であるか決めねばならない。

次に、診断、治療、その後の対策の目標を達成するために、何をするべきか考えるとしよう。まず、その患者が救急医療を受けに来た主な理由は何かを判断する。それは簡単だと思われるかもしれないが、そうではない。患者は、深刻かつ根底的な病因があるにもかかわらず、トリアージ・ナースや医師に別の理由を伝えることがありうる。あるいは、本人が最も気にしている症状を伝えていても、それは真の問題ではないかもしれない。医師は誰しも時間の制約の中で働いているが、救急治療部は特に忙しい。従って、オルターの事例でもわかるように、救急医が患者にする質問とその聞き方が、患者の答えを形成し、医師の思考を導くのだ。慌てて病歴を引き出そうとすると話が脱線する危険があり、あまりのんびりと患者の話を聞いていると他の仕事が疎かになるだろう。

救急治療室に来た老人のことを私は思い出す。彼は道端で転び、足首が痛いと言って病院に来たのだった。骨が折れていないことを確認すると、痛み止めをもらうことしか本人は望まなかった。救急治療室の全員は彼の足首に注目した。誰も、なぜ転んだのだろうとは考えなかった。ずっと後になって彼は、未診断の貧血で衰弱し、転倒したことがわかった。そして貧血の原因は結腸癌と判明したのだ。

さらに事態を複雑にする問題を挙げると、患者は自分の病歴の重要な側面を憶えていないことがあり、病院のカルテや診療所の記録がなければ、情報の穴を埋める客観的な情報源はないことになる。この問題は、特に投薬に関して起こりうる。「私は、心臓のために青い錠剤とピンクの錠剤を飲んでいます」と目眩《めまい》を起こした患者は言うかもしれないが、薬の名前と用量を思い出せない。そして医師は、患者の吐き気と眩暈が、服用した薬とどう関係があるのか見当がつかない。

患者の主訴が確定してから、血液検査やX線の必要性を判断し、何の検査をするかを決めねばならない。ハリソン・オルターは、トゥーバ・シティに三年間勤めてから、オークランド市のハイランド病院に戻った。

患者の検査を依頼する前に患者の容態を把握し、その上で検査結果を予想しつつ依頼するべきだと、救急部のインターンと研修医《レジデント》に力説している、と彼は言う。そうすれば、検査の結果を正しく評価に反映できる。だが、言うは易《やす》く行なうは難《かた》い。

たとえば、パット・クロスケリー医師が、狭心症の典型的な胸痛を示さなかった患者エヴァン・マッキンリーに出会ったときのことを想起しよう。クロスケリーの同僚が指摘したように、彼は普通以上の熱意をもってマッキンリーの検査を行なったし、EKG（心電図）と胸部X線だけではなく心原性酵素の検査まで依頼した。検査ごとにクロスケリーは、結果が正常、異常、あるいは検査そのものの間違いかを判断しなければならなかった。検査室、X線、EKGの検査技師は間違えることがあるし、私も以前、EKG誘導線を患者の胸の間違った位置につけ、自分のミスに気づかず、患者の心臓の電気伝導経路が深刻な事態になっていると結論したことがあった。実は患者に異常はなく、EKG結果は私のミスによる人工的産物《アーティファクト》だった。それほどあからさまではなく、目立たないエラーもある。たとえば患者に息を止めさせないで胸部X線を撮ると、肺炎の徴候である異常陰影が肺の下方に写ることがある。

症状、身体的所見、血液検査結果、EKGおよびX線について、患者ごとに医師は幾度となく決定をしている。では、各患者に関する決定数を、トリアージ・ナースに割り当てられた三十分内の患者三人分で掛け算してみよう。合計は数百に達するのである。

サーカスの芸人は数枚の皿を回すだけである。しかし我々医師は、一つの皿の上にさらに一枚、その上にまた一枚、そしてもう一枚、それもすべて形も重さも違う皿を積み重ねて回すようなものだ。しかも救急部の生態系の中では、皿を回している最中に、大勢の人たちが袖を引っ張り、さまざまなお願いや要求を言って作業を妨げ、気を散らす。しかも、現在は財源が限られた、管理された医療の時代だ。それも忘れずに優先順位を定めてけちけちと割り当てねばならない。皿を何枚か棒から下ろせばその分お金がかからない。要するに、検査を節約し、患者を早く帰したほうが安くあがる。
トリアージ・ナースが送り込んできた患者が以前に診た人だったりすると、ほっと安堵の溜息をつくかもしれない。救急医療部をくり返し訪ねる人たちは、「お得意さん《リピーター》」と呼ばれている。紙一枚のカルテの新患に比べ、リピーターのカルテは分厚く、病歴も検査結果もたっぷり含まれており、おかげで作業が簡単になる。もちろん、そのおかげで作業がさらに複雑になる場合もあるが。

マクシーン・カールソンは、ハリファックスの事務所で秘書として働く、三十代前半の独身女性である。彼女は五年前、右下腹部に刺すような痛みを感じた。子供のときに経験した虫垂切除の術後疼痛とは違う痛みだと、プライマリーケア医に伝えた。医師が診察してもどこも悪いところはみつからなかった。その後の数ヶ月、便秘の日もあれば、下痢をする日もあるという状態が続いた。医師は、食物繊維を含む、もっとバランスのとれた食事を毎日摂ることを勧めたが、痛みにはほとんど効果がなかった。最後に、マクシーンは消化器内科医を紹介された。専門医はまず、潰瘍性大腸炎やクローン病のような炎症性腸疾患ではないかと考えた。しかし、さまざまな血液検査、X線、さらに食道、胃、十二指腸、ならびに結腸を見ることができる上部・下部消化管の内視鏡を行なって徹底的に調べた結果、何の異常も発見できなかった。消化器内科医は、彼女の病気は過敏性腸症候群であると診断、高繊維食の重要性を強調した。精神科医も彼女を診察し、過敏性腸症候群の増悪の原因となりうるストレスを緩和するために抗不安薬を処方した。

右腹部の刺すような痛みが始まってから一年後、マクシーン・カールソンは下腹部に不快感を感じた。プライマリーケア医はまず過敏性腸症候群の症状にすぎないと言ったが、マクシーンは今までの痛みとは違う、と主張した。いつもの刺すような一時的な痛みと違い、今度は下腹部を絞るような、持続する痛みだった。婦人科医を紹介され、医師は内診を行なってから子宮と卵巣の超音波検査を依頼した。彼も何の異常も発見できなかった。

マクシーンの下腹部痛は増悪や回復をくり返し、やがて消失した。しかし突然、いつもの右腹部の痛みが激しくなり、二週間後に救急治療部に来た。八月だったため、プライマリーケア医は休暇中で、病院へ直行したのである。救急治療部の医師は、二冊からなる彼女のカルテを持っていた。診察を行ない、血液検査を依頼した後、どこも悪くないと彼女に伝えた。過敏性腸症候群の再発にすぎない、と。

マクシーン・カールソンはその週、三回来院したが、三回目はパット・クロスケリー医師が救急部に勤務していた。クロスケリーはそのときのことを振り返る。「トリアージ・ナースはあきれ果てた顔をしながら、彼女の話をしていた」。「これといった問題はなく、しかもプライマリーケア、消化器内科、婦人科の医師たちが徹底的に精密検査をした若い女性で、機能的な問題を抱えています」とナースはクロスケリーに言った。「機能的《ファンクショナル》」というのは、臨床医学では心療内科的疾患を指す婉曲的な表現である。ナースは続けた。「彼女は本当におかしい。苦情ばかり言い続けています」

そのとき救急治療部は非常に忙しく、クロスケリー医師は緊急事態の患者数人の治療にあたっていた。彼がマクシーンの部屋に着いたとき、彼女は見るからに動揺し、ひどく取り乱していた。痛みが消えないと激しく訴えた。何がきっかけで来院したのかとクロスケリーが尋ねたときも、今までと違う新しい症状は特になかった。診察したときに虫垂切除術の傷跡を見て「安心した」と、彼は後に私に言った。マクシーンの痛みが右下腹部にあったからだ。

「何もみつからない」とクロスケリーはトリアージ・ナースに言った。それでも血液と尿の検査を依頼した。それには、ナースが、「何でこんなことをするのですか？　既に精密検査が済んでいるでしょう」と抵抗を示した。救急治療部はてんてこ舞の状態で、ナースはマクシーンのベッドを他の患者に回したかったのだ。ナースからの強い圧力を感じながらも彼は検査を要求した。一時間後に検査結果が戻ってきたが、すべて正常だった。「私は、過敏性腸症候群が再発したようだ、と彼女をなだめるように説明した」とクロスケリーは言う。「正しい食餌療法とストレス管理の話をくり返した。それから、いつでも遠慮しないで再来院していいと強調した」。クロスケリーは、患者が治療の継続を求めるのを妨げてはならないことを、経験から学んでいた。

「彼女は泣き出し、誰も自分を信じてくれない、誰も診断を出さない、と涙を流しながら言った」と彼は回想した。「痛みがどんどんひどくなる、一週間前よりひどくなっている、とくり返し訴えていた」

「患者の涙に動かされない医者はいないだろう?」とクロスケリーは私に言った。しかしやはりマクシーンを家に帰したのだ。ところがしばらくすると、彼女が救急車で救急治療室に運ばれてきた。「歩いて家に帰る途中、倒れたのだ」とクロスケリーは言う。体内に出血していてショック状態寸前だった。急いで手術室に連れて行かれ、外科医によってマクシーンの出血の原因が子宮外妊娠の破裂だと判明した。

「それは三回も見逃された。ミスした三人目が私だった」とクロスケリーは私に言った。

確かに、マクシーン・カールソンは過敏性腸症候群を患っていた。彼女は数多くの医師に充分に診察されていた。その診察結果に関して医師たちは、パット・クロスケリー医師のように鋭い人でさえ、それ以上の考えが浮かばなかった。私が研修生だった頃、考えうる限りの専門家に診察され、想像のつく限りの血液検査、X線、処置を受け、すべきことが何も残っていない患者を指し、「ケツの穴まで精密検査した」という言い方をしたものだ。ハリファックス救急治療室の口調によると、マクシーン・カールソンは「陰・陽」の(裏も表も)精密検査を受けたので、病院の「出口」に案内するしかなかった。クロスケリーは言う。「隠れているかもしれない暗所に、検査によって光を当てることができないと思い込んだ医師は、すべて探索したのに、どれもが行き止まりで、進むべき方向が見えなくなってしまう」。すべての方向が探索されたと思い込み、新しい方向が頭に浮かばない状態をクロスケリーは、「陰・陽・出口(yin-yang out)のミス」と呼んでいる。

救急医療部の環境・生態系《エコロジー》には、患者、その家族、それからもちろんナースがいるだけでなく、他の医師もいる。ハイランド病院で最近オルターが指導医《アテンディング》をしていたとき、レジデントが喉の痛みで来院した三十代の男性を診ていた。「明々白々な溶連菌の症例です」とレジデントはオルターに言った。つまり、合併症のない「単純」な患者だった。オルターは詳細を尋ねた。「滲出性咽頭炎、扁桃腺周囲に膿、リンパ節の痛みがあります」とレジデントが言った。それでもオルターは、自分で患者に会ってみたいと言った。レジデントは不満そうに溜息をもらした。

オルターは患者の喉を調べたが、膿らしきものは見えなかった。首の両側を指先で撫でてみたが、小さく軟らかいリンパ節には圧痛はなさそうだった。もっと強く押したが、患者は痛みの反応を示さなかった。レジデントは既に彼に高用量の抗菌薬を投与し、さらに追加の処方を出していたのである。

オルターはレジデントを廊下に連れ出し、喉の痛みの原因はウィルスだと思われるが、溶連菌とはとても思えない。それから不必要に抗菌薬を処方すると深刻な事態を招きかねない、などと教えた。「この病院は今、MRSAが蔓延している」とオルターはレジデントに伝えた。MRSAは、メチシリン耐性黄色ブドウ球菌の頭文字である。この種のブドウ球菌感染症は現代医学の疫病神になっている。無節操なペニシリンの処方が直接の原因であり、根治するのが極めて難しい。「私はレジデントの機械的な反応に疑問を感じた」とオルターは言う。「彼は事務的に症例を処理したかったのだ。一番簡単な方法は、溶連菌というレッテルを貼り、抗菌薬をいっぱい飲ませ、それでお仕舞いということだ」

しばらくすると、また喉が痛いという男性が現れた。「二十三号室へ行って患者の診察を始めるように」とオルターはレジデントに指示した。オルターは、ナイフで腕に傷を負った男性の傷口を縫合してからスか何かでしょう」

二十三号室に戻った。レジデントの口調はぶっきらぼうだった。「患者は大丈夫。あなたの大好きなウィルスか何かでしょう」

　オルターは、レジデントの報告書に事務的にサインすることはしなかった。問診を行なっている最中、患者が診察台の上で落ち着きなく頭の坐りの良い位置を探していた。オルターが口内を覗くと、異常はなかった。男性は楽に呼吸していたし、上気道の閉塞を示唆するような喘鳴など、荒い音も聞こえなかった。しかしオルターは患者の落ち着かない様子と三八・三度の熱が気になった。しばらく立ち止まり、考え込んだ。

「申し上げたとおり、ウィルス性咽頭炎で、ここハイランド病院では、こういう人たちには抗菌薬を投与しません」とレジデントは嫌味たっぷりに言った。オルターはレジデントの挑戦的な態度を無視した。再び男性の首の両側に指先を当て、今回は上から下へ一インチごとに押さえながら、慎重に指を進めた。半分ほど行ったところで、男性は痛みに顔をしかめた。

「患者の首のＣＴがほしい」とオルターはレジデントに言った。若い医師はしばらく黙っていたが、部屋を出てＣＴを依頼した。後で放射線科医から電話があったが、オルターが驚く内容ではなかった。男性の首には膿瘍ができていた。

「この種の感染症は致命的になりうる。すぐに抗菌薬の静脈内投与をしないと、上気道を塞がれて窒息する」とオルターは言った。

　当時のハイランド病院の救急医療部には、指導医十六人とレジデント四十人が働いていた。そのほとんどは献身的で真面目で誠実な、そして感情のバランスのとれた人たちだった。しかし全員がそうではない。オルターが私に説明したところでは、問題のレジデントの言動は、前に抗菌薬の不適切な処方を批判されたことに対する「仕返し」だった。オルターに嫌がらせをしたいために、レジデントは二番目の患者の診断をどうしてもウィルス性咽頭炎にしたかった。その思いがいい加減な触診をさせたのである。その不完全な診療行為および幼稚な行動は、患者の命取りになりかねなかった。幸い、オルターはレジデントの言うこと為すことすべてを再確認するような指導医だった。どこでもそうであるように、現場の生態系は、雰囲気によって作られる部分がある。この場合は、感情の温度が危険なところまで上昇したのだった。

救急治療室における決定は一瞬のうちに行なわれるべきだと多くの人は信じているが、それはオルターによると「間違った認識であり、その誤解を育んだ責任のいくらかは我々医師にある」という。とくに慌ただしい状況では、認識エラーをしないためにも慌てずゆっくり考えねばならない。「我々医師は何が起ころうと、あまり深刻に考えないでうまく処理できるというイメージを好む。西部劇のカウボーイみたいに」。迅速で決断力があることが、人の命を救うのだろうか。オルターの表現を借りると、彼は「意識的平静」を装って仕事をするという。それは、慌ただしく時には混沌とした周りの雰囲気に、気が散ったりプレッシャーを感じたりせずに、患者一人ひとりを、意識的に緩やかな思考と行動でケアするためである。

オルターはさらに、医療関係者でない一般人は、救急医療の限界を知り、過剰な期待をもたないことだと強調した。「我々は診断医だが、万能ではない。患者の症状はしばしば我々の臨床レーダーに入らない低いところを飛んでいることがある。ネイサンの場合のように、患者が救急治療室を出て『医者はどこも悪くないと言った』というような事態は絶対くり返してはならない。我々ができることはせいぜい、自分と患者を安心させるために、その症状によって三日以内に死ぬことはないだろう、ということを確認するだけなのだ」

救急治療室の医師の「意識的平静」は、患者とその家族にもわかるはずである。医師が問診や診察を行なう際に、他の医師、看護師、ソーシャル・ワーカー、事務スタッフにしょっちゅう声を掛けられて気が散ると、思考の流れが好ましくない方向に逸《そ》らされるかもしれない。医師が急かされていると患者が感じ、医師の質問に自分が答えようとしたときに話を中断され、症状について言いたいことすべてを聞いてもらえないと感じたら、患者は不安になる。迅速で早撃ちであることは、「錨を下ろすこと《アンカリング》」と「有用性《アヴェイラビリティ》」の徴候である。この二つは、救急治療部で最も頻繁に起こりやすい認識上のバイアスである。医師が正しい診断を行ない効果的な治療法を進める上では、その二つしか要らないと思われるかもしれないが、そのために大きく的を外れることもあるのだ。

そこで、患者が救急医に訊いてもいいと思われるのは「私の病気は、最悪の場合は何ですか」という質問である。この質問は決して神経症や心気症の表れではない。事実、レジデントも各患者を診ながら、最悪の事態を想起するように訓練されている。しかし、救急医療の厳しい環境の中では、そのことが思考の前面から後方へ押しやられてしまうことがある。その質問を患者本人か友人か家族が訊けば、医師のペースを緩め、もっと広い思考をするための手助けになりうる。もっとも有用と思われる港に下ろした錨を引き上げるきっかけになるかもしれない。また、滅多にないケースだが、前述のレジデントのように、反発に基づいて行動している人にブレーキをかけ、プロらしさを取り戻させることにもなりうる。

パット・クロスケリー医師は、今までのキャリアの中で二度ほど、救急治療部で画期的な診断をしたことがある。いずれの場合も、トリアージ・ナースが中年男性を腎結石と診断したのだった。それは最初の判断としては適切だった。腎結石の通常の兆しがあり、患者が吐くほど痛む急性の疼痛が脇腹に起こり、尿には血液が混じっていた。石が流れるまでは、痛み止めの投与と静脈内への輸液がほとんどの場合功を奏する。しかしクロスケリーは、そのとき最悪のシナリオの重要性を思い出した。「実は腎結石ではなく、解離性腹部動脈瘤だった」と私に教えてくれた。心臓から胸部を通って腹部に血液を運ぶ大きな血管である大動脈の片側に亀裂ができてしまい、それが急性の疼痛の原因だったのだ。血管から血液が腎臓の中へ漏れ、尿に混じっていた。クロスケリーは自分の診断が見事だとはちっとも思わないと言ったが、私には素晴らしいとしか思えなかった。二人で会話をしているような寛いだ状況ではなく、救急治療という環境の中で、あらゆるストレスを受けながら、同時に四、五人の病人を診ている彼を想像したからだ。

　患者が医師の注意力を喚起できるもう一つの方法は、「症状が起きているこの患部の周りには他にどんな臓器があるのですか」と訊くことである。これは初歩的な話に聞こえるかもしれないが、その質問こそ、「陰・陽・出口のエラー」を避ける助けになる。たとえば、マクシーン・カールソンが、「はい、私は過敏性腸症候群を患っています。ここに何回も来て、それが私の慢性的な病気だとわかっています。しかし、今度の痛みは初めて経験するものです。いつもの痛みではないとしたら、どの臓器が原因でしょうか？」と訊いたとしたらどうだろう。下腹部の組織や臓器を想起することで話が生殖器の方向へ向き、次に最近の性交渉や生理の有無に至ったかもしれない。

　息切れしていたブランチ・ビゲイ、痛みで苦しんでいたマクシーン・カールソン、この患者たちに医師の思考への手助けを期待するのは、無理かもしれない。しかし、患者が医師に伝える内容、そしてその言い方が、医師の思考を形作ることがある。それには私たちが医師の質問に答えるだけでなく、医師にあれこれ質問することも役に立つのである。

第４章

プライマリーケア医の役割

門　番

Gatekeepers

目の前を通過する電車を眺めている、と想像してみよう。ある人を探しながら車窓を見ている、と。車両が次々と通り過ぎて行く。気が散り、注意が散漫になると、その人を見逃す危険がある。あるいは、電車が加速すると、車窓の人たちの顔がぶれ始め、探している人が識別できなくなる。「プライマリーケア医療とは、そういうものよ」とヴィクトリア・ロジャーズ・マッケヴォイが私に言った。マッケヴォイは、長身、細身の五十代の女性で、短く刈り上げた金髪と涼しい眼をしている。ボストンの西の町で総合小児科の診療をしている。「困難な仕事を指すとき、〈干し草の山の中に落ちた針を探すようだ〉という諺があるでしょう。でも、干し草の山は動いていないから、私たちの仕事のほうが大変。毎日、子供たちが引っ切りなしに目の前を通過していく。赤ちゃんの検査、学校での身体検査、子供たち一人ひとりがワクチン接種されたかどうか確認したり、作業は流れるように進む。それがマンネリになると、注意深く観察しなくなるの。それから、機嫌が悪くて熱のある子が無数にやってくるけど、たいていはウィルスか喉の溶連菌感染症。みんな同じに見えてくるかもしれない。でも、その中に万が一の髄膜炎があるかもしれない」

「小児科の幸せな面は同時に災いになりうる。診療所に来る小児はほとんど全員健康で、大した問題はなかったりするから」とマッケヴォイは言う。幸せとは当然、子供たちが元気だということだが、災いというのは、単調な日常に慣れて観察力が鈍くなることである。それを念頭に入れ、彼女は患児を見るたびに、核心的なことを一つ自らに問うのである。それは、パット・クロスケリー医師ならびにハリソン・オルター医師が、救急治療室の患者を前にして自分に問う質問と、基本的に同じものだ。この子は、重大な病気をもっていないだろうか――。「すべての小児科医は、子供が部屋に入ってきた瞬間にそれを考える必要がある」。しかも、患児の多くは、自分の症状を伝えることのできない乳児や幼児だから、「小児科医の観察力は殊更に研ぎ澄まされていなければならない」と言う。

小児科医は基本的に、子供の情報をすべて親から入手するため、親が子供のことをどの程度知っているか、子供の具合が悪いということについて、無意識あるいは感情的にどう反応しているか、を考慮しなければならない。反応には両極端がある。深刻な問題が存在することを否定する親もいれば、不安に駆られて正常な状態なのに問題視する親もいる。たとえば、無気力で食欲がないと親は告げたが、当の子供は診察台の上で笑顔で楽しそうに遊んでいたことがある。「話がとてつもなく大袈裟で、見たとたんに子供が重症でないことは明らかだった」。逆に、ちょっと身体が温かいようだがどこも悪くないと母親は言ったが、母親に抱かれてぐったりした呼吸が荒い小児を見て、マッケヴォイは愕然とした。その子は実は肺炎だった。マッケヴォイは、他の小児科医と同様、鍵となるような、ある種の特徴をみつけようとする。その子は微笑むか、おもちゃと遊ぶか、積極的に歩くか這うか、それともされるがままで、聴診器のような異物を胸に当てられても抵抗しないか、など。

小児科の場合、パターン認識は行動から始まる。したがって小児科の「技《アート》」は、子供をよく観察しながら同時に親の報告を読み解くことである。この種のデータ統合は、教科書から学べる技術ではない、とマッケヴォイは言う。患児家族に対する自分自身の感情に関する、高いレベルの自己認識が医師に要求されるからだ。第一印象が当たる場合は多いが、やはり慎重に観察し、常に自分の最初の反応を疑う姿勢が必要である。「親の言うことをよく聞かなかったり、真面目に受け止めない小児科医は愚か者よ」とマッケヴォイは言った。「とはいえ、子供の状態について親が言うことはフィルターにかけて聞く必要がある」

私は、自分の長男スティーヴンのことを彼女に話した。カリフォルニアに住んでいた私と妻パムは、東海岸に戻って来ていた。七月四日（米国独立記念日）のウィークエンドで、コネチカット州に寄って妻の両親を訪ねることにした。スティーヴンはそのとき九ヶ月だったが、飛行中はずっとむずがってちゃんと食事を摂らなかった。パムの実家に着いたあとも、ベビーベッドの中で落ち着かない様子だった。そして、便は、いつものとは違う黒い悪臭のするものだった。街の年配の小児科医に連れて行った。医師はスティーヴンを一目見て、重症かもしれないというパムの訴えを速やかに否定した。「あなたは心配し過ぎだ。初めて母親になるとそういうものだ」と小児科医に言われた。「医者が親になるとよくあることだ」とも。我々がボストンに着いた頃、スティーヴンは唸り、両足を胸に当てて丸まっていた。慌ててボストン小児病院の救急治療室に連れて行くと、緊急の手術を要する腸閉塞だった。コネチカットの小児科医は長年の診療経験にもかかわらず、深く考えずにとっさの判断をしたと、パムと私は結論づけるしかなかった。母親が第一子についての神経質になっているため、赤ん坊の行動と容態の変化についての彼女の訴えは信頼できない、と小児科医は思ったのだ。

コネチカットの小児科医は、毎時間、毎日、年がら年中、「電車」が通り過ぎるのを見てきた。同様に数十年も診療をしてきたマッケヴォイに私は尋ねた。「あなたはどうやって目を見開いていられるのですか?」「私は患者に会う前に頭の準備をするの」と彼女は答えた。テニスの試合の前に頭の準備をしていたときと同じように。一九六八年、大学生だったマッケヴォイは、米国内三位にランクされ、ウィンブルドンの試合に出たこともある。彼女はアスリートとして、思考を集中させること、想定外のスピンを予想すること、高度な技術をもちながら自己満足に陥って鈍化しないこと、などを学んだ。しかし、スポーツ由来の技術だけでなく、「とにかく仕事量の調整をしなければいけない」と言う。「正直なところ、ほとんどの小児科医は、仕事の波に沈没しないようにしながら毎日大勢の子供を診ているのよ」

現在の仕事に就く前、マッケヴォイはボストン郊外の忙しい共同診療所に勤めていた。その時期は家に自分の子供が四人もいた。そして毎日、数十人の患児とその親たちに接していた。「死ぬほど辛かったのは、夜間の呼び出し《ナイト・コール》だった」と彼女は言う。二、三十分ごとに朝までひっきりなしに掛かってきた。電話で聞いた内容に不安が残る場合、何時だろうと構わず、診療所に戻って患児を診た。「それを数年間やっていると、燃え尽き状態《バーンアウト》になりかけた。ついに耐えられなくなったわ」。マッケヴォイは、自分が苛立ち、怒りっぽくなっていることに気づいた。「私は過酷なスケジュールで疲れ果て、時には患児の親に素っ気無かったり、きついことを言ってしまい、あとで後悔していた」とも言った。「小児科医学にも興味がもてなくなった。特に心配だったのは、まともに考えられなくなったこと。親から電話がかかると、不適切な理由で電話してきている、とすぐに思うようになった。極度の疲労のせいだと思う」

彼女の過酷な勤務と睡眠不足の話を聞くと、私は自分のインターン・研修医《レジデント》時代の最悪の体験を思い出した。消耗し切っているのに、私を必要とする患者、私に次々と要求をするナースたちに四方八方に引っ張られ、彼らの要求をうまくかわすことしか考えられなくなった。その結果、患者の症状の重篤度を過小評価し、異常な検査結果を見ても、それを深刻な問題の兆候ではなく、検査上の人工的産物《アーティファクト》だと推測する、という有様だった。マッケヴォイも、「ポケベルが鳴る度に、頭にきていた」と告白する。「最も危険なのは、どうでもよくなってしまうこと。毎日、毎夜の目的が、患者数を処理し、作業を片付けることだった。ケアを必要とする人には丁寧な専門的治療を提供する、ケアを必要としない人なら安心させるという目的を見失っていた」

マッケヴォイはその診療所を辞めた。常勤の小児科医は一日に二十〜三十人の患児を診る。診察時間を短縮してより多くの小児を診るようにしむけるプレッシャーにかかわらず、彼女は今、一定の診療時間に診る患児数を制限している。プライマリーケアを提供する医師の多くは、そうしなければ良い仕事ができないと考え、彼女と同じ方式を取っている。中には、そのために収入が減少する者もいる。他には、「コンシェルジュ診療」という方式で、保険で得られる報酬以上のプレミアムを請求し、患者数を制限する医師もいる。また、管理職の仕事をすることで、患者は減るが収入は維持できるようにする医師もいる。マッケヴォイはこの最後の道を選んだ。彼女のグループは、「パートナーズ・ヘルスケア」（医療NPO）ならびにマサチューセッツ総合病院と提携している。この提携により、容赦なく掛かる夜間電話の問題が解決した。パートナーズ・グループが、夜間電話に応対できる経験豊かな小児科看護師を雇ったからだ。看護師たちは、親にアドバイスを提供するが、家族がどうしても医師と直接話したいと主張すれば、医師を呼び出すことができる。「正気を保つにはこの方法しかなかった」とマッケヴォイは言う。「それに、医師がバーンアウトしていないから、このほうが遥かに良いケアを提供できる」

マッケヴォイは直接の臨床ケアに半日を当て、十二、三人の子供を診る。その日の残りの時間は主にアフターケアに費やされる。書類の記入、来院の記録作成、記録の検討、専門家への紹介状の執筆、それから最もしんどい作業だが、MRIのような高価な検査についての保険業者との交渉。最近、ハーバード大学医学部同窓会報にマッケヴォイが寄稿した記事が、かなり話題になった。「ザ・インクレディブルズ（信じられない連中）」というタイトルのその記事は、今日の医療環境においてプライマリーケア提供者として完全に機能するには、漫画の主人公のような超人的な能力が要る、と論じている。

「……鉄腕ドクターだ！　空飛ぶ弾丸より速く、何も見逃さない。事務作業？　何でも来い！……マントを身にまとい、苦しむ人間どもがうごめく坩堝《るつぼ》に再び飛び込もうとする瞬間、我々はちょっと立ち止まってスケジュールを確認、生産性が目標どおりか確かめる。ブラックベリー（携帯端末の一種）、携帯電話、電子カルテ、専門家からのメモ、臨床検査結果、患者からの電話、他の医師からの紹介状、放射線科への依頼《オーダー》、ポケベル、携帯処方集、患者満足度調査、保険会社からの優先薬剤カラー識別表、HMO（保険維持機構＝アメリカの医療保険システムの一つ）からの品質報告書――すべてを巧みに操り、我々は前進する。患者が期待に身を震わせ待つ中へ！　専門分野の超人的な業務により、我々医師は目の据わった鉄人闘士になるか、あるいは打ちのめされた、うわ言を言う白衣を着たゼリー状の生物へと変身《モルフ》するしかない。今や我々はトリアージ（緊急度による治療優先順位を決める）医療を実践している。昔ながらのベッドサイドの役割を病院制度に委ね、患者と面と向かう時間をどんどん切り刻み、管理職という役割へと逃げ込み、戦闘の最前線から守ってくれる盾として、名前の後に経営学、法学、公衆衛生学の修士号など資格を付けるのだ」

悲しいかな、プライマリーケア医療の道を選んだ医師たちの大半は、いずれはアクセスを制約する門番《ゲートキーパー》の仕事をすることになろうとは、夢にも思っていなかった。「はっきり言って、私の支えは患児家族との関係ね」とマッケヴォイは言う。マッケヴォイが世話をしている家族の多くは、移民である。彼女の診療所がある地域は、北京語とかペルシャ語を母国語とする住民が多い。「子供の言語的発達を判定するのは、小児科医にとって大きなチャレンジ」とマッケヴォイは言う。「しかも、英語が母国語でない家族の場合はもっと難しいわね」。子供に関する情報を親から聞き出すことも困難になりうる。「彼らの場合もやはり両極端が見られる」とマッケヴォイは言う。「わが子は充分に発育していない、自閉症の初期症状だとヒステリックな親もいれば、発育困難にある子供の場合でも、知能が遅れていることへの恐怖心から、事実を認めようとしない親もいる」。今日の文化では、ヨチヨチ歩きの頃から、成功するための術《すべ》を子供に身につけさせようとする凄まじい心理的圧力が親にかかっている。親にとっての大きな心配事は、子供が成功への道から外れそうな兆しを少しでも見せることである。今やそれは中産階級や上流階級に限ったことではない。現代社会では、教育こそが社会的成功を約束すると広く認められ、能力の中でもとくに科学・技術の才能は重要視されている。

マッケヴォイは最近、イラン人のヤズダン家の言うことを真に受け、「痛い目にあった」と言う。家庭内でペルシャ語を話す一家の娘アザールは、大きな茶色の瞳をした巻き毛の少女である。マッケヴォイが挨拶をするとアザールは目をそむけ、診察中は一言も喋らなかった。マッケヴォイがそのことをヤズダン夫人に話すと、「ええ、でも家ではよく話します」と答えた。次の来院のとき、やはりアザールは無言だった。今度はもっと調べることにして、少女の幼稚園に連絡した。アザールは喋らず、誰もアザールと喋ったことがないことがわかった。教師たちは、英語がわからなくて答えることができないだけで、言語の問題だと思っていた。「実は少女は自閉症だったの」とマッケヴォイは私に言った。しかし、その診断が確定するのに一年近くかかった。「一回の診察時間は本当に短いので、小児科医には判断が難しい」とマッケヴォイは言う。「この子は単に恥ずかしがりやだからとか、自分は彼女の国の言葉が話せないから、と思っていると判断を誤るかもしれない」

マッケヴォイは自問自答しながら、私と話し続けた。診断を遅らせるのは、とっさの判断を避けたいという願望の表れだろうか、と。「親の頭に疑いの種を植え付けることは、是非とも避けたいの」とマッケヴォイは言った。「親にとって、愛する子供が正常でないかもしれないと考えることは、耐えられないほど悲しいことよ。しかも、何が正常かは年齢によって幅があるから」。親は、子供が特殊な学校に入れられ、大学に行くチャンスがなくなるとすぐ結論づける危険がある、とマッケヴォイは付け加えた。

「これは、小児科医の大きな試練の一つ」と彼女は言う。「不必要な恐怖心を煽ること、そして深刻な発達障害を無視すること、その間のバランスをうまく取らなければならない」。マッケヴォイは、熟練した小児科医はその特殊な領域を巧みに渡り、過剰に警戒させないようにしながら、もっと観察や検査をする必要を家族に説くこともある、とも言った。頭が良くても字が読めるようになるのが遅い子がいる。恥ずかしがる子もいれば社交性に富む子もいる。他人にすぐ微笑む子もいれば寡黙な子もいる。それを彼女は時間をかけて親に説明する。「まず、正常といっても非常に範囲が広いことを伝え、すべて異常なしという結果になる場合が多いことを強調するの」。だがこのような慎重な助言にかかわらず、「一歳半の子が無口だからと、五人の専門家の門を叩く親もいる」とマッケヴォイは言った。二人め三人めの子供になると、親はもっと気楽に構え、「そうか、この子は話すのが遅い子なのだ」と納得する。

「〈悪い知らせの伝令使は殺される〉という諺のように、医者はよく逆恨みされることがある」とマッケヴォイは言った。子供の発達障害の問題を家族に話すとき、時には怒りなどの強い反応を覚悟して恐る恐る切り出す。「それで私から離れていった親もいるわ」と彼女は言う。「自閉症とか他に深刻な問題があることについて話しても、家族は聞く耳をもたなかった」

さらに、マッケヴォイは小児にレッテルを貼ることに抵抗を感じている。というのは、一旦レッテルを貼られると、「その子が永久に変わってしまったように感じるの」と彼女は言う。「もしかしたら存在しないかもしれない深刻な問題の可能性を挙げるなんて、残酷とも言える」。だからこそ、彼女はいきなり特異的な診断を家族に伝えない。その代わり、「確信はないですが、お子さんの場合はこの発育ペースが自然で、そのうち追いつくかもしれません。次の予約を少し早めに取りましょう。そうすれば私はまた診察する機会ができます」と言ったりする。次の診察をいつにするかは判断を要する。「あまり早目に呼び戻して診察すると、変化がよくわからない」と彼女は言う。「でも六ヶ月ではなく、二、三ヶ月後にその子を診るの」。そして、再び言語や対人反応を評価する。この期間なら、医師が事態を緊急だと考えていないことを暗に伝えることができる。

心理学的な正常状態の定義が狭くなっているため、発育上のメルクマールの評価過程は複雑である。気分屋はうつ病にされ、恥ずかしがり屋は社会的情動障害にされ、こだわり屋は強迫性障害、とすぐレッテルを貼られてしまう。「最近は、子供たちにたくさんの診断が下されているけど」と彼女は言う。「でも、人間の行動はすべて、連続体の一部なの」。だからこそ彼女は、家族に精神科の問題をいきなり持ち出すことを躊躇するのだ。まず、自分自身がその子を充分に観察する機会をもち、心配過剰と問題否定という、親の反応の両岸を航行できるまで待つ。マッケヴォイが言うには、「精神医学のレッテルに親は打ちのめされるから、なるべくそのレッテルに親の意識を集中させせないようにし、我が子にとって最善の学習方法や社会的環境は何かを考えることを促すようにしている」

マッケヴォイのアプローチは、私が数年前に会ったボストン小児病院の精神心理学者ジェイン・ホームズ＝バーンスタインを想起させるものだった。ホームズ＝バーンスタインは、何が正常で何が異常かは、その行動の背景と密接に関係している、と強調する。彼女は、子供の状態に安易なレッテルを貼ることに根強い抵抗を示し、その代わりに、認識に関する試験や遊びを使い、その方法を通して、その子がどのように情報を収集・評価するかを描写する。異なる状況におけるその子の反応・機能に関する描写的プロフィールを作り上げる。そうすることにより、特定の障壁——文字が読め、言葉を話し、文章を組み立てること、感情や協調性をコントロールすることなど——何であれ、それを克服するための助言をその子に合わせてカスタマイズするのである。

もちろん、子供の中にはよく知られた精神的症候群を病む子もいる。マッケヴォイは、そのような子を精神科に紹介することが、昨今では困難になったと嘆く。小児精神科医はたいてい、長い順番待ちリストを抱えており、仕事の大半は、比較的簡単な評価をしてから向精神薬を処方する、という作業に終始するのが現状である。保険業者が精神治療に対しては僅かな償還しかしないからだ。

多くのプライマリーケア医は、診療が同様に忙しくなったと感じているが、理由は同じである。保険会社が、プライマリーケアに対して極めて少ない償還しか行なわない。それは、外科医を会長とする諸学会が、医療サービスの「相場」を保険業者と交渉して取り決めていた時代の名残である。専門医がある処置、たとえば気管支鏡検査とか外科手術を行なえば、保険会社《キャリヤー》から多額な支払いを受け取る。しかし、小児科医や他のプライマリーケア医、開業医、内科医などは、診断を得るために複雑な医学的問題を分析する。また、病気やその治療による精神的な影響を知るために、一時間を費やしても、報酬はお粗末なものだ。だから、多くの総合小児科医は、マッケヴォイの表現を借りると「蟻《あり》地獄でもがいている感じ」である。

事実、最近の研究によると、過去十年間、インフレを考慮に入れても、小児科医など内科医の収入は低下している。多くの医師は、患者の診察時間を十〜十五分に短縮し、一日に診る患者数を増やす形で対応してきた。そうすると「電車」の速度は増し、救急治療医が皿回しをするときに犯しやすい、パット・クロスケリー医師やハリソン・オルター医師が恐れている類のエラーが増長される。慌てて仕事をすると、認識エラーが増えるだけでなく、最も初歩的な情報でさえ聞き逃す危険がある。患者九〇九例のケアを担当した医師四十五名を対象とした研究によると、新しい薬の服用期間や起こりうる副作用を患者に教えなかった医師の割合は三分の二にのぼっていた。医師の半数は、薬の服用量と服用する間隔を特定することを怠っていた。

時には、医師があまりにも多忙になり、患者とその家族が蔑《ないがし》ろにされることがある。テキサス州ダラス市の郊外に住む私の友人夫婦は、子供が掛かっている小児科医を崇拝していた。それがある日の検診のとき、医師の態度が注意散漫だと感じた。「四室で同時進行になっていたのよ」と母親が私に報告した。医師と看護師が四室を行き来していたという。自分の子供たちの診察中、看護師が入ってきて他の子供について医師に質問することも、しばしばだった。そして、年に一回の定期検診を終えて家に帰ると、夜になって先生から電話が掛かってきた。「彼女はまず謝り、子供に生理食塩水を注射したが、ワクチンを混ぜるのを忘れていた、と言うのよ」。友人夫婦は翌日、子供たちをワクチン接種に連れて行き、それから医者を変えることにした。「先生は大好きだったけど、彼女は忙しくなりすぎて、気が散るようになったの。いつか子供たちの診察で重要なことを見逃すのではないか、と心配になった」

私たち夫婦の場合、どんなに診療所が繁盛していても、子供の診察のときはしっかりと集中してくれる小児科医を探し、みつけることができた。最初の出会いの場は、お互いの子供がボールを蹴っているサッカー場の脇だった。先生は、小児科医によくある特徴だが、暖かく、社交的に接してきた。私たちは、同僚に彼のことを尋ねると、誰もが彼は大変有能だと言った。妻パムは、医師ではない母親たちの意見をいくつか聞いたが、賞賛の声ばかりだった。彼の待合室はたいてい満員だが、秘書と看護師は子供たち全員の名前を覚えている。待合室で待たされることがあっても、それは他の家族のために彼が時間を取られているからだ、と私たちは納得している。質問をすると、彼は考えを口に出して自問自答してから、私たちが予想しなかった視点での答えが返ってくることがよくある。いつも私たちの目を見詰め、時計を見ることはない。

何年も前のことだが、ある患者の母親が、「うちの息子のことを、先生の診療所の唯一の患者だと思って診てほしいのです」と私に言った。当時は、何と利己的な要求だろうと思い、面食らったものだ。しかし後になって、彼女の言わんとしていることに気づいた。つまり、その息子さんを診ているときは、彼のことしか考えないでほしいということだ。それには、本人の問題を聞き、熟慮するために時間を配分する必要がある。そこで、診察日の前に、相談事をまとめておくよう彼に提案した。ところがある日、彼の問題点のリストを網羅し、診察を終えようとしたとき、「鼠径部《そけい》がチクッとする」と彼が何気なく言った。続けて「何でもないと思う、アパートの模様替えをしたときに家具を持ち上げて筋肉を引っ張ったのだろう」と言った。しかし診察室に戻って診なおすと、大きな硬いリンパ節がみつかった。リンパ腫が再発していたのだ。

問題点のリストは有用であり、状況によっては、アルゴリズムのように、治療の効率を上げることにも役立つ。しかしリストには、医師が自由な質問をしなくなるというリスクがある。ローターとホールの研究によると、自由回答型《オープン・エンデッド》の質問は最多の情報量を提供することが証明されている。しかも、マッケヴォイが発育障害について指摘し、私自身もリンパ腫患者において観察したように、我々医師は最も恐ろしい疑念を心から追放する傾向がある。小児科では、診断を聞く前から、子供にとって最も恐い事態は何だろう、と親は自問しているかもしれない。この質問は、前述の質問のこだまのようなものだ。この子にとって最悪な診断はいったい何だろう？　患児自身、あるいは患児の親が恐怖のためにそれを認めたがらないとき、小児科医は問題を認識できるよう、対話に時間をかける必要があるのだ。

良い医師は時間の管理法を知っている。自明な症状なら、二十分の外来時間内に、患者と家族に明瞭な、わかりやすい言葉で説明できる。家族は皆、情報をもらって満足した気分で診察室を出る。複雑な問題は、そんなに簡単に解決できない。見識のある医師なら、質問をし、自分の考えを説明するのにもっと時間が必要だと認識している。そのとき、予約の診察時間を延長するか、できるだけ早い時期に次の予約を入れるよう調整をする必要がある。説得力のある思考にしろ、明解なコミュニケーションにしろ、競走《レース》のように争って進められるものではない。現代の管理医療では時間を短縮させる圧力が強く、効率の良さが追求される。だが医師も患者もそれに抵抗するべきだ。正解を見つけるには時間がかかることが多い。急いては認識を仕損じるのである。

ジュディアン・ビグビー医師も、門番《ゲートキーパー》である。三十年ほど前、彼女が学生、私がレジデントだった頃に出会った。内科医の彼女は、ボストンのブリガム・アンド・ウィメンズ病院の「コミュニテイ・ヘルス・プログラム」ならびに「女性の健康に関するセンター・フォア・エクセレンス」の所長である。内科全般の患者の診療と病院のプログラム管理という二つの仕事に時間を振り分けて従事している。「プログラム」の目的は、医療が行き届かないコミュニティの住民、特にアフリカ系と中南米系アメリカ人女性に関する医療を改善することである。インターン、レジデントを経て、ビグビーは内科のフェローとなり、その時期に臨床における意思決定方法に関する特別な教育を受けた。「私たちは批評の精神、特にさまざまな検査や処置をする際にベイズ解析を用いることを習った」と言う。その教科課程は、若い医師に、高度な画像機器を使いこなす方法や、一連の初期所見に基づいて特定の診断追及方法などを教えることを意図している。しかしビグビーは、異なる認識モードや医師が陥るさまざまな認識エラーについては学ばなかった。このような理論的な基礎教育を、日常の臨床にどの程度活用しているかに私は興味があった。「日常的にベイズ解析を用いることはない」と彼女は言った。「しかし、患者が役に立たない検査を要求したときに、ベイズ解析に基づいて説明することはある。私の頭の中には起こりそうなことがいろいろ見えるけど、患者がわかる言葉にして伝えているの」

私がビグビーと話した日、彼女は昔からの患者で、健康な中年の白人男性を診たばかりだった。彼は、年に一回の健康診断の一環として運動負荷試験を要望していた。「彼の場合、心臓病を予知することに運動負荷試験がどの程度の価値があるのか説明した」と言う。「そして、彼はわかってくれた。その試験は自分にとって無益だと理解したの」

彼女はもう一人の患者のことを思い出して語ってくれた。冠動脈疾患と腎不全を患い、過去数十年の間に何回かマンモグラフィーを受けたことのある、八十代のアフリカ系アメリカ人女性の例だった。彼女の場合、蓋然性を説明することで、さらなる撮影をしても異常を発見する可能性は極めて低く、マンモグラフィーは不必要だと理解してもらった。たとえ腫瘍がみつかっても、発達する速度が遅いので怖れる必要はないだろう、と患者に伝えたのである。

ジュディアン・ビグビー医師は、小柄でがっちりした体型、丸顔に生き生きとした目をしている。快活に笑い、歌うような声で話す。ニューヨーク市ロングアイランドのハンプステッド育ちで、幼少の頃はその地域の数少ないアフリカ系アメリカ人家庭だったが、高校を卒業する頃には学校の生徒の八割以上が黒人だった、とビグビーは言う。父親はユナイテッド航空の機械工だった。専業主婦だった母親は、中年になってから高校に戻り、卒業資格を取った。

ビグビーは、自分の時間の三分の一しか直接の臨床診療に掛けていないとはいえ、現在のプライマリーケア医すべてが感じるプレッシャーと無縁ではない、と説明してくれた。「私たちは、各患者の診察に十五分しか掛けてはならないことになっている。私は多分、この目標を達成していないでしょう。それは、スケジュールに空白の時間を入れて余裕をもたせているから。十五分毎に患者を入れ替えさせることなんてとてもできない」。患者を待たせたくないが、時間を要する患者が多いため、彼女はその診療スタイルに合わせてスケジュールを調整しているのだ。「少し余裕をもって患者を診たいの」と言った。そこで私は、そのような余分な時間に対しては当然、保険の償還が受けられないわけで、病院の経営側が不満を表したことはないか、と質問した。彼女は笑って答えた。「今はないわ。私が常任の臨床医だったら、文句を言われるかもしれないけれど。でも、私は自分のキャリアの現時点では、このやり方で医者をやりたい、という考えに到達したの」

「プライマリーケアの仕事の多くは、ある行為を患者自身が認知して変えてもらうことよ」と彼女は言う。その行為が喫煙、食べすぎ、運動不足、予約したマンモグラフィーをすっぽかすなど、何であれ、ビグビーは患者が置かれている社会的状況を考慮しながら、如何にその行為をより健康なものに変えるか、思案する。

たとえば、私たちが対話をする二週間前、七十四歳のアフリカ系アメリカ人女性グロリア・マニングが、入院してきた。マニングは重度の関節リウマチに加え、糖尿病、高血圧、冠動脈疾患を患っていた。彼女はリウマチ専門医の外来に通っているが、足首の痛みがひどくなり、むくんでいると医師に訴えた。今まで、メトトレキサートとプラケニルをはじめとするさまざまな投薬で関節炎の治療を受けていた。専門医は彼女にレミケード（抗ヒトTNFアルファモノクローナル抗体製剤）という新しい薬剤を投与することにした。その抗体製剤には、ＴＮＦという炎症性蛋白を遮断する作用があり、関節リウマチのような自己免疫性疾患の治療に使われる。ビグビーがマニングを診察したとき、彼女は九キロほど体重が増え、疲れた様子で息切れがあった。「明らかに心不全になっていた」とビグビーは言う。「体重増加は水分の貯留によるものだった」。しかも、レミケード投与はその状態をさらに悪化させたかもしれない、とビグビーは疑っていた。

何年か前、マニングは高血圧のコントロールが悪く、狭心症の発作をくり返し、ブリガム・アンド・ウィメンズ病院に入院したことがあった。「当時、彼女はコンプライアンス（患者が服薬などを遵守すること）が悪いと記録されていた」とビグビーは言う。コンプライアンス――前述のように、医師と患者双方にとって意味深な言葉だ。医師は、自分の指示に従わない患者が嫌いである。血圧をコントロールし、動脈硬化を起こしている心臓の血管への血流を促し、血糖値を許容範囲内に維持できる薬剤の至適投与量を決定することは、入院中でも決して楽ではないが、入院による改善を退院後も維持させることはさらに難しい。退院後の患者が、処方された食餌療法を無視したり薬を指示どおりに飲んでいない場合、つまりコンプライアンスが悪いと、トロントのドナルド・レデルマイヤー医師が言うように、医師の反応は怒りと嫌悪ばかりになる。「彼女は、いろんな医師に薬を飲んでない、とくり返し注意され、病院に何回も再入院していた」とビグビーは話を続けた。

今回の入院のとき、ビグビーはマニングに会って、他の医師たちが見逃していたことに気づいたのだ。「彼女の年齢のアフリカ系アメリカ人女性、しかもミシシッピー出身だと、読み書きを習ったことがない可能性が大きい。グロリア・マニングが薬を飲まないのは、医師の言うことをきかない、という問題ではなく、薬ビンのラベルが読めないのが問題だったの」。そこでビグビーは、患者が退院し、外来計画が説明されるときに、近くの企業で管理職をしているマニングの娘に立ち合わせた。「昨日、診療所で彼女を診たばかり。前よりさらに三キロ減量したけれど、それは素晴らしいことなの。多くの人は退院すると体重が戻り、水分を貯留するから。彼女の場合すべてが順調で、今は薬をちゃんと服用していることを娘さんが確認している」

ビグビーは、ブリガム・アンド・ウィメンズ病院のインターンとレジデントに、この考え方を伝えようとしている。この病院は、米国きっての学問センターの一つであり、循環器や外科領域の最先端の技術を誇っている。私自身が学生、レジデント、フェローとして学んだ病院に似ている。しかし、指導医《アテンディング》に患者の社会的背景を考慮するように、と教えられた記憶など、一度もなかった。高齢患者が指示に従わないと、たいていは早期の認知症あるいは精神的抑鬱の兆候、と片付けられたものだ。一九三〇年代のミシシッピー州の農村で育った黒人女性の深刻なハンディなど、思いつかなかったにちがいない。ビグビーは、数十年の診療経験のある臨床医らしく、他の医師が気づかなかった診断に導かれ、患者の運命を変えることができた。

彼女はさらに別の症例を思い出した。コンスタンス・ガードナーは咳がなかなか治らず、近所の病院の救急部へ行き、胸部X線を受けることになった。救急治療室の医師はガードナー夫人に、転移性癌に罹患し左右の肺に多くの腫瘍が認められる、と告知した。「私はその翌日に会ったのよ」とビグビーは言った。ガードナー夫人の話を聞き、胸部X線写真を見て、「転移性の癌ではないと思います。これは、ウェゲナー肉芽腫症という、珍しい自己免疫性疾患のようです」と伝えたと言う。その疾患は、肺ならびに呼吸器系の他の部位に炎症性のしこりを発生させることがある。「あれは、天才的な閃《ひらめ》きでもなんでもないわ。ただ、最初に思いつく可能性を超えて考え、鑑別診断を完璧に行なったまで」とビグビーは説明した。

また、長年開業している医師がみな経験しているように、ビグビーにも自分のところへ来なくなった患者がいた。ハリエット・ウェストは高齢のアフリカ系アメリカ人女性だったが、ビグビーの数年来の患者であり、信頼を得ていると考えていた。ウェストは昔から高血圧と心臓病を患い、息切れを訴えてブリガム・アンド・ウィメンズ病院に来たのだった。「彼女は心不全になっていた」とビグビーは言う。心臓が効率よく血液を供給できないため、肺に逆流と貯留が起こっていた。ビグビーの話では、ハリエット・ウェストには感染症の症状はまったくなく、発熱もなく、白血球数は上昇していなかった。にもかかわらず、「誰かが血液培養をしたの」とビグビーが思い出しながら語った。それは、全身的な感染症、とくに心臓の弁に影響を及ぼして心不全を起こす心内膜炎がないことを確認するためだった。

その検査は不必要だった上に、いくつかの出来事の連鎖を惹き起こし、ウェスト夫人がビグビーの診療所を離れる結果を招いた。「三つの培養検査の中の一つから表皮ブドウ球菌が検出された」とビグビーが言う。この菌は皮膚によく付いているもので、一回の培養に現れても、ほとんど有意性はない。ところが「患者に対する情報開示の方針に従い、レジデントはウェスト夫人に、『あなたの血液培養から菌が検出されましたが、ご心配なく。細菌が混入していただけです』と言ってしまった」

ウェスト夫人の心不全は治療され、その後は外来患者として治療を続けるためにビグビーの診療所に戻ってきたが、非常に動揺していた。「私の治療記録に何が書いてあるのか、はっきり教えてください」と言われ、ビグビーは患者の態度の変化に驚いた。「話が行ったり来たりしたけど、何でそうなってしまったのか私には理解できなかった」とビグビー。「救急治療室でレジデントに言われた言葉を、彼女は正確に覚えていなかったけど、〝悪い血〟があると言われたと思っている、とやっと気づいた」。「悪い血」は、梅毒を表す婉曲な表現で、ウェストが育った南部ではとくにその意味で使われる。ウェストはレジデントにそう言われたと確信し、侮辱されたと感じていたのだ。「私は四十年以上も結婚していて、今は未亡人ですが、教会に通う信心深い女性です。こんな話は、クリスチャン女性の名誉を傷つけるものです」とビグビーに訴え、その項目を記録から削除することを要求した。ビグビーは、「細菌混入」が医学的な表現であること、レジデントが採血をするときに汚染を起こしてしまったのだと説明を試みたが、ウェスト夫人は納得しなかった。それどころか、救急治療室のレジデントが汚れた針を静脈に刺したことで、自分は汚染された、と結論したのだった。

「私が経験したコミュニケーションの最大の行き違いだった」とビグビーは言った。「私たちは、まったく違う言語を話しているようだった。そして、それ以来、彼女と会うことはなかったわ」。ビグビーは今、若い医師を教育する際にこの症例を使っている。「皮肉なことに、その一連の血液培養は不必要だった」とビグビーは私に語った。「病院の制度上の慣習が結果的に、彼女に侮辱と深い傷を与えてしまった」

ビグビーは、医師と患者のコミュニケーションに関するローターとホールの研究を知っており、言葉遣いは、ハリエット・ウェストのような患者の場合は特に慎重であるべきだが、すべての患者に対して配慮すべきだと力説する。プライマリーケア医の仕事は、医学において日常的なものがほとんどであり、そのような配慮には特に心をくだくべきである。ビグビーは、「膝が痛いと訴えた女性」の話をしてくれた。X線写真には、加齢と共によく起こる変性が見られた。「彼女に電話をして変形性膝関節症だと伝えた。電話を切ってすぐ次の患者に掛けるところだったが、電話の向こうの彼女がその知らせを聞いて打ちのめされている様子に気づいた。私はおおごとではないと思い、単刀直入に事実を伝えたのに、関節症という病名を聞いた本人は、疼痛に苦しめられる肢体不自由者になると受けとってしまった」

マッケヴォイのような小児科医は、発育障害や心理学的障害の可能性について親に伝える方法を学び、ビグビーのような総合内科医は、癌の告知など、悪い知らせを伝える際の言い方を熟慮する。しかし、マッケヴォイとビグビーの二人ともが、プライマリーケアのドタバタした状況下で、医師が忘れてはならない事実を強調したのだ。それは、医師にとって日常的なことでも、患者にしてみれば人生の一大事かもしれない、ということだった。

数年前、タフツ・ニューイングランド医療センターの症例検討会で話をしたとき、私は医学部長ディーブ・セーレム医師に、簡単に答えられない質問をされた。私が医術における思いやりとコミュニケーションの重要性について語っていると、セーレムは次のように問いかけてきた。どの病院にも、感受性や気配りに充ちた語り口をもち、昔から患者に愛されているが臨床医としては無能なプライマリーケア医がいる。患者はその事実をどう知ればいいのだろう。

セーレムの言葉には共鳴できた。私がマサチューセッツ総合病院のインターンだった一九七〇年代、ビーコン・ヒルで開業し、患者を専らフィリップス・ハウス（マサチューセッツ総合病院の個室専用の病棟）に入院させるような医師の一群がいた。その中の数人は優秀だったが、何人かは臨床医としての見識が、かろうじて境界線に達しているとしか言えなかった。にもかかわらず、患者たちに敬愛されていた。これら境界線上の医師の尻拭いをするのがレジデントの仕事だった。「医師が、患者の容態の第一印象を疑う必要があるように、患者も医師に対する第一印象を疑う必要があります」と講演会場の私は答えた。特に、自分の子供が患者になるとき、治療を担当してくれる人物は慎重に選ぶべきだ。幸い、私が研修を受けた時代に比べ、昨今は社会的地位や家族のコネで医学部に入学する学生は減っている。アメリカは最近、専門職に関しては能力主義社会になってきた。昔のアイビー・リーグ大学は金持ちの坊ちゃんたちに情状で及第点を与えたようだが、今の医学部の入学審査委員会はそのようなことは容認しない。私がセーレムに言ったように、患者は医師を性格で選ぶべきではなく、臨床医としての能力について友人に問い合わせるとか、可能なら他の医師や看護師に訊くべきだと思う。医師の資格については、インターネットで調べるか、地域の医師会（メディカル・ボード）に連絡して聞ける。結局のところ、私は、セーレムの質問にはもっと包括的な回答が必要だと気づいたのであり、本書がその役目を果たすことを望んでいる。

ビグビー医師は、患者の医師に対するポジティブな第一印象とは逆の経験をした。「待合室に入り、黒人女性の私を一目見て、そのまま出て行った患者たちもいた」と彼女は言う。ビグビーは、数多くのレジデントを指導しており、アフリカ系あるいは中南米系の後輩たちには特別な助言をする。「彼らには、いつも白衣を着て、名札を忘れずに付け、ポケットから聴診器が覗いているようにしなさいと言うの」、「でもそれをすべてしたところで、食膳を下げに来たのか、と患者に訊かれることもありうる。相手は、あなたが黒人だということが最初に目に入るので、あなたが医師であることを示すユニフォームにはすぐには気づかない、と伝えるのよ」

スタッフの著名な医師数人と一緒に週末の勤務《コール》を担当するビグビーは、土曜日の朝に病室に入り、患者に冷たい目で見られた経験もある。あからさまに、彼女の資格を問う人たちもいる。彼女は「ウェルズリー大学、ハーバード大医学部、マサチューセッツ総合病院」とキャリアを朗唱する。女性の医学への進出は目覚しく伸び、アメリカでは医師の五〇パーセント以上が女医という地域も多く、マイノリティの医師も同様に増えたにもかかわらず、偏見は根強い。この偏見が自分の医師としてのありように影響を与えている、とビグビーは思う。レジデントを終了して三十年経った今でも、依然として黒人女性の自分は能力を証明しなければならず、完璧を求めて努力しなければならないと感じている。それは、アファーマティヴ・アクション（女性や少数民族の雇用と高等教育を促進する積極的差別是正措置）ならびにポリティカル・コレクトネス（女性や少数民族を公正に扱う政治的公正）のおかげで彼女が高い地位に着いたと決めてかかる人が未だに存在するからだ。彼女は、ちょっとためらいながら私に言った。「認めてもらうために何でも他人より上手にしなければならない、と感じているの。そんな気持ちから解放されたいし、とにかくうっとうしく思う」

一九九七年、エリック・J・キャセル医師は、『医者業《ドクターリング》――プライマリーケア医療の本質』という、洞察に富む啓発書を著した。キャセルは、ニューヨークのコーネル大学ワイル・メディカル・カレッジの内科の臨床教授であり、マンハッタンでは繁盛している診療所を運営している。

一九九〇年代に、医療という「列車」は、保険会社、HMO、病院の管理部門などに運転され、さらに加速したのである。これらの組織が信奉する診療実践ガイドラインは、患者の利益を優先するよりコスト管理を目標としている、とキャセルは考えた。「その観点からは、医師自身も市場における交換可能な商品に見えてくる」

その言葉に、著名な医師兼科学者で、どこかの学部長だった人物の発言を想起した。「患者のケアなんて、誰にでもできる」。彼の傲慢ぶりは、たいていの傲慢な者がそうであるように、視野の狭さと無知によるものだった。医学雑誌に注目され、助成金など資金を呼び込むために、大学も医学部も研究を最も大事にする。また、医療制度に十五分間診察などの制約を導入し、実施する産業界においても、同様の傲慢と無知が見られる。「プライマリーケアに対する一般的な誤解は、プライマリーケアを入学レベル医学、つまり普通の風邪とか患者の思い込みによる病気を診る初歩的な医学と見なすことである。これはとんでもない勘違いだ」とキャセルは記している。重症の疾患を特定するだけでなく、相手が重症か軽症かを判断することは医師にとって最も重要な課題である。「しかし、周知の事実だが、『わからない』ということに気づくには、高度な知識が必要である。……医師を教育する観点ならびに仕事を遂行するために必要な知識の基盤という点から見ると、専門的レベルが高くなればなるほど、医学的問題の複雑さは減少する」

この結論が常識に反することをキャセルは認める。「高度な技術あるいは極めて複雑な医学知識——奇病・難病、治療(たとえば複雑な化学療法)、症状、技術などに関する専門的かつ実践的知識——を、有能な医師がもつ複雑で多面的な知識や経験による知恵、などと混同してはならない」。さらに、こうも述べている。「細分化された狭い分野の専門家は、あらゆる医療サービスを提供できなければならないという考えがある。この愚直な考えは、プライマリーケアを巡る数多い誤解と同様に、医師は『病気をケアする』という概念から発する。この考え方によると、病気は単純なものから複雑なものに至る階層《ヒエラルキー》を成している。専門家は複雑な病気を治すから、単純な病気なら当然ながらすぐに治してくれるに違いない、と思われがちだが、それは違う。医師は『人をケアする』のである。特定の病気をもっている者もいるが、病気はなくとも人は皆何らかの問題を抱えている。複雑な処置に慣れている医師は、単純な状況においてもものごとを複雑にする傾向がある。たとえば、しばらく様子を見れば済むことなのに検査やＸ線を依頼する。そうして、単純な病気をもつ患者を過剰治療し、患者が医師の門を叩いたそもそもの問題を見逃すことになる」

データが見逃されないように臨床情報を体系立ててまとめる方法として、最近、「患者テンプレート」なるものが提案された。これらテンプレートは、臨床アルゴリズムのように、定型的な疾患をもつ定型的な患者に基づいている。医師はただ、用紙・様式の空白を埋めればいい。患者の病歴、身体所見の結果、ラボ検査の結果、そして推奨される治療法を入力するのである。

近所に住む女性が最近、ボストンの病院内の大きな診療部門の内科医に診てもらった、と私に話した。その内科医は私の知人であり、彼から聞いた話では、三十分の診察を十五分に、そして新患の六十分の診察を四十分に短縮するよう、診療部門の管理者から指示されたと言う。彼が反対したら、それをすべて可能にする電子的な解決策がある、と管理者に告げられたそうだ。パソコンのスクリーンに様式が現われ、患者と話しながら記入すればいい、と。管理者が言うには、それは単に医師の時間節約になるだけではなく、収入を最大限に伸ばすことになる。つまり、医師が記入した患者の病歴、身体所見、血液検査の結果、そして推奨される治療法に基づいて保険会社に請求書を送る事務作業が楽になるのだとも付け加えた。

「私は、医師として彼がとても好きなのですが」とその女性は言っていた。「何年も通ったのに、こんなことは初めてです。机に向かい、片方の目はパソコンのスクリーン、もう一方の目は時計を見ながら、ときどき私を見上げて頷くだけでした」

電子技術は、膨大な臨床情報をまとめ、アクセスしやすくする手助けにはなるが、前記のようなやり方で

「効率」をあげることに利用されると、医師と患者との間に楔《くさび》を打つ危険がある。さらに、医師はテンプレートの空白を埋めることに夢中になっているため、認識エラーが増えるリスクがある。医師が自由回答式の質問をする確率が減り、テンプレートに合致しないデータに注目しなくなるかもしれない。

市場が効率を追求するあまり、臨床治療が圧迫される危険性について、キャセルはさらに説明している。「医療計画においては、各治療が商品や製品と見なされるのは自然なことである。治療提供のコスト、償還に影響を及ぼす要因、その種のサービスの必要量、その他の因子すべての計算が、商品という概念を促すのだ。しかし医療とは、プライマリーケアのみならず医学全般において、特定の状況ならびに社会制度の下における患者と医師間の相互作用、人間同士のやりとりである。つまり、医療は商品ではない」

医学のどの分野も決して楽ではないが、私はキャセルと同様に、医者としての最も難しい領域は、プライマリーケアではないか、と思うようになった。私のような専門家が行なうべき複雑な決断はあるにはあるが、我々はたいてい、根底にある問題をわかった上で事に当たる。同じく外科領域の場合、取り組み方においても技術においても重要かつ微妙な差異があるにせよ、いったん手術に入ると有能な外科医は目前の異常事態に対応できる。この場合も、問題はわかりにくいものではない。一方、ヴィクトリア・ロジャーズ・マッケヴォイ医師が言ったように、プライマリーケアの実践は、通り過ぎる電車の中の、特定の一人の顔をみつけるようなものだ。しかも、患者たちがプライマリーケア医に訴えるほとんどすべての問題、たとえば頭痛、消化不良、筋肉痛などは、深刻な結末を招くものではない。深刻でないと思われるものが多い中で深刻なものを特定しなければならないからこそ、困難の度合いが大きい、と研究が証明している。

そして今、保険会社は医療という「列車」に次々と乗客を詰め込むことに熱中している。質の高いケアを毎日、何百、何千という人々に提供することは、容易なことではない。現在、経理屋たちは、医師の「質」を計るための計算基準を作っているが、その多くは血糖値を測定したか、インフルエンザの予防接種をしたか、という採点カードのようなものである。プライマリーケア医療の「質」はそんな陳腐なものではないはずである。広い思考力が要求されるのは、人間のありとあらゆる生物学的問題がそこに現われる可能性があるからだ。小児あるいは成人に関する限られた情報を基に、過剰反応もせず無関心にもならず、懸命に判断することが求められるのであり、正確に言葉を選び、同時に患者の社会的背景を深く理解して発言しなければならない。そして、扉を開く門番《ゲートキーパー》として、患者をどこへ導くかを判断する必要があるのだ。その扉の一つは集中治療室へと開く。

第5章

家族の愛が専門家を覆す

新米ママ奮闘記

A New Mother's Challenge

ロサンゼルス行きの飛行機に乗ったレイチェル・スタインは、果てしなく飛び続けてきたような気がした。数日前にベトナムのプー・トウから授かってきた幼い養女シャイラを膝に乗せたまま、母も子も一睡もしていなかった。シャイラは咳をし、哺乳瓶から一滴も飲んでくれない。レイチェルはシャイラを抱いて細い通路を往き来し、ミルクを飲み眠ってくれるようにと、必死にあやし、歌を歌い、落ち着かせようとした。しかし、レイチェルの大好きなコール・ポーターの楽しげな曲さえ、役に立たなかった。

レイチェル・スタインは若い頃、ビジネス界でキャリアを追求するつもりだった。ＭＢＡ（経営学修士）を取得し、速やかに金融業界の出世コースを進んで行った。しかし、三十代の前半、かなり高いところまで上り詰めた頃、失速したのである。錘《おもり》のような空虚感が身にのしかかってきた。次の一歩を進もうにも、そのためのエネルギーも気力も感じられない。前を向くことができず、後ろばかり振り返るようになった。そして、過去の自分を美しいとは思えなかった。

ビジネスは、毎日が戦いだとレイチェルは結論づけていた。お金だけが成功の尺度である、と。しかし、人生の基盤をお金とは違うものにしたい、とレイチェルは考えた。彼女の育った家庭は伝統に固執しなかったが、個人が信仰をもつことは良いことだと親に教えられた。レイチェルは数ヶ月間、自分の歩むべき人生を神に問い続けた。そして、神との対話そのものが答えだと気づいたのである。彼女は、宗教や戒律を勉強すること、また、慈悲と思いやりが最優先されるような人生を求めることを決心した。会議室の生活を捨て、学問の世界に入り直したのだ。

レイチェルは神学校に入学し、時間をかけて信仰を形成した。卒業する頃はラビ（ユダヤ教の宗教指導者、祭司）に叙任されたが、自分は説教壇には向いていないと思った。その代わり、ユダヤ教の高等研究機関のマネージャーになり、今まで培ってきた財政管理能力をその機関の成功のために使うことにした。

五十歳が近づくと、レイチェルは自分の人生にさらに空しさを感じるようになった。神を追求する生活のため、結婚して家庭をもつ余裕がなかった。漆黒の髪、深くくぼんだ琥珀色の瞳の、魅力的な女性だった。しかし、彼女が祈りに行くコミュニティにも、働いてきた機関においても、同世代の独身男性は少なかった。よく考えた末に、養子を迎えてシングル・マザーとして育てることを決心した。レイチェルのような女性たちは、養子縁組をする際に恐ろしいほどさまざまな障害に直面する。養子斡旋事務所はたいてい、両親が揃っている家庭を求める。しかも、実の母親は自分自身が未婚の場合が多く、他の独身女性に子供を託すことを拒否するのだ。中年の独身女性に幼児を託す国は僅か二ヶ国、ベトナムとカンボジアだけだった。

二〇〇二年一月、レイチェルは細かい申請書類を一式揃え、ベトナムへ郵送した。申請の窓口になったアメリカ側の機関は、三月か四月には彼女に「指示が与えられるだろう」と言った。しかし、何の連絡もなく月日は過ぎ、彼女の気持ちは沈んでいった。六月になって、ハノイ市の北八十キロの町で、四月二十六日に生まれた女の子を、養子にできるという知らせが来た。

レイチェルはその子のことをもっと知りたいと思った。情報を入手するには数週間もかかる、とアメリカ側の仲介業者は忠告した。ところが、数日内に小さなフォルダーが届いた。中にはホアン・ティ・ハという赤ちゃんに関する情報と写真が入っていた。その子は、豊かな黒髪の、頬骨の高い、健康で明るい感じの女児だった。レイチェルは、その子が生後六ヶ月になる九月にベトナム行きの予定を組むように言われた。しかし七月に入ると、突然二週間以内にハノイに行くようにと指示があった。ベトナム当局がまだ養子縁組手続きを完了していないにもかかわらず、孤児院がとにかく来いと言うのだ。レイチェルはまずロサンゼルスへ飛び、義理の姉と合流し、二人で台北を経由してハノイへ向かった。

航空機がハノイに着いた朝は、恐ろしいほどの暑さで、滑走路は濃い霧に包まれていた。小さな白いプジョーに乗った仲介業者の代表がレイチェルたちを迎えに来ていた。ハノイの街中に入ると、大きな中華鍋で野菜や魚を調理して通行人に売る人たち、円錐形の帽子を被り、長い竹竿を天秤棒のように肩に乗せ、重い荷物を運ぶ労働者たちが目に飛び込んできた。車がハノイの中心地に入ると、自転車で通勤する数百人の人々に囲まれた。レイチェルは、運命という急流に運ばれて行く小石になった気がした。

親になる人たちは通常、到着してから休息するものだが、体内のアドレナリンが上昇して休む気になれなかった。レイチェルは早く娘に会いたかった。孤児院は、埃っぽい道の奥にある低くて白いコンクリートの建物だった。各室には、六つから八つの金属枠の小さなベッドが並んでいた。壁の緑色のペンキはひび割れ、リノリウム床は傷んでいた。しかしレイチェルの目に映ったのは、床がきれいに拭いてあること、女性たちが優しく乳幼児の世話をしている様子だった。

看護師の白衣を着た女性が、ベッドに寝ている四肢のか細い乳児を指差した。「ハ」と看護師は言った。何を言っているのかレイチェルはわからなかった。痩せた赤ん坊は写真の子に似ていなかった。「ハ？」とレイチェルは聞き返す。看護師はその子を抱き上げ、また「ハ」と言ってレイチェルに押し当てたのだった。

レイチェルはその子を抱いた。過去三年間、わくわくとした予感でその瞬間を夢見たのである。しかし、予想していた喜びが湧きあがってこない。逆に、自分が抱いている赤ん坊は写真の赤ん坊に似ていない、という不安感につきまとわれ、その瞬間の喜びにひたれなかった。しかも、腕の中であやしているこの子は鼻風邪で、咳をしている。その子は最初からレイチェルに割り当てられていた子だ、鼻水は孤児院では珍しくないと職員たちは言い、彼女を安心させようとした。

翌日レイチェルは、孤児院で赤ちゃんを受け取り、ホテルへ戻り、北部のプー・トウ行きの準備を始めた。プー・トウでは、他の数人の養父母候補とともに、地方政府との公式会合に出席、最終的には養子縁組の書類にサインすることになっている。それは「養父母に子供を託す儀式」というものだった。レイチェルは赤ちゃんをベッドに乗せ、儀式のために着替えさせようとした。細い腕を袖に通すとき、柔らかい感触がレイチェルの全身に伝わるようだった。赤ちゃんを抱き上げ、胸に寄せた。自分の心臓の鼓動とともに、乳児の心臓の早い拍動が感じられる。レイチェルの目から涙が溢れ、止まらなかった。レイチェルは音楽、特に歌が大好きで、娘にはヘブライ語で歌を意味する「シャイラ」という名前をつけるつもりだった。豊かなアルトのレイチェルは歌った。感謝の詩篇、神に捧げる歌だった。

プー・トウは、ハノイから北へ車で二時間ほど行ったところにある。窓越しに、水稲の収穫をする農民、岩の多い畑のなかには昔ながらの犂《すき》を引く牛が見える。遠くのほうに、緑に覆われた高い山も見えた。

プー・トウ市長は、白いシャツ、灰色のズボンのいでたちの中年男性だった。ベトナムの子供たちは国家の宝であり、保護されるべきものだと挨拶した。これら宝物は今、保護することを誓った人々と分かち合うのだ、と。儀式のあと、養子縁組が完了するまで通常は三週間かかる。ところが、プー・トウのお役人たちは、レイチェルの事務手続きを早めていると教えてくれた。四日後にレイチェルはシャイラを連れてベトナムを後にした。

ロサンゼルスに着陸した頃、シャイラが脱水状態ではないか、とレイチェルは心配になった。ロサンゼルスには家族がいるので、そこに立ち寄り、地元の医院に連れて行った。シャイラは確かに病気だが、胸部X線はきれいだと医師は言い、副鼻腔炎らしいということで抗生物質が処方された。レイチェルは安心して帰路につき、七月三十日月曜日の晩にボストンに着いた。ロサンゼルスからの六時間の飛行中、シャイラは僅か六〇ccの人工乳しか飲まなかった。

レイチェルは、旅で疲れきっていた。赤ちゃんを寝かせてから、倒れ込むようにベッドについた。翌日、目覚めたらまずシャイラに人工乳を飲ませようとした。しかし、何時間試みても無駄だった。その夜、カリフォルニアにいる小児科医の姉が電話してきて、赤ちゃんの様子を訊いた。「それでは、脱水状態になるわよ。救急治療室にすぐ連れていきなさい」と言われ、真夜中になるというのにオムツのバッグだけを持ち、シャイラをボストン小児病院に連れて行った。レイチェルは救急治療室で輸液を受けたらすぐ帰宅できると思っていた。

小児病院の救急治療室にはトリアージ（治療優先措置）制度があり、怪我人など重症の患児を速やかに診察室や処置室に入れる。それほど具合が悪くない耳の感染症、下痢、その他の一般的な疾患の児は、重症児童が処置される間、待合室で待つことになる。レイチェルとシャイラは、診てもらえるまで五時間も待たされた。若い研修医《レジデント》がシャイラの目、耳、喉を診て、胸に聴診器を当て、腹部の触診をしてから、検査用に採血をして胸部X線を依頼《オーダー》した。

二時間後にシャイラの結果が戻ってきた。大泉門という、幼児骨がまだ融合していない頭頂部の柔らかな部分が陥没しており、明白な脱水の症状を呈している、とレジデントが説明した。シャイラの口腔は真菌に覆われていた。それは、ロサンゼルスで飲み始めた抗生剤のせいかもしれないが、免疫不全症の兆候とも考えられた。

若い医師からさらなる悪い知らせを受け、レイチェルは胃が痛くなった。X線を見たら、両肺とも肺炎を患っていたのだ。「まず点滴で補液を始めましょう。水分が入れば、元気になるかもしれません」

レイチェルは、呆然として何も言えなかった。看護師が診察台上のシャイラを押さえ、レジデントが静脈に細い針を入れた。しかし、数秒のうちに、シャイラの顔は黒ずみ、肌がまだら模様になった。レジデントは目を見開き、恐怖の表情になった。

「この子はディチューニング（急変）している」と看護師に伝えた。

赤ん坊は突然、狂ったような渦の中に巻き込まれた。採血をされ、顔にマスクが付けられ、肺に空気を送るための大きなアンビュバッグが備え付けられた。「血圧が落ちている。輸液をボーラス（一度に大量投与）でおとしてくれ」とレジデントが指示を出した。

レイチェルは「ボーラス」とは何なのか、「ディチューニング」も見当がつかなかったし、自分の赤ちゃんが数秒間押さえつけられただけで、なぜ危機的状態になったのかもわからなかった。別の看護師が、血液検査の結果を持って部屋に入ってきて、「彼女の酸素飽和度は七〇です」と言った。

レジデントがレイチェルに説明した。シャイラの肺炎は極めて重症のため酸素が充分に得られず、押さえられてむずかる程度のことにさえ耐えられない。「ICU（集中治療室）に入れなければ」と言われた。

レイチェルは、ぐるぐると回り、逆さにされ、レールの端まで投げ出される遊園地のジェットコースターに乗ったように、目が霞み、胃袋が引っくり返り、頭の中が真っ白になった気分だった。「私、あの、よくわからないのですが」と弱々しくつぶやいた。

レジデントは、壁に取り付けてあるライト・ボックス（シャーカッセン：レントゲン写真を透かして見るための蛍光板）に胸部X線を置いた。「心臓がここです」と言い、胸部の中央にある、大きな、涙の雫のような形をした白いものを指した。「心蔵の回りに肺がある。普段、肺は空気に満たされ、X線の光線が通過するから、X線上に黒く映るのです」。レイチェルは肺をみつめた。心臓と変わらないほど不透明だった。自分の喉が閉めつけられるようだった。「肺の様相は私たちの言うところの〝すりガラス状〟になっています」。レイチェルには、肺がすりガラス状に見えるか吹雪に見えるか、定かではなかった。ただ、それが赤ちゃんに何を意味するのか知りたかった。

「幅広い細菌を狙って複数の抗菌薬を与え、それから口の中に真菌があったので、抗真菌薬も加えます」とレジデントは言った。「そして今から、鼻の管から酸素を与えます」

「何の病気ですか」とレイチェルは訊いた。

「何とも言えません」とレジデントは答えた。「よくあるウィルスかもしれないし、ベトナムから持ってきた珍しいものかもしれない」

それから二十四時間、乾いた藪に火がついたように、肺炎はシャイラの肺の中を暴れまわった。レイチェルの手の平ほどしかないシャイラの小さな痩せた胸は、空気を求めて必死に波打っていた。「鼻の管だけでは酸素を維持することはできません」とレジデントがレイチェルに言った。「人工呼吸器をつけなければならない。気管に管を入れるとき、あなたは部屋を出ていたほうがいいでしょう」

レイチェルは懇願するような目で若い医師をみつめた。片時も娘の傍を離れたくなかった。必要とされる処置がどんなに恐ろしいものであっても、自分は立ち会いたかった。レイチェルはそれをレジデントに伝えた。彼は優しく頷き、わかったと言ってくれた。

レイチェルは脇に退き、ICUチームがシャイラの処置を始めた。看護師の一人がシャイラの肩をしっかりと押さえ、もう一人が足を固定した。レジデントは、シャイラの顎を上向きに傾斜させ、巧みに金属の器具を口腔内に挿入、舌を押さえながら喉の奥を照らした。「声帯が見える」と彼は言った。管は、声帯の先の気管に入れなければならない。その軌道を数ミリでも外すと管は食道に入り、気道を塞いでしまう。管が正しい位置に納まるまで何回かやり直した。レイチェルは、自分の心臓を何者かに握られ、管の挿入に失敗する度に、さらに強く握り締められるように感じた。必死に平静を保った。

我々が呼吸する空気は通常二〇パーセントが酸素であり、残りはほとんどが窒素、それに僅かな二酸化炭素である。肺は蜂の巣状になっており、その中の袋は肺胞と呼ばれる。吸入した酸素は、肺胞の薄い壁を通過して血流に入る。肺炎などになると、細菌や粘液が肺を満たして肺胞を詰まらせ、酸素が血流に入ることが困難になる。もちろん、酸素がなければ生きていられない。酸素レベルが低下すると、それぞれの組織は役割を果たそうとがんばる。時間が経つと、中には弱って死んでいくものもある。それは、心臓や脳の障害など、恐ろしい合併症を惹き起こすことになる。シャイラのような症例の場合、組織の死滅や臓器の障害を予防することは簡単だと思われるかもしれない。つまり、高濃度の酸素を供給するように呼吸器を調節し、肺の詰まった粘液の中を圧力で無理やり気体《ガス》を押し込めばいい、と。しかし、その方法には限界がある。酸素濃度を上げることは肺胞に有害であり、炎症を悪化させ、デリケートな組織に傷跡を残すことになる。また、詰まった肺胞に酸素を押し込むために高圧にすると、肺胞が破裂して肺がつぶれる可能性もある。それでも、シャイラのような症例の場合、選択の余地はあまりない。高圧、高濃度の酸素供給のリスクを負う方法しかないのである。

その日、ICUチームは何回も呼吸器の設定を変更し、酸素濃度を六〇、七〇、八〇パーセント、そしてついに九〇パーセントまで上げた。それと同時に、チームは気体を通過させるための圧力を上昇させていった。必死にシャイラの処置を続けるチームはついに、酸素一〇〇パーセント、最大圧を与えた。

それでも、血流に充分な酸素は到達しなかった。胸部X線を撮り直すと、「すりガラス」がさらに不透明になっており、感染症が広がっていることを示した。抗菌薬と抗真菌薬にバクタが加えられた。バクタは、ニューモシスティス肺炎の最良の治療薬だとレジデントがレイチェルに説明した。痰の検査結果と胸部X線写真は、ニューモシスティス肺炎と一致するものだった。その疾患は、エイズ患者に頻繁に起こるもので、エイズは東南アジアに蔓延している。

シャイラは、ベトナムでHIVの検査を受けていた。結果は陰性だった、とレイチェルは当局に保証された。養子縁組の手続きの異常な速さ――申請の迅速な処理、その後すぐに、ベトナムに来いという要請、通常の一ヶ月ではなく一週間での出国許可――それは、孤児院がこの赤ちゃんに問題があることを知っていたからだろうか。母親がエイズに罹患していたのか。

ビジネスの世界における長年の経験を通して、レイチェルは人間を見る正確かつ識別力のある目を養った。その能力がないと取引に勝つことができない。常に上手を狙っている相手がいるからだ。今回の件に関して、レイチェルは自分が騙されたとは信じたくなかった。孤児院の職員が子供一人ひとりを優しく、大切に扱っていたこと、また、シャイラや他の子供たちが「宝」として「預けられた」厳かな儀式など、とても偽りとは思えなかった。あの異常な効率の良さと速さは、もしかしたら、机の上の資料の山を処理し、蒸し暑い夏の作業を減らそうと躍起になった一官僚の仕業かもしれない、とレイチェルは思った。それとも、レイチェルならこの子を地上最高の小児病院に連れて行くことを知っていて、この児に生きる可能性を与えようとする神の仕業だったのだろうか。


夕方になり、ICUは静けさに包まれた。シャイラの血中酸素濃度は依然として低かった。「これからハイファイをやってみる」とICUの医師がレイチェルに伝えた。ハイファイとは高周波換気法を意味する。機械を使ってもっと速いペースでシャイラの肺に酸素を押し込むのだ。人工呼吸器ではそれ以上のことはできない。

数時間後、レイチェルはシャイラの傍を離れ、小児科医の姉に電話した。話をしている最中にICUの医師が寄ってきた。目は俯いていた。「うまくいかない。ハイファイを使っても彼女の酸素は増えない」と言った。

レイチェルはそのことを姉に伝えた。

「危篤状態よ」と姉は言った。胸が締めつけられた。

「今、急に悪化したのです」と医師は言った。「もう駄目かもしれない」

レイチェルは現実を認識はしたが、受け入れることはできなかった。彼女は心の底から、神さまが子供を、しかもこの子を、授かることを希望してくれたと信じていた。今までの出来事はすべて異例のことばかりだった。たしかに、ベトナムの孤児院は赤ちゃんに問題があることを知っていて、普段は遅々として進まない官僚主義の歯車が、急に油を注がれたように回転し始め、初々しい命をレイチェルの腕の中に投げ込んだ、という可能性もないとはいえない。でも、たとえそうであったとしても、それはどうでもいいことだ。今は母であるレイチェルが、自分の娘を死の淵から奪い返すためにあらゆる手を尽すしかない。

レイチェルは数日間、眠ることができず、食事もほとんど喉を通らなかった。病気という海に流され、悲劇の渦に巻き込まれて深みにどんどん吸い込まれていった。ロサンゼルスでは、単なる副鼻腔炎と言われた。それが救急治療室では、もっと深刻な脱水状態、それから肺炎になった。次にICUでは人工呼吸器が登場、今はハイファイが。それでも酸素は低下し続け、レイチェルの脳裏には死んだ赤ちゃんの姿が浮かんだ。実際に死なないにしても、脳が破壊され、話すことも見ることも聞くこともできず、愛することもできない、機能的に死んだ状態になってしまう。

レイチェルはロサンゼルスの家族に電話で相談した。片方の耳に姉の声、もう一方の耳にはICUの医師の声。彼らの言葉の間に挟まれた頭の中には、命を失ったシャイラの姿が見え、レイチェルは泣き崩れてしまった。身体が震え出した。歯を喰いしばり、喉が詰まり、呼吸は速く浅くなった。そして膝の力が抜け崩れるようだった。

神さま、助けて……

レイチェルは必死に耐えた。しかし、震えがひどくなり、自分が砕けてちりぢりになりそうだった。

神さま、どこにいるの？

レイチェルは自分に何が起こっているのかわかっていた。過去に二回、大切な人を失い、このような状態になったことがある。ショックで数週間は普通の生活ができなかった。その時期には、詩篇の断片を思い出し、その詩句の一つひとつを脳裏に思い描く努力をした。

苦難のとき、神を呼ぶ

足を踏み外したとき、神が支えてくれる

でも、震えは治まらなかった。骨から発生し、皮膚を突き破るような震えだった。レイチェルは幽体離脱し、自分の身体が爆発するさまを見ているようだった。全力を振り絞り、手足を静止させ、呼吸を落ち着かせることに集中した。

神よ、私に力を与えたまえ

目の前に若い医師が立っていた。「大丈夫ですか?」

彼は優しくレイチェルの手を取り、椅子まで誘導してくれた。彼女がゆっくりと椅子に腰掛ける間、両腕を支えてくれた。彼女は若い医師を見上げた。幽体離脱した身体が元に戻り、自分の目で彼を見ることができた。

「ええ、私……大丈夫です」

「もう一つ、最後の手段があります」と医師はレイチェルに言った。「ＥＣＭＯです」

レイチェルには何のことだかわからなかった。囁くように「ＥＣＭＯって何ですか?」と尋ねた。

ＥＣＭＯは、体外膜酸素供給の略語だと医師は説明した。特殊な機械を使い、シャイラの血液を身体から抜き出し、つまり「体外」で酸素を供給して新鮮にする処置である。まず頚部を切開してカテーテルを挿入し、静脈から血液を吸引して機械へ移す。装置に入った血液は、広い多孔性の膜の上で濾過される。次に、膜を通して酸素をポンプで血液に供給する。装置の出口に取り付けたポンプが、酸素を含んだ血液を体内に戻す。ＥＣＭＯは基本的に、人工心肺のように機能する。

レイチェルは、そのことを理解しようと努めた。説明をくり返してくれとレジデントに頼み、彼は応じてくれた。彼は続けて、その処置にはさまざまなリスクや問題点があると言った。目的は明解、工学的には優雅なECMOだが、限界がないわけではない。大きな血管にカテーテルを挿入し、血液を機械に通過させると、いかに注意しても感染症を招き入れることになる。血液の感染症は致命的になるかもしれない。さらに、機械の中の人工膜を完全に滑らかに作ることはできない。不規則な面に小さな血塊ができる可能性がある。できた血塊は、血液が患者に戻されてから動脈を塞ぎ、脳、心臓、腎臓などの障害を起こす危険性がある。ECMOは一時しのぎの処置にすぎない。いつまでもECMOに依存して生きていくことは誰もできない。いずれ、肺が回復する必要がある。

先生が言わなかったその先のことを、レイチェルは察していた。肺が回復しないと、命綱が切れて患者は死ぬ。レイチェルは壁の時計を見た。もうじき夜の十一時になる。レジデントから、シャイラの名前が冒頭に記された同意書を手渡された。レイチェルはその書類を読んだ。レジデントの説明と同じことが書いてあった。彼の目を見て、シャイラの命が終わりに近づいていることを察した。

看護師が、シャイラをICUからECMO室へ移す用意をした。シャイラの口に入っている管をハイファイ呼吸器から外し、アメフトのボールのような形をした大きなアンビュバッグに速やかに接続した。アンビュバッグの片端に高濃度の酸素が送り込まれ、もう一方の端からシャイラの肺へ流れるように、看護師がバッグを押した。用務員が二人現れ、ベッドとそれに付随する一連の器具――抗菌薬や生理食塩水の点滴用のライン、心臓の拍数やリズムを記録するモニター、血中の酸素レベルを大きな赤い数値で表示する酸素飽和度計――を運び出した。

そのとき、「どうなってんだ」とレジデントが声を上げた。看護師はアンビュバッグを押しながら顔を上げた。レイチェルも恐る恐る医師のほうを見た。今度は何が起こったのだろう。

「酸素飽和度計を見てくれ！」と彼は叫んだ。

看護師とレイチェルは同時に、シャイラの血中酸素飽和度を記す数値をじっと眺めた。数値が増えている。アンビュバッグを一押しするごとに、数字がじりじりと意志の力だけで絶壁を這い上がるロック・クライマーのように、登っていく。

「また呼吸器に接続してください」とレジデントは看護師に言った。「もう一つチャンスを与えてみましょう」

レイチェルはペンを収めた。同意書にはまだサインしていない。目を瞑《つむ》った。詩篇二七番の一節が頭に浮かんだ。

神に希望をもてば
強さと勇気が汝の心に宿る

シャイラは再びハイファイに接続された。メトロノームのような機械の動きに催眠術にかけられたように、レイチェルはベッドサイドに立ちつくしていた。わが子は死の崖っ縁まで行っていた。看護師の手が押すアンビュバッグの形をした橋がかけられ、思いがけず呼び戻されたのだった。

すべての医師と看護師にとっては自明の事実を、レイチェルは痛感した。つまり、あらゆる臨床的事象の核心には不確実性がある。完全に予測可能な結果はありえない。レイチェルは、その不確実性を受け入れる勇気を与えてほしいと神に祈った。自分はシャイラの病についてできる限り学習し、診断と治療に関するありとあらゆる仮説に対して、敬意を払いながらも、その一つひとつに疑問を投げかけることにした。それは、医師たちや病院側の技能や献身的努力を認めていないからではない。ここは米国有数の病院のＩＣＵだ。ただ、神は人間を全知全能には創らなかったはずだ。

レイチェル・スタインは、私が通っているシナゴーグ（ユダヤ教の礼拝堂）の近くに住んでいた。彼女は自宅から離れたシナゴーグに属していたが、たまの土曜日には遠くへ行かずに近所で祈った。私は彼女と言葉を交わすことがあり、養子縁組の話を聞いていた。八月中旬のある安息日、シナゴーグの礼拝の後、子供がＩＣＵに入っていることを知り、できるだけ早く訪ねることにした。

私の研究所から三ブロック歩いたところ、摩天楼のような研究棟に囲まれた小児病院がある。その日の午後は茹《う》だるような暑さでコンクリートが熱波を発していた。私は、速度の遅い大きなエレベータに乗り、小児ＩＣＵに向かった。看護師長に名を告げ、レイチェル・スタインに会いたいと言った。

「彼女は先生たちと一緒で、今、子供に処置をしている最中です。先生がみえたことをスタインさんに伝えます」

ＩＣＵの全貌、仕事に集中する医師や看護師の顔を見渡した。私は彼らに対して特別な尊敬の念を抱いている。医学部にいた頃の私の小児科コースは、午前中は外来クリニック、午後は入院患児の回診、と二つに分かれていた。午前の外来では、耳の感染症、溶連菌性咽頭炎、湿疹、その他の一般的な疾患の小児をたくさん診ていた。それらマイナーな病気の治療をしながら子供を笑わせ、親と喋るのは楽しかった。しかし病棟は別世界だった。病棟の子供たちは恐ろしい病気に罹患していた――血液の供給がほとんどできない心臓の奇形、肺と腸を蝕む嚢胞性《のうほうせい》繊維症、放射線療法と化学療法を施しても成長を続ける腫瘍など。病棟の子供たちの治療をし、午後の終わりが来ると、絶望に打ちひしがれて寮の部屋に戻った。私は、その子達の苦しみを目の前にして、受け入れ苦悩する親たちを慰めるに足る強い精神力をもち合わせていなかった。医師としての自分の限界を知ったのだった。それ以来、患児を診る人たちに対して特別な尊敬と畏敬の念をもち続けてきた。

「お待たせしてごめんなさい」とレイチェルは私に声をかけた。彼女の顔は、不安で仮面のようになっていた。目の周りが腫れ、額には深い皺が刻まれていた。

「構いませんよ」と答え、彼女の手を取った。

レイチェルは、シャイラの病状についてどんな細かいことでも知りたいと主張した。するとＩＣＵの医師や看護師は彼女を回診に招いてくれ、わかることもわからないことも伝えてくれるようになった。ヴィクトリア・マッケヴォイ医師が力説したように、小児科医は親とパートナーシップを結ぶよう努める。レイチェルも、自分が医師や看護師の負担になっているとは感じなかった。回診の後、レイチェルはインターネットで調べたり、小児科医の姉に電話をしたり、医師と看護師に聞いた課題をさらに追求したのである。しかし一日の終わりには、レイチェルや医師たちの目前に答えのない大きな疑問が残る日々が続いた。ニューモシスティスという、命を脅かす肺炎を予防できないほどシャイラの免疫系が弱いのはなぜか？

「ＨＩＶの検査結果は陰性でした」とレイチェルが私に言った。シャイラがエイズでないことは明らかになった。レイチェルがさらに言うには、シャイラのＴ細胞数は少ないが、少ないことより働いていないことが問題だった。シャイラのＴ細胞は、試験管内で微生物に攻撃されても、僅かな反応さえ示すことができなかった。免疫系がこのような麻痺状態になると、ありとあらゆる致命的な感染症にかかりやすくなる。

シャイラの培養標本には、ニューモシスティスに加え、サイトメガロウィルス（ＣＭＶ）も見られた。ＣＭＶは極めて破壊力の強いウィルスであり、肝臓、肺、骨髄に感染して肝炎、肺炎、血球数の低下を起こすばかりか、網膜に増殖して失明させうる。次に控えていたのが、肺の広範な感染症の原因となるクレブシエラである。その細菌による痰は血が混ざった粘っこいもので、「フサスグリ・ゼリー」という異名をもつ。そして、救急治療室で診察されたときにシャイラの口腔内に見られた鵞《が》口瘡《こうそう》カンジダ（カンジダ・アルビカンス。乳児に起こる口内炎の一種）は、今や身体の他の開口部にまで繁殖していた。

私は頭の中で、致命的な微生物を四つ数えていた。ニューモシスティス、CMV、クレブシエラ、カンジダ。その後、レイチェルが五番目のもの、パラインフルエンザの名を挙げた。医師たちは、このウィルスに効果的な治療法はなく、なす術《すべ》がないとレイチェルに伝えた。「作業仮説《ワーキング》としては、シャイラは珍しい、非定型の重症複合免疫不全症（SCID）に罹患しているというのです」とレイチェルは言った。それは、T細胞の仕組みの重要な一部分の欠損による、稀に見る遺伝性疾患である。T細胞の数が減り、残っているものも効果的に機能しない。この病気の遺伝子はX染色体に運ばれる。男児は母親から遺伝されるX染色体を一つもっており、この病気の子はほとんどが男児である。X染色体を両親から一つずつ受け継ぐ女児はXXであり、欠陥のある遺伝子を二つ受け継がなければこの病気にならない。つまりシャイラの場合、父親と生みの母の両方が、その特性をもっていたことになる。女児がSCIDになるのは稀だと医師たちは言った。また、シャイラのT細胞数がやや少ないということで、「非定型」な症例なのだと言われた。

「先生はまだシャイラに会っていませんね」とレイチェルが私に言った。「さあ、会ってください。美しい赤ちゃんよ」。病室の入り口で私たちは滅菌された白衣、手袋、マスクを身につけた。無防備な乳児に私たちの手、衣服、口からの微生物を持ち込まないようにするためである。ベッドは機械や装置に囲まれていた。ハイファイ呼吸器、心臓モニター、酸素飽和度計、静脈内輸液用ポンプ。小さなテーブルの上に何冊かの本が重ねて置いてあった。一日のうち、何もない貴重な静かな時間を利用し、レイチェルはシャイラに本を読んでいたのだ。

私はベッドに寝ているシャイラを見た。口の中に硬い管が入っているため、身体を横向きにされていた。管には大きな蛇腹のホースが、そしてホースの先にはハイファイ呼吸器が接続されていた。設定を見ると、機械が最大限の圧力で最高濃度の酸素を送っていることがわかった。酸素濃度計の赤い数値を見ると、血中酸素量をかろうじて維持していた。「美しい子ですね」と言った。お世辞ではなかった。絡む管やカテーテルの間から、上品な顔立ち、きれいな肌、繊細な手足が覗いていた。

レイチェルは頷く。「シャイラは生きるわ」と言った。「私はそれを心の底から実感できるの」

酸素モニターの数値に目をやり、私は何も言わなかった。

レイチェルは、毎朝と毎夜、シャイラのベッドの横に立って祈るのだと言う。毎日使ってよれよれになった、ポケットサイズの祈祷書を読み上げた。何年か前に、レイチェルは自作の祈りを挿入した。それは、彼女自身が神に望むことを物語る祈りだ。

主よ
主を映すものとして創られた私は
未だ実現されない力に満ちている
その実現は
力を認識する私しだい
主に与えられたすべての贈り物を認識し
目前に広がる機会を活用することで実現する
主よ、試練に立ち向かえるよう助けたまえ
全人類に役立つよう贈り物を使わせたまえ
主よ
現在ある私のすべてを
これから実現する私のすべてを
主よ、感謝します

レイチェルは今ほど、「試練に立ち向かえるよう」に助けを求め、情熱をもって祈ったことはなかった。「エイズやSCIDの他に、赤ちゃんがこんなに多くの感染症を患う原因は何なのでしょう？」とレイチェルに訊かれた。

「わからない。私の専門領域ではないので」

レイチェルは、琥珀色の目でじっと私の目をみつめた。「先生が専門家じゃないのは知っています。私だって同じです」。しかし彼女は、ウェブサイトを調べ、SCID（重症複合免疫不全症）のことを勉強し、その患者の家族とオンラインで通信してきた。そして徐々に、シャイラがSCIDではないという確信が強くなっていった。「栄養上の問題が彼女の免疫系の機能を邪魔していると私は思います」

この考えをレイチェルから聞いたレジデントは、免疫系が崩壊し、ニューモシスティスに罹患した幼児の事例の話をしてくれたのだった。数例は一九六〇年代のテヘラン、さらに数例は一九七四年から一九七六年の間、戦争の末期に食料が不足していたベトナムで発症していた。しかしシャイラの場合は、痩せてはいるけれど文献にある重度の栄養失調、つまり骨と皮の症例とはまったく違う、とレジデントは主張した。彼は栄養失調説を否定したのだ。

私は再び、子供について意見を提供するほど専門的知識はないと言った。私の知る限り、成人の場合は極度の飢餓状態になると免疫系が崩壊する。

「先生たち全員の見解は非定型SCIDだから、骨髄移植の話が挙がっているのです」とレイチェルは私に言った。

骨髄移植は、医学における最終的な治療手段である。患者の血液と免疫系に致死量の放射線と化学療法を施し、破壊するのである。その真空状態の中に、適合性のある提供者の骨髄から採取した幹細胞を植え付ける。これら骨髄幹細胞は目覚ましい生物学的能力をもっている。骨髄幹細胞は発育し、患者の破壊されたすべての要素――赤血球、好中球、単球、血小板、T細胞、B細胞――に成熟する。提供者の幹細胞が成長し成熟すると、やがては、免疫細胞のプログラムと同じ作業をするようになる。その主たる仕事は、外からの侵略者、たとえば微生物を、認識して排除することである。この時点でシャイラが必要としていたのは正にその能力だった。ニューモシスティス、クレブシエラ、CMV、カンジダ、パラインフルエンザを認識、攻撃、破壊できる細胞だ。

しかし、生物学的復活のシナリオには、生物学的反逆の可能性も潜んでいた。免疫細胞には、外来の組織を認識する能力がプログラムに組み込まれている。患者の新しい免疫系が、患者の身体を外来のものと認知することもありうる。そうすると移植されたT細胞が肝臓、皮膚、腸など、重要な臓器を攻撃する。移植された提供者の細胞が、受容者である宿主の細胞と戦う、いわゆる移植片対宿主病（拒絶反応）である。提供者と患者が兄弟や姉妹のように遺伝学的に近い適合の者同士なら、移植片対宿主病は軽度で済む。しかし、遺伝学的に離れていれば、重度になる可能性がある。移植に成功してやっと生命が回復したと思われた瞬間、命を与えたプロセスそのものが衰弱と死へと続く螺旋階段に患者を突き落とすことになる。

私が病院を出る頃、レイチェルは二つの道を平行して進むことを決心していた。ＳＣＩＤの診断に対して強く疑義を呈し続けると同時に、ＳＣＩＤの治療の準備に協力することにしたのだ。ベトナムの養子縁組機関にメールを送信、シャイラが提供者を必要としていることを伝えた。ベトナムの役人は翌日に返事をよこし、シャイラの生みの母親が即座に遺伝子型検査に同意したと知らせてきた。採血をして母の細胞がどの程度シャイラの細胞とマッチするか、調べるという。病院の医師たちは満足だったが、レイチェルはその連絡を受けてもあまり慰めにはならなかった。

シャイラは生きようと戦っていた。酸素レベルが上がり、病状が改善したと思われる状態が数時間続くと、突然、理由がわからないまま、酸素濃度計の数字が急降下するのだった。下降する度にレイチェルは骨が震え、呼吸が速くなるのを感じた。目を瞑《つむ》り無心に祈ると、落ち着きを取り戻すことができた。

それからの一週間、徐々にではあるが一貫してシャイラの酸素レベルが上昇した。胸部X線を見るとすりガラスが変化し始め、心臓の周りには脈打つ星を囲む夜空のような半影が掛かっていた。レジデントはまだ慎重だったが、「そろそろ乳離れができるようですね」と言った。

レイチェルは耳を疑った。ここで言う乳離れは、もちろん母乳のことではなく、呼吸器という生命維持装置を取り外すことだ。数時間ごとに、ICUチームはダイアルを絞り、圧力と酸素量を漸減させた。そしてシャイラの様子を観察しながら待機し、血中酸素量を再度チェックした。レイチェルはその間、歌い続けた。ミュージカルの歌、コール・ポーターの作品、童謡――陽気な、軽やかかな、無邪気な歌。そしてシャイラが胸を膨らませ、腕を緊張させ、苦しそうに頑張っているとき、レイチェルはますます力を込めて歌った。

ICUで三十三日間過ごしたシャイラは、圧力や酸素の補助なしに、人工呼吸器を通して病室の空気を吸えるようになっていた。医師は喉から管を抜き、機械を外した。昼も夜も絶え間なく聞こえていた呼吸器の大きな「シュー」という音がどこかへ消えた。レイチェルには甘い沈黙だった。シャイラが楽に吸気と呼気をくり返すさまを見て、涙がゆっくりと湧いてきた。レイチェルはくじけなかった。もし移植が必要だということになっても、その恐ろしい治療にだって耐えられるにちがいない。

シャイラは一般病棟へ移って骨髄移植を待つことになった。レイチェルは、鏡を通って別世界へ踏み込んだような気がした。病棟では、レイチェルとシャイラは一日中、二人きりで過ごすことができた。看護師が交代する度に様子を見に来て生命徴候《バイタル・サイン》をチェックした。栄養士が流動食を運んできた。シャイラはまだ自分で食事ができないため、チューブで人工乳が食道へ、そして胃の中へ送り込まれた。

静かになり、考える余裕ができたレイチェルは、ＳＣＩＤの多種多様な側面――遺伝学的要素、診断、治療の成果――を調べた。知識が増すにつれ、自分の子はその病気ではないという勘が、確信に変わった。シャイラには、栄養障害があるという考えに辿りついたが、何の栄養素が欠けているのか、特定はできなかった。後にならないと、何が正しい選択だったのかわからないことも、レイチェルは承知していた。

チューブで栄養補給されたシャイラは、体重が増えた。腕や足に肉がついてきた。一週間経つと微熱が消え、抗菌薬も数種類止めることになった。レイチェルはシャイラから目を放さず、その動きを観察した。シャイラの目が生き生きとし、回りの世界を観察しようとする強い意欲にレイチェルは気づいた。そうしたシャイラの気持ちに応えるため、レイチェルは歌い、太陽、月、星、森林と海のある地球など、神の素晴らしい創造について話しかけた。

労働者の日（九月の第一月曜日）が過ぎた頃、骨髄移植チームが集合してシャイラの例を検討した。全米骨髄提供者プログラム登録名簿には、適合する提供者が三人みつかり、三人とも骨髄幹細胞をシャイラに提供することに同意した。ベトナムにいるシャイラの生みの母親の血液を検査した結果、血縁ではない登録名簿の提供者たちよりシャイラとの適合性が弱いことが判明した。しかし、提供者の細胞を利用しても移植片対宿主病は起こるだろう、と医師たちは言うのだった。

移植チームのレジデントが朝の回診にやってきたとき、レイチェルは自分の疑問と直面する決心をしていた。「シャイラの免疫検査をもう一度してほしいのです」と伝えた。

レジデントは怪訝な顔をして彼女を見た。医療チームは、レイチェルの聡明な質問ならびに研究課題への熱心な姿勢に対し、一目置くようになっていた。しかし、検査をくり返すことによっていまさら何がわかるのだろうか？

「Ｔ細胞数が上昇したでしょう」。レイチェルは、努めて落ち着いた穏やかな口調で訴えた。「ＳＣＩＤの場合はよくあることです。とくに大きな感染症から回復した後は」とレジデントは答えた。「予想どおりの変動です」

「でも私、彼女がＳＣＩＤだとは思っていません」。レイチェルの声が大きくなった。「私が思うに、何らかの栄養欠乏です」

レジデントは疲れを隠せない顔でレイチェルを見た。この話を何回聞かされたかわからない。レイチェルは自分の脈拍が速まるのを感じた。

「そう思っておられるのは知っていますし、我々はもちろん親の意見を尊重します。しかしシャイラはＳＣＩＤの変種に罹っています。確かに、ご存知のとおり、定型的な様相ではないですが、多くの回診の際に、すべての主任指導医《シニア・アテンディング》と話しあってきました」

レイチェルは間をおき、ゆっくりと息を吐いた。「私は、彼女の、血液を、再検査してほしいのです」。頑固に逆らう釘を金槌で叩くように、言葉を発した。

小児科医は、重病の子供をもつ母親や父親が感じる苦悩を誰よりもよく認識している。絶望から生まれる的外れな要求をされても、思いやりをもって対応するように教育されている。この場合、シャイラはすでに検査が済んでいること、再検査を要求すれば、不必要な作業のために検査室の他の作業が遅れることを、レジデントは忍耐強くレイチェルに説明した。

レイチェルは少し声を和らげ、訴えた。「シャイラが非定型な症例だとすれば、野心をもった科学者なら彼女のことを論文に書けるかもしれないですね。細胞をさらに集中的に観察して、なぜ機能しないのかデータを収集して……」

レジデントはその提案を考慮し、親しい免疫学者がシャイラに興味をもち、細胞を調べたがるはずだと思った。そう、権威のある医学雑誌に提出する場合、データが二組揃っていたほうが掲載してもらえる確率が高いのである。シャイラの採血を始めたレジデントを見ながら、レイチェルは手の震えを押さえようとした。

二〇〇一年九月十一日の夜明け、移植チームの一医師がシャイラの病室のドアをドンドンと叩いた。レイチェルは慌てて髪を整え、ガウンの紐を締めた。

「信じられない」とレジデントは叫んでいた。「本当に信じられません」

彼は、シャイラの免疫系を調べるため、二回目に行なわれた一連の血液検査をプリントした紙をレイチェルに手渡した。上から一項目ずつレイチェルに指し示した。

総T細胞数――正常
ヘルパーT細胞数――正常
サプレッサーT細胞数――正常
B細胞数――正常

「細胞がすべて正常数になっただけでなく、すべて完璧に機能しています」とレジデントは言った。

シャイラのT細胞を試験管の中で微生物に暴露させると、ただちにそれらを認識し、優雅な振り付けで踊るように生物学的反応を示した。大量の酵素を動員し、蛋白質のレパートリーを放出し、体内に確固とした免疫防御の壁を構築したのである。

「シャイラはSCIDなんかではない」と若い医師は嬉しそうに言った。「彼女は正常、健康、元気です。今週末には家に帰れると思います」

レイチェルは目を瞑った。心臓が胸を破って飛び出さんばかりに激しく鼓動した。

神よ、あなたは私の祈りに応えてくれた

シャイラがチューブによる朝の栄養補給を受けると、レイチェルは病院の廊下の端の公衆電話へ向かった。自分と同じシナゴーグに所属する親友に電話をかけてニュースを伝えた。

「それは素晴らしいわ」と友人が言った。その後は長い沈黙が続いた。

レイチェルはどうかしたのか、と尋ねた。

「テレビをつけてみて」

レイチェルは部屋のTVの前で棒立ちになり、今まで喜びで一杯だった心が引き裂かれる思いだった。シャイラの生命の復活を祝っていた瞬間、世界貿易センタービルへの攻撃で数千人の命が消えたのだった。

——神の子たちが死んでいるのに私一人が喜べるだろうか？


レイチェルとシャイラ母子が小児病院のICUに入ってから四十五日後、二人は家に帰ることになった。その日は金曜日だったが、数時間後に安息日サバトになる。レイチェルが、ブルックラインのアパートの鍵を回して中に入ると、友人たちが作っておいてくれた料理の香りがした。火を点されるのを待つ蝋燭が二本、味わわれるのを待つ焼きたてのハッラー（安息日用のパン）が二枚、置いてあった。レイチェルは蝋燭に火をつけ、シャイラを抱いた。炎の柔らかな揺らぎの中、娘の顔を眺めた。安息日は平穏の日、すべての嘆きが停止する日である。レイチェルはこの六週間、真の安息日を経験していなかった。

次々と起こった困難を前に、レイチェルは耐えるために必要な力だけでなく、疑問をも呈する勇気をもてるかどうか不安だった。信じられないほどの回復力の蓄えを人間に与えてくれた神に静かに感謝した。また、サバトはその貯蔵庫を補充する日だと考えた。九・一一後の初めてのこのサバトに、祖国が自衛のための力と勇気をもてること、そして愛する者を失った家族を豊かな心で思いやれることを祈った。

レイチェルが夢想に耽けっていると、シャイラが腕の中で憤《むず》かるのに気づいた。栄養補給の時間だった。ベトナムの孤児院の食事に欠落し、免疫不全を起こした栄養素は何だったにせよ、今はその栄養を補充しなければならない。人工乳が赤ちゃんの体内に流れ込む。「味わって、愛しい子よ、たっぷり飲んで」とレイチェルは囁いた。

二〇〇二年五月、ボストンの小児病院で臨床会議が開かれ、シャイラの症例報告がされた。会議の目的は、一つの教訓を病院スタッフに伝えることだった。それは、ある診断が真剣に検討されなかった結果、悲劇的な骨髄移植が行なわれたかもしれないという事例だった。会議の進行役の若い医師ならびにＩＣＵと骨髄移植のチームはもちろんシャイラの話の結末を知っていたが、聴衆はそれを知らなかった。そこで、聴衆の医師たちが救急治療室の現場で決定を迫られる、という瞬間を実感できるように、物語は最初から順を追って語られた。

「先生がたの鑑別診断は何ですか」と若い医師が聴衆に訊いた。「患者の一連の兆候と症状の原因の候補を挙げてください」。皆の一致した意見はＳＣＩＤだった。

そこで、語り手は劇的な身振りで、大きなスクリーンにスライドを映した。

「患者はＳＣＩＤではなかった！」

プレゼンをしていた医師は次のスライドを映した。そこには、栄養失調が全世界の免疫不全症の大きな要因だということが詳細に示されていた。貧しい国の場合、栄養失調と免疫不全症の典型は、重度の飢餓などに見られるような、蛋白質不足である。シャイラの場合、筋肉が良い形に育っており、それは当てはまらないと思われた。しかし、シャイラが退院した数ヶ月後、医療チームは、ビタミンが一つ欠けても免疫機能が阻害されうるという学術論文を発見した。他にも、小児が亜鉛、鉄、マグネシウムなどの金属が不足すると、T細胞の数および機能が低下するという報告があった。それらはすべて珍しい例だったが、きちんと実証された事例だった。しかしながら、シャイラの免疫不全の原因に関しては、まだ誰も確信に到っていなかった。

臨床医学の世界の様式化された語り口で、演者は聴衆に最新情報を伝えた。「件《くだん》の患者は、退院後に追跡調査され、免疫機能は依然として正常です。患者は順調に発育しており、成長過程にも問題はありません」

アメリカ全土の大学病院では、シャイラ・スタインの症例報告が討論された会議と同じ類のものが開かれており、医学生やインターンがいない地域《コミュニティ》病院でも、シニア・スタッフが興味深い例や珍しい臨床問題を討論する同様の会議が存在する。学問のセンターだろうと地域の施設だろうと、こういった会議は最も経験豊かな医師たちでも希有な症例を含む重要な病気について学べる場なのである。ただ、これらの会議では、診断が決まった理由についての徹底的な究明が一般に欠けている。つまり、どのような認識エラーが起こったか、それをどのように収拾するべきだったか、などである。どのヒューリスティクス（発見的問題解決法）が活用され、どこでそれが失敗したかが細かく分析されることは、ほとんどない。

シャイラ・スタインの治療は、障害あるいは死をも招いたかもしれない骨髄移植を受ける直前まで進んだが、その事態に至った認識的バイアスを特定するには、彼女が治療を受けた医学的環境《コンテキスト》を理解することが重要である。レイチェル・スタインが私にくり返し言うように、また私自身も（ボストン小児病院は、完全な情報開示により、私の長男の命を救ってくれたので）よく承知しているように、ここは世界有数の小児科治療を提供している。ここの医師はＳＣＩＤをはじめ、重度の免疫不全を起こす遺伝的異常についてかなり熟知している。病院の中央検査室では、異常な遺伝子がどのようにＴ細胞や他の免疫防御の主要構成要素を麻痺させるかを研究している。臨床医は、標準の医薬品であれ実験的な医薬品であれ、投薬計画をさらに改善し、体内の免疫力回復の成功率を最大にするように努めてきた。この病院ではＳＣＩＤの症例が多く、定期的に診断と治療がなされるため、熟練のシニア・アテンディングだけでなく、インターンやレジデントにとっても、その疾患はすっかり馴染みのものになっている。

　以上のような専門的知識と慣れのために、医療スタッフの頭の中にはＳＣＩＤ患児の「原型《プロトタイプ》」ができあっている。また、スタッフの認識には、シャイラのような症例の場合その特徴に焦点を絞り、原型にマッチさせようという、自然な傾向がある。慣れが結論を生み、代替案を軽視する傾向をも生む。私が研修中にくり返し聞かされたのは、「見た目はアヒル、歩き方はアヒル、鳴き声はアヒルの動物は何だ？　アヒルだよ」という格言だった。ところが、いつもアヒルだとは限らないのである。

　医師は、患者の症状や臨床所見を、自分たちの心理的雛形とか、臨床的原型とマッチさせることを急がないよう、用心すべきである。それは楽なことではない。医学部において、また、その後の研修期間中、胃潰瘍だろうが、片頭痛や腎臓結石だろうが、特定の疾患の特徴を学習することが重要視されており、一見珍しいとか非定型だと思われる症例報告は、軽視されることがある。研修中に叩き込まれた、もう一つの決まり文句は、「一般的なことは文字どおり一般的」だった。さらに、回診中によく聞かされた格言に、「蹄《ひづめ》の音を聞いたら、馬を思い浮かべろ、シマウマじゃない」というのもあった。

　レイチェル・スタインは、ニューモシスティス肺炎の原因リストを徹底的に検討し、シマウマを発見したのだ。栄養不足は免疫防御力を損ない、この感染症の温床を提供する可能性がある。ハリファックスのダルハウジー大学のパット・クロスケリー医師は、医師が珍しい診断を避けたがる傾向を、彼らしい言い方で「シマウマ回避」と名付けた。

現代医学においては、珍しい診断に対して強い抑止力が働く。またしばしば、希有な病気を特定するために要する検査や手順は実施困難であり、高度に専門化され、高価である。経費抑制の時代には、保険会社や統制医療計画《マネージド・ケア・プラン》は、医師が各患者に経費をいくら使っているかを細かく詮索するので、医師が「外れた考え」を追求することは困難である。事実、検査をしても二十五回中に一度の的中、あるいは五十回、百回、五百回中にたった一つの正しい診断しか得られないのに多くの検査を依頼するような医師は、説明責任を問われることがある。その経費は他の用途に当てたほうがいいと言われるのだ。もちろんそのような批判をする会計係も、自分の子供が「シマウマ」だと判明したら文句は言うまい。

そのプレッシャーに加え、シマウマ狩りをする医師は、主流を無視して難題に固執している、と同僚たちの嘲笑をかう。シマウマ・ハンターは、目立ちたがり屋だと言われる。インターンとして回診をしていた頃、先輩のレジデントたちが、彼らのことを「変人」と呼んでいたのをよく耳にしたものだ。

医師による「シマウマ回避」には、もう一つの理由がある。極めて珍しい病気となると、医師はそれに関する個人的体験がほとんどなく、長年の勉強でも一件の症例について読んだことがある程度の知識しかなく、それをみつけても確信する勇気がない。どこまで追求を続けるべきか、自信がないのだ。

小児病院で開かれた、シャイラ・スタインに関する会議の参加者たちは、免疫不全の原因となる栄養不足の例を数多く挙げたが、実際にそれらを同定する方法を知っているスタッフは少ない、と私はにらんでいる。私自身も知らないし、専門家に訊くか、調べなければ回答できない。しかも医学教科書に出ているわけでもなく、簡単に入手できる情報ではない。さらに、比較的一般的な栄養不足――ビタミンB不足が悪性貧血を起こす、ビタミンC不足が壊血病を起こす――を除けば、身体機能に対する栄養素の影響について、多くは知られていない。娘に何らかの栄養素が欠けているのでは、とレイチェル・スタインがくり返し訴えても、それに関する一般的な臨床知識が欠けていたため、医師はその訴えを退けたのである。そのような突拍子もない、曖昧な考えを追求してもしようがない、と。シャイラは、低栄養児の原型に合わなかったのだ。

原型を思い描くこと、シマウマから退くことに加え、シャイラの医師たちは、第三の認識上のエラーを犯した。それは「診断の勢い」である。医師の頭のなかに特定の診断が一旦根づいてしまうと、証拠不充分であっても、あるいはシャイラの場合のように、T細胞数の上昇や女児におけるSCIDの希少性などの証拠不一致があっても、最初に診察した医師の診断を、同僚や部下が踏襲してしまうのである。アン・ドッジはこの現象に十五年間も苦しめられた。シャイラの場合、ICUスタッフが彼女はSCIDに罹患していると確信していた。その強い信念が、インターンとレジデントに伝達され、そしてシャイラがICUを出てからは、骨髄移植チームに受け継がれた。毎朝、シャイラの症例報告がされる度、冒頭の言葉は「シャイラ・スタイン、ベトナム人女児、SCIDと一致する免疫不全症……」だった。診断の勢いは、山の斜面を転げ落ちる岩のように、前に立ちはだかる何ものをも粉砕するほど力をつけていく。

レイチェル・スタインは認知心理学の専門家ではなく、医療現場における意思決定のエラーを研究していたわけでもない。単に、怯えた、必死な母親だった。しかし自分の子供の病気について独学をする勇気をもつことができた。そして、多くの医師の論理に矛盾をみつけると、丁重ながらも執拗に、自分の意見を曲げることはなかった。彼女は転がる岩に潰されなかったのである。

私自身、徹底した教育訓練を受け、全くの善意にかかわらず、シャイラの医師たちと同じ認知エラーを犯したことがある。臨床的な要素がきれいに合致し、完成したパズルのようにならないという理由で、合わないパズル片を横に押し退けた。診断がつかなかったとき、自分の馴染みのある治療をするために、確立された原型に診断を無理に合わせようと、間違った仮説を立ててしまった。

レイチェルが養子斡旋事務所から知らせをもらって一年が経った頃、私は当時十二歳だった娘エミリーを連れてレイチェルとシャイラに会いに行った。並木通りに面した古い石造りのビルの、下の階に親子は住んでいた。私は何回か二人をシナゴーグで見かけていたし、シャイラがとても健康で元気そうだとレイチェルに言ったこともある。しかし、回復の経緯を彼女と詳しく話したことはなかった。どのように思考を明晰に保ち、多くの医師たちの論理に対抗できたのか、それを理解したいと彼女に伝えた。

レイチェルは謙遜しながら私の話を聞いた。そして自分の世界観を私に明かしてくれた。「私にとって、神は親友のようなものです」。親友《ベスト・フレンド》、いつでも声をかけられる友。絶対に見捨てない友。二つ返事で知恵も援助も提供してくれる友。その誠実さに全面的に信頼をおいて何でも相談できる友。弱みを利用されることを心配せずに、自分の気持ちを明かすことができる友。

シャイラが病気だった嵐のような時期に、幾度も支えてくれたのがその友だった。挫けそうになったときに落ち着かせてくれたのがその友だった。また、レイチェルがロサンゼルスの姉、あるいはシャイラを診ていた多くの医師や看護師と話すとき、明瞭に考え、情報を吸収し、質問をできるよう助けてくれたのも、その友だった。その友から力やインスピレーションをもらい、レイチェルは自分の知的、社会的、精神的な資質のすべてを駆使し、自分の要求を通し、その要求が最終的に正しい診断に繋がったのである。

私の患者たちは決まって、苦しいときには信仰に慰めを求める。神の恵みが直接かつ個人的な形で人間の生活に関与する瞬間があると信じて祈る者もいる。彼らは奇跡を、つまり神が自分たちを重度の障害や死から救ってくれることを祈るのである。なかにはただ、耐える力を与えてほしいと祈る患者もいる。レイチェルの話を聞き、私は信仰と接する第三の方法を見た。

聖書を読む人はお伽話を読んでいるに過ぎない、と皮肉を言う者がいる。しかし、読者が聖書を文字どおりの真実だと信じようと信じまいと、聖書は人間の性格に関する深い洞察に満ちていると聡明な心理学者たちは反論する。ただ、その物語の登場人物たちは、知識や権力をもち、善意をもっているにもかかわらず、誰も完璧ではないし絶対的に正しいということもない。アブラハムからモーゼ、キリストの使徒たちにいたるまで、誰もがどこかで思考や行動に欠点を表している。

『宗教と健康の手引き』を共著したクーニグとラーソンとマッカロウは、信仰が病人に及ぼす影響について、賛否両論のさまざまな論点を紹介する。ある学派は、宗教は人間を受身にし、物事の成り行きを神の意思として受け入れさせると論じる。彼らの主張によると、このような患者は、選択をして行動を取るという自らの責任を放棄し、既に過度に家父長的になっている医師対患者の関係において、患者の立場をさらに幼児化させるのである。この考え方は、宗教は「人民の阿片」であり個人と社会を慰撫するだけだ、というカール・マルクスの有名な言葉の系譜に属するといえよう。レイチェルの場合は逆だった。信仰により、不確実な医学の世界に、生産的なパートナーとして参加できたのだ。信仰が慰めを与え、耐える力を授ける源であることは広く認められているが、信仰はそれに加え、勇気の源になりうる。不確実性を認め、自分の不完全さのみならず医師の不完全さを受け入れる勇気をもって、解決への探求に貢献できるのだ。

もちろん、信仰を人生の礎としていない人も、耐えるための底力を発揮し、情報を求めて医師たちの論理と対等に渡り合う冷静さをもつことができる。その場合、人はしばしば、宗教心の強い人と同じ戦略を使うようだ。問題について「祈り続ける」のではなく、素早く頭を切り替え、問題の複雑な要素を熟慮するのである。レイチェル・スタインは、神を自分の親友、信頼できる同胞と崇めていたが、無神論者や不可知論者はその役を家族や同僚に担ってもらえばいい。我々はすべて、信仰があろうとなかろうと、レイチェル・スタインを模範とし、医師の心に入り込み、医師の分析の問題点を探し出し、解決のための答えを求めることができるのである。

第６章

前例のない
症例に向きあう

専門家の不確実性

The Uncertainty of the Expert

子供が生まれながらに心臓に異常をもっていることは、稀だと一般に信じられている。実際には、先天性異常は一千の出生当たり八例の割合で起こる。米国では年間に三万人以上の異常をもった新生児が生まれる。その新生児が十二ヶ月まで生存できれば、成人できる確率が八〇パーセントになる。この統計は、心臓ならびに大動脈のような大きな血管の異常を診断し修復治療をしてきた小児心臓病専門医や心臓外科医の仕事の成果であり、勇気づけられるものだ。この医師らが直面している最大の難題は、新生児の異常が信じられないほど多様だという点である。ICU（集中治療室）または手術室において、確信がなくても迅速な解決策を見出すことを強いられる。無限の想像力が要求され、多数の患者を治療していても個々の症例が異なるため、一人ひとりに実験的治療を行なうことに等しい。いったいどんな医師が、そのような専門職に惹き付けられるのだろうか?

ジェームズ・ロック医師は、ボストン小児病院の心臓病科の部長である。幅広フレームの眼鏡をした、長身で細身、豊かな黒髪の五十代前半の男性である。常に落ちつかないように見える人物だ。私がテープレコーダーを配置してインタビューの準備をしている間、彼は椅子に座り、身体を伸ばし、運動靴を履いたまま足を机に乗せ、次には姿勢を変え、首を振り、左右の手で椅子の横をさするように上下させた。

ロックはオハイオ州の農業地帯の小さな町で育った。家族の他の者は誰も大学を出ていなかった。彼はいくつかの心臓用の医療機器の発明家として知られており、工作好きの少年だったに違いないと推測していた。

ところがそれは間違いだった。「兄と父はいつも自動車の修理をしていたけど」とロックは言った。「私は一緒に車庫に入らず、自分の部屋で読書ばかりしていた」。中産階級下層の者にとって、医者になることはその生活から抜け出す道だとロックは説明した。

しかし、職業による脱出は、最初から確実なものではなかった。彼は小学校二年生のときに停学、六年生のときに退学になった。「いずれのときも、校長が大きな町から精神科医を呼んできました」。大きな町というのは、アクロン市のことだ。精神科医は、成績の悪さにかかわらず才能のある子だと認識したらしい。「精神科の先生は、私を八年生に飛び級させることを提案し、救ってくれたんです」。私は、大きな曲線を描くような彼の頭の動作、じっとしていられない手足などから判断して、昨今の精神科医ならADHD（注意欠陥・多動性障害）と診断し、リタリンを処方したかもしれない、と言った。「確かに、何かを服用させられただろうな」とロックは言い、笑った。ロックは全国育英奨学金を受け、十五歳でケイス・ウェスタン・リザーヴ大学へ入学、その先はスタンフォード大の医学部へ進んだ。「奨学金をくれるところへ行ったんです。要は、学費がタダになればよかったというわけです」

「部屋に閉じこもっていた頃」とロックは話を続けた。「アーサー・コナン・ドイルをくり返し、何度も読みました。シャーロック・ホームズはすべて観察と推理に関する話。そこで私も、人間がどのように観察し、どのように推理するか、それればかり考えていました」

アーサー・イグナシウス・コナン・ドイルは一八五九年、スコットランドのエジンバラで、貧しいアイルランド系カトリック教の家庭に生まれた。豊かな親戚が学費を負担し、イングランドにあるイエズス会の寄宿制学校へ入れてくれたが、彼はその学校が大嫌いだった。学生時代を振り返り、ドイルが書いている。「私は野蛮で、血気盛んで、無謀なところがあったので、生活が苦しくてかえってよかったかもしれない。努力と実用的な能力を要する状況だったため、それに応えざるを得なかったのだ」。家族には芸術家が多かったが、コナン・ドイルは医学の道を選び、学業を追究するためにイングランドからエジンバラへ帰った。

一八八六年三月、コナン・ドイルは彼の名を知らしめることになる小説家の道に踏み出す。一年後「緋色の習作」というタイトルで『ビートンのクリスマス年鑑』に掲載された。登場人物はシャーロック・ホームズという探偵と同僚のワトソン医師だった。臨床判断を検討する際の、観察して推理するという方法に魅せられ、コナン・ドイルはそれらを別の種類の推理に応用した。

第一次世界大戦が近づくと、当時五十代だったコナン・ドイルは兵役につけないことに苛立った。そこで陸軍省に、英国兵の命を救うためのアイデアを次々と提供した。敵の潜水艦に封鎖されたときに備え、イングランドの南海岸と対岸のフランスとを繋ぐ海底トンネルをイギリス海峡に掘るという名案を彼は提出した。海軍の専門家たちは、ジュール・ヴェルヌのような幻想だと、取り合わなかった。コナン・ドイルはさらに、遭難した水兵を助けるための膨張するゴムのベルトやゴムボート、歩兵のための鎧などの構想を練った。再び、彼の提案は相手にされなかった。

少年時代の英雄ホームズのように、ジェームズ・ロック医師は証拠《エビデンス》の本質を解釈・熟慮しながら、より良い未来を想像しようとする。「私は自分の知識をどのように獲得したか、常に把握しています」とロックは言った。そして話を止めた。地平線を走査するレーダー・アンテナのように頭が前後に動いた。何回か弧を描くと、思考の位置がわかったらしく、また語りだした。「知識の本質、認識論は私の分野では最も重要なことだ。我々が知っていると思っていることは、浅い理解に基づいたものでしかない。その真実を常に意識していると、自分の知識が正しくないことを示唆するものに出会ったとき、その知識に疑問を投げかけることができる」

「小児心臓病専門医の我々がやっていることのほとんどは、作りごとのような創作。事実、私の専門分野で日常的に行なわれていることの一部は、私自身の創作なのです」とロックはにこりと笑った。それは、小児には独特な心臓の問題があるので、前例が少ないからである。しかしロックが言うに、「何もしないわけにはいかない。ただ、一旦なにかを作ると、作りごとが現実になってしまうのが大問題なんです。特に作った本人が、神から直接授かったものだと思いがちなのでね」

「ある方式を作りごとだと言ってしまうと、臨床医は仕事ができなくなりませんか」と私は尋ねた。

「医学では、自分が得た情報の真価についていつも計算ばかりしてはいられない。そんなことをしていたら、頭がおかしくなってしまう。しかし、細分化された専門の下位《サブ》の分野で研修する際、まわりの医師が何を知っているかだけではなく、どうやって知ったかも考えねばならない。日常的にすべてを、そして誰をも問わねばならないのです」

皮肉なことに、心臓の先天異常をもつ小児に関するジェームズ・ロックの学習の原点は、正常な心臓をもつ小児の例だった。ホリー・クラークは茶色の大きな瞳、茶色の長いお下げ髪をした、ミネソタ州に住む四歳児だった。ある春の朝、ホリーは気分が悪いと母親に言った。クラーク夫人はホリーの額に手を当て、体温計を取った。三八度の熱があった。その時期は保育園でウィルス性の病気が流行っていた。クラーク夫人は熱冷ましに液体タイレノール（北米の解熱鎮痛剤のブランド名。活性成分はアセトアミノフェン、別名パラセタモール）をホリーに飲ませ、ベッドに寝かせた。翌日、彼女はゼイゼイと喘いでいて、顔色が浅黒くなっていた。クラーク夫人はホリーを車に乗せ、地域のミネソタ大学医学部関連病院の救急治療室に連れて行った。

救急治療室の医師は、ホリーが深呼吸をすると、血圧が急降下することに気づいた。胸部X線を撮ると、心臓の形に異常が認められた。彼女の心臓は通常のブーツ型ではなく、胸の中に水嚢《すいのう》が浮いているような、球状になっていた。ホリーは今まで大病をしたことはなく、たまに鼻水をたらし、おなかをこわす程度だった。クラーク夫人が知る限り、娘の心臓と肺は生まれてからずっと正常だった。医師が心電図をとると、低電位が見られた。「教科書どおりの診断です」と医師がクラーク夫人に言った。「心タンポナーデです」。心タンポナーデとは、液体が心臓のまわりに増量し、心臓を圧迫している状態を指す。これは、ウィルス性感染症による組織の腫脹から起こりうる。蓄積した液体は、握りこぶしのように心臓を掴み、血液が心臓に入ることも心臓から出て行くことをも妨害する。液体を取り除かないとショック状態に陥ることになる。

小児心臓病専門の指導医《アテンディング》が救急治療室に呼ばれた。彼はホリーの母親に、心臓のまわりの液体を排出する方法を説明した。まず太い針を使い、心臓を囲む繊維状の嚢《のう》である心膜に穴を開け、注射器で液体を抜く。心膜の下から液体が排出されれば、心臓は邪魔されずにポンプ機能を復活させ、ホリーの血液循環が回復する。

「どこに針を刺すかわかりますか」とロックは私に訊いた。我々は彼のオフィスの中に座り、彼はこの三十年前の研修医時代に経験した症例を回想していた。

私は即座に「剣状突起下」と答えた。つまり、胸骨下端から延びている軟骨のしっぽの下に針を挿入するのだ。剣状突起下に針を挿入してから角度をつけて右鎖骨の方向へ向け、心膜を貫通するまで進める、と続けて答えた。

若き日のジェームズ・ロックが指導医の心臓病専門医の脇に立ち、手法を習っていたとき、指導医もそのとおりに説明した。まず胸骨を触診、指先を下方へ、剣状突起を形成する柔らかな軟骨まで進めた。剣状突起の下端の上の皮膚を消毒液できれいにし、局所麻酔を注射した。次に、心電図の誘導線《リード》に繋がった太い針の注射器を手に取った。皮膚を穿刺《せんし》すると針の外筒のまわりに血の輪が現れた。針を上方向へ、剣状突起の下まで、しっかりとした繊維性の嚢である心膜に尖端が当たるまで、ゆっくりと進んだ。そして指導医は一瞬待ってから、針をさらに深く押した。針は嚢に入っていった。

「先生、あなたはどうして剣状突起の下に針を刺すと答えたのですか」とロックに訊かれた。

私は間をおいて答えた。「研修医時代に先生たちにそう教わったから」

「あなたの先生たちはどうしてそう教えたと思いますか」とロックはさらに訊いた。「彼らがそう教わったからですよ」

指導医（心臓病専門医）が注射器のプランジャーを引いたとき、抵抗が感じられた。麦藁色の液体が流れ出てくるはずなのに、プランジャーはまったく動かない。ときどき、心膜の中の液体が蛋白質や炎症性物質で満たされていて、径の大きい針でも吸引できないほど密度が濃くなっていることがある、と彼はロックに言った。

心臓病専門医は、もう少し密度の薄い液体に到達しようと、慎重に数ミリ深く針を進めた。そして注射器で吸引すると、真っ赤な血液が噴き出してきた。針をホリーの心臓に突き刺したまま、心臓病専門医はその場に凍り付いてしまった。

「彼女は死ぬところでした」とロックの回想が続いた。「針は心筋を直撃したのです。とんでもない失敗で、緊急手術が必要でした」。医師が針を僅かに進めただけだったのに、心膜下のその部分には液体はなく、実は液体はほとんど横のほうに流れて滞留していたのだ。

その事件はロックに大きな動揺を与えた。できるだけ多くの人にその手法の根拠を尋ねたが、恩師から教わったのだと、みんなから私と同じ答えが返ってきた。「医学文献を調べ、一九二〇年代のものまで掘り起こしました」とロックが言った。「液体の排出に関する初期の報告の中に、ある女医のものがありました。彼女の最初の試みは背部から針を刺す手法で、成功でした」。ロックの説明は続いた。当時は液体の有無を確認する唯一の方法は心臓を打診することだった。胸部を指で叩き、液体の存在を表す鈍い音と、肺を満たす空気が発する対照的な高音を聞き分けたものだ。

一九二〇年代、背部からの排液法《ドレナージ》の成功例が報告されると、その方式は広く受け入れられた。しかし間もなく合併症が起こるようになった。心筋の表面上には冠動脈が走っており、背中から針を刺すと血管を穿刺することがあった。「そこで心臓病専門医たちは、心臓の周辺で冠動脈と出会う確率が一番低い部分を探したのです」とロックは説明する。「それが剣状突起でした」

ロックは話をホリー・クラークの教訓に戻した。「私は今、研修生たちに、ただ教えられたからということで、剣状突起の下へ刺すことを戒めています。私たちはいつも液体のあるところを刺します。サットンの法則に従うのです」。サットンの法則は、一九三〇年代のブルックリンの銀行強盗ウィリー・サットンの名を借りたものだ。サットンは次々と銀行を襲い、捕まるまで大金を手に入れた。サットンが裁判にかけられたとき、裁判官がなぜ銀行を襲ったのかと尋ねた。「そこにお金があるからさ」と彼は答えた（この話の出所は怪しい。サットンの回答とされている言葉は、記事を面白くするために記者が作ったにちがいない。しかし、「サットンの法則」という表現は今も残っている）。ロックは従来の手技を変えた。現在は、まず超音波を使用して心臓のまわりの液体を見えるようにし、超音波誘導のもとで小さな針を挿入している。


心臓は右に二つと左に二つ、四部屋をもつポンプである。上の二部屋は「玄関の広間」を意味するラテン語のアトリウム（房）、下の二部屋は、やや楕円形であるため、「腹」を意味するラテン語が語源のヴェントリクル（室）と呼ばれる。体内を巡って酸素が欠乏した血液が右心房へ戻り、その部屋から下の右心室へ移動する。右心室は肺動脈弁から肺動脈を通して血液を肺へ送り込む。血液は肺の中で新鮮な酸素を補われ、二酸化炭素のような廃棄物が放出される。一新した血液は肺静脈を通って肺から左心房に戻る。昔の解剖学者は、左心房と左心室を分ける弁が司教の冠に似ていると思い、僧帽弁と名づけた。血液は僧帽弁を渡ると左心室に入る。左心室の心筋は右心室よりかなり分厚い。その厚い筋肉は収縮して高圧を発生し、ポンプ作用で血液を大動脈弁に通し、体の各部に輸送してくれる大動脈に送り込む。

一番よく起こる心臓の先天性異常は、上の二部屋である左右心房の間に穴が開くことである。心臓の右側より左側の圧が高いため、血液が穴を通って左心房から右心房へ流れる。シャントと呼ばれるこの異常な血流は、心臓の右側に過剰な負担を掛け、心不全や他の合併症を招く。ロックの話では、小児のシャントが二対一、つまり右の血流が左の二倍なら、医師は穴を塞ぐ手術を勧めるそうだ。

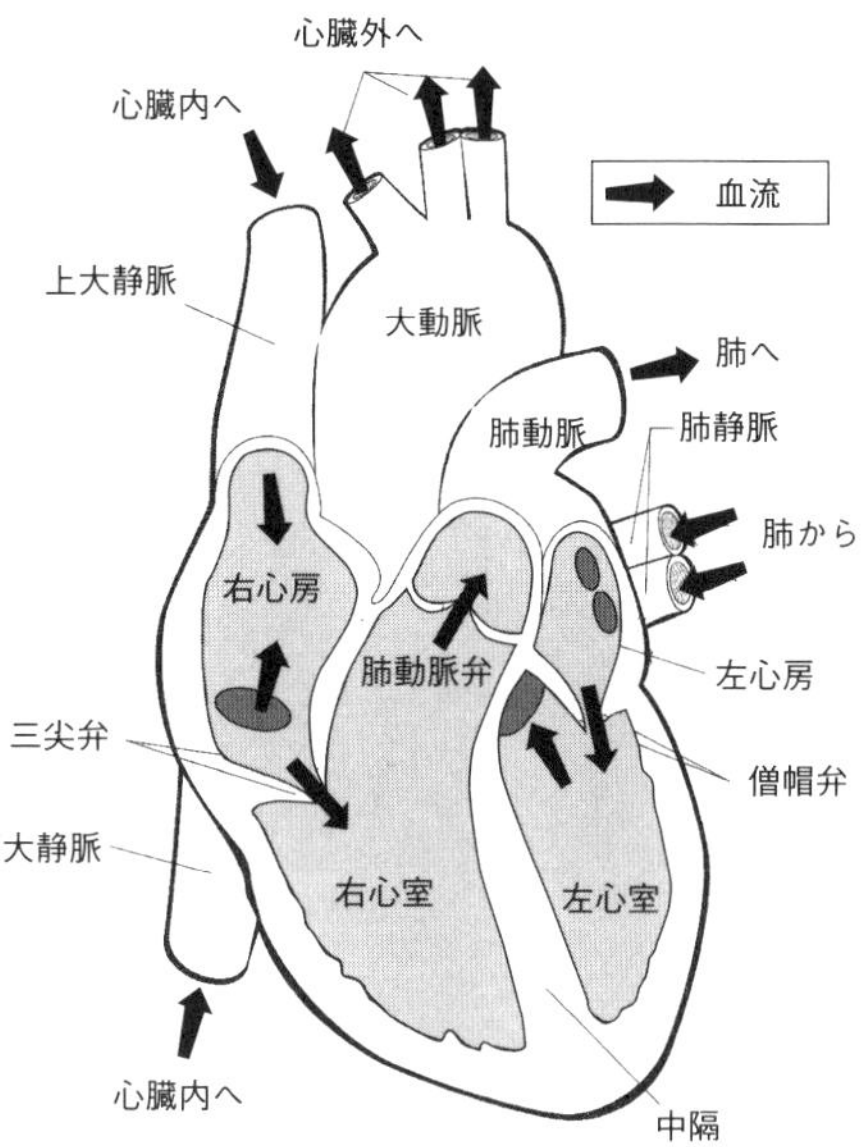

心臓の図

「その二対一という数字の由来は知っていますか?」とロックに訊かれた。心臓に穴の開いた小児たちを対象とした、慎重な臨床研究の結果だと私は推測した。「そう思うでしょう。それが違う。一九六〇年代の医学会議で、ある小児科医が『穴はいつ塞ぐべきか』と心臓病専門医たちに尋ねました。どの程度のシャントがあれば外科的処置が必要かについて、激しい議論が続いたのです。そこで会議の主催者が躍起になり、票を取ることにしました。ある人は低い数字、ある人は高い数字に投票しました。結果的に、中央値が二対一だった。これが米国心臓病学会誌に掲載され、それ以来、シャントが二対一のときは穴を塞ぐという〝真理〟がすべての教科書に載っているというわけです」。ロックは続けた。「しかし、二対一のシャントがあっても健康に育ち、特異的な治療を必要としない小児もいるはずです。二対一のシャントのある小児の多くは手術を受けるが、その必要がないかもしれない」「我々はなぜ創作をいまだに続けているのか？　それは、本当のことを知るための臨床試験ができないからです。塞ぐか、塞がないかを対比させるために、五百人の小児を無作為抽出《ランダマイズ》しなければなりません。それには四十年かかるでしょう」。しかも、そのような試験を行なうには倫理的、道徳的制約がある。「人間の場合、自動車で行なうような研究はできない。人間には破壊実験なんてできません」とロックが言った。従って、限定されたデータであっても、現存するデータに基づき、推理して回答を得るしかないのである。

　ロックの専門分野においては、答えを推理するためには鋭い空間感覚が必須である。「平面を見て、瞬間的に三次元イメージとして構築するのです」。たとえば心臓のカテーテル処置をするとき、心臓病の専門医はカテーテルを小児の血管に通して操作し、心臓に入れる。手術台の横の平らなモニター・スクリーンに、カテーテルは細い白線として映る。二次元の映像ではカテーテルの正確な位置を把握するのは難しい。「自分の手の動きとイメージの組み合わせにより、カテーテルが自分に向いているか反対に向いているかがわかる。私は、手がカテーテルから離れていてもカテーテルがどこにあるのかわかるのです。どの方向に向いているかは、感覚の問題であり、考えてわかるものではありません」

　ロックは「天才的身体能力」というものが存在するという。それは、ボールがどこへ向かっているかを予想できる、キラ星のごときアスリートたちが示すような天賦の才である。少年の頃、変化球をジャストミートしてホームランを飛ばす野球選手たちや、回転しながら落ちてくるフットボールを後を振り向かずに受けるワイド・レシーバーたちが、ロックのアイドルだった。「心臓は鼓動しているため、目に入った情報を素早く処理し、一瞬のうちに行動しなければなりません」とロックは言う。「患児の心臓を止めて考えることなどできない。カテーテルを小児の心臓の中に入れた瞬間から大きな任務が始まるわけで、仕事を速やかに、そして巧く行なわないと大きなリスクを冒します」

困難な処置にチャレンジするロックのような医師は、「良い手をもって生まれた」、つまり生まれつき手先が器用だと一般に信じられているが、その考えは間違っていることが最近の研究で判明した。もちろん、ぶきっちょな人は、小児の心臓内で手術器具を操作するようなキャリアを追求すべきではない。しかし、医師の処置遂行能力に関する研究によると、指先の器用さより「視覚空間」能力、つまり血管や臓器の輪郭を頭の中で描く能力のほうが、遥かに重要だということがわかったのである。オンタリオのマックマスター大学の研究者ジェフリー・ノーマンは、研修を開始する頃の医師それぞれの視覚空間能力は異なるものだが、くり返し練習し、技術の成功と失敗のフィードバックをしっかり行なえば、専門的なレベルまでその能力を高めることができると力説する。


トム・オコンネルとヘレン・オコンネル夫妻は、第一子の誕生を楽しみに待っていた。トムは地元のカトリック系高校の体育教師、ヘレンは会計士をしていた。二人は毎晩、出産講習で学んだ呼吸法を練習した。トムは、自分は仕事柄、打ってつけのコーチだと冗談を言っていた。超音波検査で赤ちゃんが男児だとわかると、子供部屋にレッド・ソックスのペナントとニューイングランド・ペイトリオッツのフットボールを飾った。

待ち望んでいた日が来たが、ヘレンのお産は八時間かかり、登場した赤ん坊は真っ青で、喘いでいた。産科医とナースは、赤ん坊の口から速やかに茶色い、ドロドロした液体を取り除いた。出産中に窮迫状態になると、胎児は胎便《メコニウム》を排泄し、もがきながら飲み込んでしまうのである。

「胎便を取り除いても、赤ん坊は非常に青かったのです」とロックは私に言った。オコンネル家の赤ちゃん、ベビー・オコンネルはすぐに心臓ＩＣＵに運ばれて行ったが、あらゆる策を講じても医師たちは彼の体内に充分な酸素を供給することはできなかった。「彼は生まれてから最初の三十分以内に心停止を起こし、医師たちはＥＣＭＯに突入しました」とロックは回想した。前述したとおりＥＣＭＯは体外膜酸素供給の頭文字、最悪の事態にのみ使われる特別な心肺機械を指す。前述の幼児シャイラ・スタインは、事態が好転する前、ＥＣＭＯの世話になるはずだった。しかしベビー・オコンネルの場合、シャイラの例と違って、驚くような逆転は起こらなかった。大きなカテーテルが赤ちゃんの首に挿入された。酸素がなくなった体内の静脈血は、通常は心臓の右側に入り、酸素をもらえるように肺に輸送されるが、その代わりに酸素がなくなった血液はＥＣＭＯに入る。ベビー・オコンネルの血液は広い多孔性の膜の上を流れ、そこで毒性のある廃棄物や二酸化炭素が放出され、必要とされる酸素が供給される。酸素を新たに受けた血液は、首に挿入された第二のカテーテルにポンプで送られ、そこから大動脈へ輸送され、大動脈を通って体内の組織へ到達する。

ＥＣＭＯは危険な副作用を招く可能性がある。新生児の首に大きなカテーテルが挿入されると、その部位は感染症の温床となり、最終的に致命的な敗血症を惹き起こす場合がある。また、ポンプと膜の表面との摩擦が傷つきやすい血小板を破壊し、致命的な出血を起こす可能性もある。患児の問題を究明してＥＣＭＯから速やかに解放することは緊急の課題だった。しかし医師たちがベビー・オコンネルをＥＣＭＯから切り離して人工呼吸器で酸素を供給しようとする度、失敗した。何か深刻な問題があったのだが、誰も問題を正確に把握することはできなかった。

正常な循環では、前述したとおり、酸素がなくなった血液は体内組織から戻り、右心房に入り、右心房は血液を右心室へ押し出す。右心室は次に肺動脈を通して血液を肺へとポンプし、そこで新鮮な酸素が与えられ、毒性のある二酸化炭素が放出される。新たに酸素供給された血液は、肺静脈経由で肺から戻り、左心房、それから左心室へと移動する。左心室は、酸素供給された血液を大動脈へポンプし、動脈を通して全身へ送る。

ロックは説明した。「極端な青白さは組織の酸素が少ないことを示唆する現象だが、新生児の場合は肺の静脈が正しく接合されずに左心室以外のところへ繋がっているか、何らかの理由で閉塞されていることが原因として考えられます」。そのような場合、肺で酸素を補充された血液が左心へ送られ、体内に循環されることができなくなっている。システムに渋滞が起こるのだ。「そうすると青い子になる。肺に液体が侵入し、肺水腫が起こるのです」

ベビー・オコンネルはさらなる検査のため、心臓ラボに連れて行かれた。ラボには頭上に明るい照明、可動式の台、リアルタイムのX線像が得られる透視装置が備えられている。新生児の心臓や血管の中へカテーテルが糸を縫い込むように組み込まれ、それぞれの圧力はコンピュータ・モニターに表示されていた。肺動脈に造影剤が注射された。造影剤は動脈を通って肺に入り、肺静脈を通って左心房に入るはずであった。「何も心臓に入ってこない」とロックが言った。どこかに閉塞が起きているのだ。

カテーテルの先に小さな風船をつけ、蛇行させながらカテーテルを肺動脈に挿入し、風船を膨らませた。風船は動脈を広げた。再び造影剤を注射した。今度は、造影剤は肺動脈を通って肺に入り、肺静脈に入っていった。透視装置のスクリーンに映った像は、先細い枝を持った木の幹のようだった。しかし、木も枝も胸の中に浮いているように見えた。「肺静脈がどこにも行ってない」とロックは言った。「左心に繋がっていない。止まったままだ」

長い間、沈黙が続いた。医師や看護師は誰も、ベビー・オコンネルの静脈の軌跡を特定することができなかった。ロックはレーダーが辺りを一望するような動作で首を前後させた。そして首の振りが止まった。造影剤の一滴が下大静脈――身体の下半身からの血液を右心に輸送する大きな血管――に何とか辿り着いたのだ。合点がいかない。肺動脈に注射された一筋の造影剤が、なぜ腹部に行ってしまったのか？　一筋の液体をみつめてロックは言った。「あの一滴でなんとか生き延びようとしている」

再び、室内は静まり返った。赤ん坊は助からないと皆が思った。

「ここにあってはならないものは何だ？」とロックは自問した。未知のものに直面すると、声を出して考える癖がある。コンピュータのキーボードを操作し、以前の造影剤注入の際の画像を検索した。画像を一つずつ連続的に表示してみた。新しいヒントはみつからない。次の瞬間、ロックは腕を急にギクッとさせ、赤ん坊の胸部の右側に見える細い白線を指した。「何だ、あれは？」と詰問した。チームの誰も答えられなかった。

スクリーン上の不思議な線をロックがなぞっていくと、赤ちゃんの胸部から後方に行き、医師たちが挿入したチューブやカテーテルを表す複数の画像の固まりに辿りついた。「臍帯《さいたい》静脈の中のカテーテルだ！」とロックは叫んだ。最初に母親と胎児を繋いでいた臍帯の血管にもカテーテルが据え付けられていた。「しかし、あの線は今、どこまで行っているのだ？」とロックは訊いた。数秒間、必死に考えを集中してから宣言した。「肺静脈の中だ！」。腹部にあった血管が間違って胸部の血管に接続されていたのだ。

ロックと同僚たちは、こんな症例に出会ったのは初めてだった。臍帯の血管に入っているカテーテルを糸にみたて、ベビー・オコンネルの奇妙な解剖学的構造を紐解く作業を開始した。臍帯静脈が新生児の腹部の大きな門脈に接続され、門脈はどういうわけか胸部の肺静脈と繋がっていた。ロックは医療チームを鼓舞した。「見たことのない事態に直面するというのは、今まで誰もやったことのない仕事をするチャンスだ」

「臍帯のカテーテルを使って肺静脈を開いてみよう」。ロックは、服のハンガーを伸ばしたような形をした、長いガイドワイヤーを手に取った。それを糸のように操り、臍帯カテーテルから、腹部を昇って胸部へ、そして肺静脈へ入れた。ワイヤーに沿って風船が付いたカテーテルを挿入した。風船を膨らませて肺静脈を広げ、造影剤を注入した。造影剤は胸部の肺静脈から腹部の門脈へ流れ、そこからゆっくりと赤ん坊の胸部へ戻り、心臓へ向かった。

「なんでこんなにゆっくりと流れているんだ？」とロックは訊いた。もう一ヶ所、どこかに閉塞があるにちがいない。ロックは門脈から枝分かれしている別の血管をみつけた。彼はその第二の血管を風船付きのカテーテルで拡大し、金属のステントを二つ組み込み、開口部に楔《くさび》のように据えた。間を置いてから、肺の動脈にカテーテルを移動させ、造影剤を注入した。ロックは叫んだ。「見ろ、血が勢いよく流れているぞ！」。そのとき、胸部の肺静脈から腹部の門脈へ、それからステントで支えられた血管を通り、心臓の左側へ血液が流れていた。ロックは、酸素を含んだ血液が肺から左心へ、そして赤ん坊の身体中の組織へと出て行く道筋をうまくつけたのだった。

応急処置をされた血液循環に身体を徐々に慣らしながら、ベビー・オコンネルはその後三日間ECMOに繋がれたままだった。それから人工呼吸器に切り替えたが、酸素濃度は維持されていた。

数日後、私はジム・ロック医師とともに心臓ICUにいるベビー・オコンネルに会いに行った。そこにいたオコンネル夫妻がジムを温かく迎えた。彼は自分が行なった処置を説明し、今は効果的だがあくまでも一時しのぎの手段だということを強調した。近いうちにベビー・オコンネルは血液循環を完全に修復する手術を受けることになる。

ICUを出て歩きながら、私はロックに、この症例のような難題をどういう考え方で解決したのか尋ねてみた。

「患者が病院に到着したとき」と彼は説明を始めた。「私は他人の診断を聞きたくないのです。とにかく一次的データを見ます」。彼はあらゆるバイアスや先入観を避ける。主要な臨床的特徴を特定、つまりパターン認識を行ない、状況の組み立てを自分自身で決める。臍帯のカテーテルの白い線について、「あの影はそこにあってはならないものだった」と言った。ロックの言う「メイン・イベント」である肺の血管の閉塞に皆が集中していたが、彼には一瞬のうちに全体像が見え、各部分を一貫した総体に統合させることができたと言う。ただ、全体に合わない一片があれば、それこそが謎を解く鍵だと思って注目すると言うのだ。「まるで『ウォーリーをさがせ！』のようだった」とロックは言う。

手術は成功した。ベビー・オコンネルの肺静脈が左心房の後壁に繋がれ、酸素に満ちた血液が、肺から左心へ力強く流れ、心臓が大動脈へポンプした。赤ちゃんは慎重にモニターされねばならず、成長するとさらなる手術が必要になるかもしれないが、普通の生活ができない理由は何もない、とロックは言う。


ベビー・オコンネルに会ってから一週間後、「判断が的外れだったことはありますか」と私はロックに尋ねた。彼は「私が覚えている間違いは」と言いかけたが、途中で黙ってしまった。私にはその間《ま》のとりかたが興味深かった。研究によると、ほとんどの医師は自分の認識エラーに気づいていない。ロックが発言の途中で黙ってしまったのは、そのことを示唆している。判断を間違えることはあったが、そのときにはまだ気づいていなかったのではないか。彼は話を続けた。「私のすべての間違いには共通点があります」

ロックは白紙に、心臓の輪郭、室、弁などを素早くスケッチした。心臓の左右間の壁が完全に形成されない「房室中隔欠損」という疾患がある、と彼は説明した。これはダウン症候群の小児に起こることが多い。「心臓の中心部が欠けていて、心房間の下の壁、僧帽弁と三尖《さんせん》弁の一部、心室間の上の壁など、そのすべてが形成されないことがあるのです」。これらの小児は大動脈弁口の部分的な閉塞を意味する大動脈弁狭窄症、あるいは大動脈が狭くなる大動脈縮窄症を起こすこともある、とロックは説明した。「これが起こると、左心室は非常に小さくなるかもしれない」

このような問題に出会った小児心臓病専門医は、奇形の壁の手術に幼児が耐えられるほど左心室が充分に大きいか、という課題に直面した。ロックは三十代の頃、手術をするか否かは、心臓を出る血液の酸素量に基づいて決めるべきだと考えた。「私は若かったが、全国会議でその議論を展開しました」と彼は言う。「皆が私を信じました。それは純粋論理学的な論理展開のようなもので、論破しにくい主張でしたから」。ロックの論拠は、大動脈にポンプ輸送される血液の酸素レベルが正常範囲内なら、左心室が肺から酸素供給された血液を受けて体内に輸送できるほど充分に形成されていることになる。これは、壁の修復後に回復するに充分な心筋が存在している証である。酸素レベルが高いということは、右心室からの血液の有意なシャントがないことを意味し、心臓の左側の圧を高く維持できるほど左心室が充分に強いということだ、とロックはさらに推理した。「一見、論理的に正しかった。でも実際には間違っていたのです」

シャントを通しての循環血液量の約二〇パーセントという大量の血液が赤ん坊の右心室から送られても、心臓を出る血液の酸素濃度は正常値に近いことがありうるのだ、とロックは言った。「非の打ち所のない論理だけでは必ずしも充分ではありません。経験がない事態に直面した私は一次的原理に基づいて推論したが、それが間違いでした。なぜ間違いだったかというと、実際にやってみるまでわからない変数が存在するからです。そして間違った処置を進めれば、患者を救えないことになる」

ロックは説明を続けた。「小さな影響しかないと思えたものを私は度外視していた。しかし酸素濃度の僅かな変動は、一～三パーセント程度であっても、実際には心臓における大問題の兆候かもしれないのです」

ロックは、経験的データが欠如した状態において、厳密な論理に頼ることで起こるこの種の間違いをもう一例思い出した。「僧帽弁に重度な狭窄のある患者は、左右の心房間の穴を塞いだら必ず良くなる、と私は言ったのです。間に穴がなければ体内により多くの血液が流れるという理屈でした。狭い僧帽弁を通して左心室を満たすに充分な圧力が得られるはずなのです」。ロックの発言を解説すると、左心房の圧を最大限にし、できるだけ多くの血液を狭い僧帽弁から左心室に押し出し、左心室が体内に充分な血液をポンプ輸送できるようにする、ということだ。「正しいはずでしょう?」とロックに訊かれ、私は同意を示して頷いた。

「納得のいく論理でしょう。でも、間違っています」

その穴を塞ぐ手術を受けた後、症状が悪化した患児もいた。その原因を究明すると、予想をしなかった連鎖反応によるものだとわかった。左心房の圧力がほんの少し上昇してもその波紋が逆流して肺の血管の圧力上昇を起こし、肺高血圧になる。そして高くなった圧力に対してポンプ輸送を強いられる右心が弱ってしまう。「その子たちは右心不全になり、臨床的に悪化しました」とロックは言った。再び、論理的なアプローチが結果的に害をもたらしたのだった。「生物学的にも、生理学的にも、人間にはどうしても予測不可能な側面がある。演繹的推論法はすべての症例には当てはまらないのです」。シャーロック・ホームズは模範的な探偵だが、人間の生物学的現象は、すべての手掛かりがきれいに揃う盗難や殺人事件とは違う。医学には、容疑者に対する行動が見当違いになるような不確実性が存在する。

ロックが、論理だけで進むことは間違いだと、若い頃から気づいていたわけではない。「二十五年前、左心と右心の間にある壁の異常を修復するか否かの判断基準は、酸素濃度だけで充分だと主張していました。それがうまくいかなかったとき、もう少し頭が良ければうまくいったのに、と思いました」。しかし左心房と右心房の間の穴を塞ぐという第二の間違いのほうが、彼には深い悩みの原因になったようだ。ロックは目を伏せ、悲しみの表情になった。子供の治療において間違いを犯すことは、小児科医でなければわからない苦痛である。「予想をたてるとき、もっと慎重になるべきだと学んだのです。推理が完璧だと思われても、それは自分の想像の産物に過ぎないということを自分に言い聞かせねばならない。また、自分が知っていると思い込んでいることには、限界があるということを絶対に認めなければなりません」

不確実性に直面すると、誰しもある種の心理学的特徴を表すが、医師も例外ではない。たとえば、自信過剰な心理状態に陥るタイプの人たちがいる。彼らは、自分が正しいと確信し、事実、正しいことも多い。また彼らは、否定的なデータより肯定的なデータに注目する傾向がある。肯定的なデータは結果が成功することを示唆し、感情に訴える力がある。一見正常に見える酸素濃度あるいは左心室の高い圧は、手術の成功を意味するように思える。正常に近い血中酸素濃度、左心室の高い圧――こういった肯定的な数値の力が、ロックのエラーを惹き起こしたのだった。肯定的な数値がいずれも良い結果を予言するように思えたのだ。特に不確実な状況下では、そのようなデータは我々の心理に強力な影響を及ぼす。嵐の中の安全な港、しっかりと心を停泊させ、旅路の次の一歩を踏み出せる足場のように見えてしまう。しかし生物、特に人間は、本質的に可変である。時には些細で簡単に無視される変動が、実は極めて重要になりうる。その変動は、最も洗練された測定方法でも捉えることができないような有意な差異を反映することがある。ロックが懸念しているもう一点は、すべての数値が同等の確実性あるいは正当性をもつ、と多くの医師が思い込んでいることだ。「比重が考慮されていない」とロックは言う。つまり、決定をする際に、すべての結果に等しい重みを与えるべきではない。どの数値を尊重し、どれを割り引いて考えるかは学ぶしかない。

専門家は特に、根拠のない臨床的確実性を誇示する傾向がある。彼らは研修期間があまりに長かったため、広範な知識に頼り過ぎて人間の生物学的バラツキを見逃してしまう。それに反してロックは認識論者のような集中力をもっている。常に自分の頭の中を探査し、状況が不確実であることを自分に言い聞かせ、最善の意図で行なわれた行動や決定であっても、すべての患者に適用できるとは限らないことを彼は認識している。

ロックの手法――限られた前例に基づいて闇雲に行動するのでなく、常に熟慮すること――は簡単ではない。『臨床的意思決定読本』（ジャック・ダウィー、アーサー・エルスタイン共著）は、医師の認識とその改善法に関する専門家の論文を集めて出版したものだ。収集された論文のほとんどは、意思決定に関するベイズ学派のものであり、「予測有用性理論」を想起させる。この理論は、特定の結果《アウトカム》が得られる確率を計算し、不確実性に直面した際の有用性を予測するというものである。公理に基づいて計算を行ない、その公式がはじき出す最も高い数値を示す道を医師に選ばせるのである。もちろん、ロックのような医師が扱う例は特殊なものばかりであり、決定分析によって確率を捻出できる一連の研究発表など存在しない。

専門医の中には、特殊な症例に限らず、ベイズ方式は多くの臨床の場において使えないと主張する者もいる。プロフェッショナルの思考法について多くの著作を書いたＭＩＴ（マサチューセッツ工科大）のドナルド・Ａ・シェーンは、決定分析に厳しい異論を唱える。決定分析は、診断と治療のモデルに応用数学を使うが、その種の数学はそもそも潜水艦追跡とか爆弾探査の最適化に利用され、コンピュータの到来によって成長した分野である。シェーンは力説する。「戦場ともいえる現場にいる医師が、特定の診断の確率を判断したり、あるいは特定の治療法の結果を予測するなどの判断を迫られる分岐点に直面したとき、大きなデータベースに依存していると、にっちもさっちも行かなくなる」。ロックは、自分は理性的に思考し、論理的に推理をする医師だと考えている。しかし論理の限界も知っており、厳しい経験によってその理解に達したのだ。

シェーンの書物から引用する。「謎めいた、厄介だが興味深い現象に出会った医師は、不確実性を認め、じっくり思考し、自分の無防備な状態を認識する。そこで問題を再構築する。これこそ不確実な状況、不安定性、特殊性、価値観の対立などに対応する術《すべ》である」。まるでロックのことを書いているようだ。

しかし、不確実性の亡霊が決定に影を落としているのは、ロックの世界に限ったことではない。デューク大学の医療政策の教授デイヴィッド・Ｍ・エディは言う。「不確実性は、あらゆる隙間から医療に忍び込んでくる。医師は何をしていようと――疾患の定義、診断の決定、処置の選択、結果の観察、確率の評価、優先順位の割り当て、そしてすべての調整など――とても不安定な足場の上を歩いている。これらの作業がいかに複雑であり、それらに対する理解がいかに不充分であるか。そしていかに誠意ある人々でも異なる結論に達することがありうるか。一般人にとっても、多くの医師にとっても、そのことを認識するのは難しい」

エール大学法学部で教鞭を取るジェイ・キャッツは、不確実性の認識に対して医師が取る回避・防衛手段を検討した。彼は不確実性の三つの基本的な形を特定したルネー・フォックスの初期の研究に言及している。

第一のタイプは、入手可能な知識を不充分または不完全に取得したことに起因する。伝承されてきた医学のすべての技術や知識を一手に掌握できる者はいないからである。第二のタイプは、現在の医学知識における限界によるものだ。数え切れないほどの疑問に対し、どんなに優れた教育を受けた医師でも一人ですべてに答えることはできない。不確実性の第三のタイプは、前述の二タイプと関係している。それは、個人の無知または無能が問題なのか、現在の医学知識の限界が問題なのか、見極めることは困難そのものだということである。フォックスは、病棟の医師たちが不確実性に悩み、それに対応するためのさまざまな手段を講じるさまを観察した。たとえば誰が正しいか賭けをするというブラックユーモアに興じる者もいれば、不確かな処置を行なう際に患者の前で落ち着きを保ち、力量を誇示するためにある程度の魔術的な思考に頼る者もいた。

キャッツは、フォックスの三つの分類を「不確実性の軽視」という一つの項目にまとめた。医師が医学の理論的考察から実際的応用へと移るとき、自分たちの作業に内在する不確実性を認識していない、とキャッツは言う。不確実性は医師に大きな負担を与えるが、「それを患者に伝える義務」というさらに大きな責任を担っていると言う。彼の観察によると、「不確実性の否定、ならびに不確実性を確実性にすり替えようとする傾向は、人間の心理の顕著な特徴である。それは、適応的であると同時に適応性を欠き、道標を示すと同時に誤った方向へ導く」。法学部教授のキャッツは、事故現場の目撃者が「不完全な理解や記憶に対して無意識にデータを捏造して穴埋めをする」ことをよく知っている。また、「データを捏造するという代償を払ってでも、自分の内的世界と外的世界の両方を理解したい、つまりそれによって両世界を支配したいという普遍的な、運命的とも思われる人間の欲求がある……医師が不確実性の認識を否定することも、同じ目的に適っている。それにより物事は実際より明解でわかりやすく、確実なものになる。そうすると行動が可能になる。不確実性を日常的に受け入れることには限界があり、行動を麻痺させる危険がある」。これは、確信がない状態でも決定をしなければならない、医療の核にある現実である。

不確実性に対するもう一つの回避・防衛方法は、医学部時代に始まる画一化と従順さの文化である。それは徒弟制度の本質である。たとえば、キャッツが医学部の一年生だった頃、ある著名な大学病院の教授が、肺塞栓症の危険があるときは、ヘパリンまたはクーマディンのような抗凝固剤で血液を薄めることが最善の治療法だと学生に教え、他の治療を施すことはプロに相応しくない行動だと言った。他の、同様に名だたる病院では、炎症を起こした静脈を外科的に結紮《けっさつ》することが唯一の正しい治療法だと学生は教えられた。「相反する論争に曝された学生たちにとっては、不確実性に対応するための良い訓練となっただろう」とキャッツは言うが、いずれの場においても、教授はその相反する考えを学生を教育するために利用したわけではないと言う。「しかも、私たちは開かれた思考《オープン・マインド》をもつように勧められることもなかった。いずれの機関でも、教条的な確実性を教え込まれ、その学派の考えを信奉し、各病院や大学がスタッフ、学生、患者に強制しようとする由緒正しくも矛盾したルールに従って行動するように教えられた」。数十年前のキャッツの観察は、今日でも通用する。

開業医、内科医、小児科医などプライマリーケア医こそ、最も不確実性に悩まされると思われる。しかし、医学の専門化が、擬似的な確実性による安心感を与えるという事実を、ロックは我々に気づかせてくれる。シャイラ・スタインが世界有数の小児病院で専門家のチームに治療されたことを思い出してほしい。そこでも一連の認識エラーが起こったが、気づかれることはなかった。確証バイアス、つまり推定診断を支持するデータに注目し、否定するデータを軽視する傾向が顕著だった。前章に出てくるシャイラの医師たちのような専門家も、診断の勢いに流されやすい。一旦権威のある先輩医師が問題にレッテルを貼ると、それはしっかりと貼りついて離れない。専門家はいつも「正しい」からだ。

専門化が確立されると、各分野の専門家は自分の専門仲間の治療法こそ最高だと考える。前立腺癌の例をあげると、外科医、放射線治療士、化学療法士などはそれぞれの治療法の利点について意見が合わないことが多いが、自分の治療法の有効性について疑問を抱く姿勢が欠けている場合が多い。そうすると前立腺癌患者は、最初に出会った専門家の領域の治療を選択する方向へ導かれるかもしれないが、それは真の選択といえるだろうか。もし患者が複数の専門家に会い、公平な形で各治療法の情報を与えられたなら、別の選択をしたかもしれない。

ロックが指摘したように、理想的には、大規模な臨床試験を行ない、専門家間の意見の相違に決着をつけることである。これは簡単な解決策だと思われるが、人間の生物学的複雑性ならびに患者個人の事情と要望を無視している。

デイヴィッド・エディーは次のように言う。

理論的には、充分な条件のもとで充分な数の実験を実行し、その結果《アウトカム》を観察することができれば、不確実性を管理することは可能になる。残念ながら、医療処置の結果を測定することは我々が直面する最も困難な問題の一つである。目標は、特定の症例における処置の実施の是非、ならびに使用した際の患者の健康と幸福に対する影響を予測することである。その目標達成の前に数多くの大きな障壁が立ちはだかっている。中心的な問題は、医療処置に対する人間の反応にはバラツキがあるという事実である。仮に我々が最善を尽くして重要な要素がほとんど等しい人間を二人みつけ、二人に同じ外科処置を施したところ、一人は手術台の上で死亡するが、もう一人は死亡しないということが起こる。自然のバラツキがあるため、さまざまなアウトカムの確率・蓋然性について我々は議論することしかできない。それは、疾患が存在すれば検査の結果が陽性になる確率（感受性）、疾患が存在しなければ検査の結果が陰性になる確率（特異性）、そして特定の治療法が特定の結果を生む確率などである。

さらに、多くの処置には複数の結果がありうるため、一つの結果だけを調べては不充分だという問題がある。たとえば、三つの血管に疾患のある六十歳の男性が冠動脈バイパス手術を受けると、彼の推定余命を変えることができるかもしれないが、他に変わるものとして術後数週間の人生の楽しみ、胸痛の度合いと重篤度、歩行能力、性生活、親子関係、胸部の外観、そして懐の具合などもあげられる。疼痛、障害、不安、家族関係、その他多くの結果は検討の価値のあるものばかりだが、項目のリストが多すぎて実験などは実施不可能である。しかも項目の多くは目に見えないもの、あるいは測定できないものである。

不確実性を認めることは、担当医ならびに提案されている治療に対する患者の希望や信頼感を傷つけることになるのだろうか？　逆説的に、不確実性を認めたほうが、医師の治療効果を高めることがありうる。なぜなら、それは医師の正直さ、患者と積極的に対話する姿勢、現状認識などを表すからである。医師が現実を回避したり、真実の半分しか語らなかったり、まして嘘をつく必要はない。不確実性を認めたほうが、最初の戦略が失敗しても、コースを変更し努力を続けることが容易になる。時には、不確実性は成功の必須条件なのである。

第7章

外科医A、B、C、D それぞれの“診断”

外科手術と達成感

Surgery and Satisfaction

人間の手には二十七の骨と多数の靭帯《じんたい》、筋肉、腱がある。これらが協力し合って針に糸を通し、チェロを演奏し、左フックをくらわせ、ドリルで穴を開け、そして恋人を愛撫する能力を我々に与えている。ロヨラ大学のテリー・ライト医師は手の外科医である。二〇〇五年秋に対話したとき、彼はちょうど「アメリカ手外科学会（ＡＳＳＨ）」の会長としての在職期間を終え、「アメリカ整形外科協会（ＡＯＡ）」の会長に就任するところだった。しかし当時これらの名誉ある職は、ライト医師がかつてシカゴ・ホワイト・ソックスの手の外科医であったという事実の前には影が薄かった。チームにとってより重要なのはピッチャーかバッターかという永遠の論議が沸騰する際、ライト医師がどちらの側に立つかについて私は何の疑いももたなかった。もちろん、ピッチャーだ。

野球は私たちの会話の一部でしかなかった。私はライト医師にお会いできた機会を利用して複雑な診断のジレンマについて尋ねたからである。右手――字を書き、鍵を廻し、日々我々の生活にとって数えきれないほどの仕事をしてくれるその右手に、激痛と腫れをかかえた患者のケースだ。この患者は、三年間で六人の手の外科医に診察してもらい、何が悪くて何をすべきかについて四つの違う診断を受けた。その患者とは私のことだった。

私の手の悩みはタイプを打つことを習得できなかったことに起因するとも言える。小学五年生のときの先生が、私は進学できないだろうから、職業学校に進んで技術を身につけたほうがいいと両親に勧めたのだった。確かに私は模範生ではなかった。悪戯に熱心で、授業にはほとんど身が入らず、時計を見つめながら休み時間になるのを今か今かと待っていた。今日の心理学者なら私にＡＤＨＤ（注意欠陥・多動性障害）のレッテルを貼り付けただろうが、当時私の家族の考えでは、典型的な「シュピルカス」だという結論だった。イディッシュ語でおおよそ「パンツの中に蟻がいる」という意味の言葉である。両親は結局、先生の勧めに従わないことになったが、五年生の私は、タイプライターのクラスに出る代わりに金属工作教室で午後の時間を過ごしていた。私は将来タイプライターが必要になるなどとは予想していなかったのである。

十年前、私は初めてラップトップを買い、毎回数時間はぎこちなくキーボードを叩いた。しばらくすると手首にひどい腱炎を惹き起こした。休んではコンピュータに戻り、くり返し襲ってくる痛みに耐えなければならなかった。一年経ち、諦めて手書きに戻った。しかし右手首には執拗な痛みが残った。それはうっとうしかったが医師にかかるほど重症ではなかった。ところがある日プールで、隣のレーンで泳いでいた人が腕を振り落とすと同時に、私の腕が上がり、私の右手首に激突してしまった。

腫れた手首に氷を当て処置をすると一週間後、激痛はいつもの鈍痛に戻っていた。それから数ヶ月後のことだが、高齢のご婦人が病院のエレベーターに乗ろうとしていた。すでに中にいた私は、扉が閉まりかけるのを見て、反射的に右手を扉に向けて差し出したが、センサーを反応させるには遅すぎた。一瞬、エレベーターの扉が私の手首を挟んだ。再び氷で冷やして痛みを鎮めることになった。

ライト医師は、口を挟まず熱心に私の話を聞いてくれた。話は最初の外科医の診察を受けるきっかけとなった出来事に及んだ。エレベーター事件から一、二週間後、私はフルーツジュースの瓶のふたを開けようと四苦八苦していた。何回か力を入れて捻った結果、瓶のふたは開いたが、その瞬間に右手首に激痛が走った。手は熱を帯び、赤黒いビーツ色に腫れ上がった。動かすことさえできなかった。抗炎症剤ナプロキセンを飲み、氷を当てた。数日経つと腫れは引いた。しかし、文章を書こうとする度に、右手首と親指の下のあたりに激しい痛みが走った。X線写真を撮りに行くと、手首の親指側にある小さな骨、舟状骨と月状骨に嚢胞《のうほう》、つまり液体のつまった穴があることが明らかになった。

最初にかかった手の外科医をA医師と呼ぼう。A医師は四十代前半で、ボストンの医学界では、試合中に怪我をした多くのプロのアスリートを診る医師として知られていた。彼の待合室は満員だった。予約の診察時間からほぼ二時間経ってから、やっと看護師が私を診察室に案内してくれた。五つの診察室には、すでに別の患者たちがいた。ギプスをはめている人もいれば、ピン（骨折治療に用いる金属挿入物）を刺した人、つり包帯の人もいた。A医師は三十分ほどして部屋に入ってくると、私がどこで働いているのか、どんな医療に従事しているのか、と質問した。まるで、「名前、階級、認識番号」の点呼のような応対だった。彼は私の話に耳を傾けながらメモを取っていた。私の手をとり、親指の下の骨の上を押したとき、私は痛みに顔をしかめた。「X線写真を撮りましょう」と彼は言った。

私の病院にすでにX線写真はあると言ったが、彼は自分のクリニックで撮り直すと主張した。一時間後、彼は戻ってきた。レントゲンの結果は以前と変わりはなかった。骨に嚢胞があっても何の症候も出ない人が多いと言われた。遺伝的に嚢胞ができやすい人もいれば、嚢胞が外傷、仕事、スポーツ、日々の生活による磨耗の結果、悪化しやすい人もいるとも言った。A医師は、添え木固定をし、様子をみるよう提案した。

四週間後、彼のクリニックに行き、また二時間待たされて診察を受けた。言われたとおりに添え木を使っていたが、シャワーの度に取り外すと手首が痛かった。A医師は、ほんのちょっと私の手を調べてから、添え木なしに手首を使ったときにどうなるか数週間様子をみるようにと言った。診察は数分で終わった。

私は右手を少しずつ使う努力をした。軽いもの、たとえばマグカップを持つだけでも痛かったが、辛抱強く続けた。そしてある日、文章を書いていたら、手が熱を帯びてくるのに気づいた。数分で手は腫れて赤くなった。手首を曲げられず、ちょっとでも動かそうものならがまんができないほど痛かった。ジュース瓶事件のときと同じ状態だった。

私はＡ医師の事務所に電話した。彼の秘書に、翌日クリニックに来るようにと言われた。Ａ医師は、熱く腫れた私の手を見て、首を振り、「ＭＲＩスキャンをしましょう」と言った。

私は何が原因だと思いますか、と尋ねた。

「わかりません」

奇妙なことに、私はホッとした。自分の無知をあっさりと認めない医師がいるからだ。

翌週、Ａ医師はＭＲＩの結果を見せてくれた。コンピュータ・スクリーン上で画像を拡大し、さまざまな部分の細部にズームインできるようになっていた。彼の案内で、私は自分の手の中をツアーした。骨、靭帯、筋組織、腱のつながりの視覚化に魅せられたのである。ＭＲＩには、舟状骨や月状骨の中の嚢胞が映っていた。骨の白をバックに、嚢胞は月のクレーターのようだった。かなりの腫れがあり、液体の海に縄のような腱が浮いていた。Ａ医師は、依然として何の診断を下すこともなく、再度添え木を当てることにした。

後になって、私の治療歴をテリー・ライト医師と一緒に再検討したとき、彼はＡ医師のアプローチに同意を示した。「確かでないときはそれを認め、時間をかけて調べたほうがいい。誰の骨にも必死に探せば穴がみつかることを考えても、何が原因で手に痛みが起こるのかわからない場合が多い」

添え木固定をしていると一時的に痛みは和らいだ。しかしそれからの一、二ヶ月間、私の手は、どんなに些細な動きをしても腫れて赤くなり、痛みが走った。Ａ医師には、一年で少なくとも四回診てもらった。訪ねる度に、何が原因なのか教えて欲しいと言って彼を困らせた。彼は、熱を帯び腫れた手首は、全身性エリテマトーデスやリウマチ性関節炎のような、全身性疾患の症候ではないか、そしてコンピュータ使用による長期の腱炎、プール事件やエレベーター事件による外傷は、真の疾患から注意をそらす偶然の現象ではないかと、疑っていた。しかし、関節炎を惹き起こす全身性疾患の血液検査の結果はすべて陰性だった。手首へのステロイド注射は役に立たなかった。

再診訪問の度に、私はA医師に答えを迫ったが、彼は肩をすくめるだけだった。その後、最初に診てもらってから一年が経った頃、彼は「過敏性滑膜を惹き起こしたのだと思います」と言った。A医師の説明によると、手首と手周辺の関節の内側の膜《ライニング》である滑膜が些細なストレスにも耐えられないほど敏感になってしまった。それが過敏な反応を示して炎症を起こしている。従ってそのすべてを除去する外科手術を彼は提案した。私は、関節の正常な動きにその滑膜は必要不可欠なものではないのか、また術後の瘢痕《はんこん》形成の問題はないのか、と尋ねた。A医師は、確かに滑膜は必要なものだが、ゆくゆくは新しい滑膜が育ってくるだろうと答えた。それから、そう、瘢痕組織が残るだろう、と認めた。

私は骨や関節の病気の専門家ではないし、「過敏性滑膜」など聞いたことがなかった。ライト先生も聞いたことがないと言い、「ぴんとこない。全く腑に落ちない」と言った。

A医師は、思考が終着点に達していた。ただ、以前のように正直に「よくわからない」と言う代わりに、私の執拗な詰問に対して答えを「発明」し、私に被害を及ぼしかねない手術を勧めた。別の意見を求めるべきときが来たようだった。

私はB医師に診てもらうために隣の州に出かけた。機敏で、意識を集中し、熟慮したアプローチをとる医師だった。私の手を慎重に調べ、「過敏性滑膜」は臨床上は存在しないと同意してくれた。何が原因であるかを必ずつきとめて治すと言ってくれた。B医師はX線写真とMRIスキャンの結果を見ながら、通常と違うありとあらゆる影や形を、念入りに調べた。そして、舟状骨と月状骨内の嚢胞の他に、別の骨にも小さな嚢胞をみつけた。小指側の手首にある骨だ。小指の近くの腱も位置がちょっとずれているようだった。B医師は、舟状骨に嚢胞だけでなく、細い亀裂があると判断した。三回の手術が必要だと言った。最初の手術で骨折にピンを挿し、二度目で三つの嚢胞から液体を抜き取り、私の大腿骨から取った骨移植で埋め、そして三度目の手術でずれた腱の整復をすると言う。「手首は一連のギアのように動いていきます」と彼は言った。「一つあるいはそれ以上の部分がその整合から外れたり機能不全を起こしたりすると、手全体が動かなくなるのです」。動かなくなったギアを動かそうとする張り詰めた状態が腫れや痛みの原因だと言う。

三回の手術から回復するにはどのくらいかかるのかと私が尋ねると、「十八ヶ月から二十四ヶ月ですね」と言われた。

テリー・ライト医師は当然のことながら、B医師の診断に適切にコメントするには、彼自身が私を診察し、MRIを見なければならないと言った。しかし、「スキャン結果が示したことすべてに対応するために三回も手術をするのは……」と彼は懸念を示した。「それがMRIの問題です。ものが見え過ぎることがあります」

私はますます苛立ち、解決策が欲しくて躍起になっていたが、三回の手術を受ける気にはなれなかった。同じく医師である妻パムは、長いこと痛みと障害に苦しんでいたことで、私の判断力が鈍っているのではないかと心配していた。そこで次の診察には彼女がついて来てくれることになった。

アメリカ合衆国で最も有名な手の外科医であるC医師の診察を受けるため、私は少々コネを利用せざるを得なかった。他の医師たちの間で常に話題になり、市の雑誌の「○○市最高の医者リスト」に毎年載る人物だった。その待合室は、A医師の場合と同様に満員だった。しかし、診療所によく飾られているようなアート、たとえばヨットの写真や草原の絵などは見当たらず、クリニックの壁は記念額に覆われ、壁の隙間が残ってないほどだった。私はいくつかの記念額を読んだ。どれもC医師の名声を証明するものばかりだった。リオデジャネイロで開かれた親指異常に関する国際会議からのものがあった。スイスのサン・モリッツで（スキー・シーズンの最中に）開催された指のリウマチの回復に関するものもあった。記念額の横には、会議のプログラムが額にはめ込まれて飾られており、C医師はそれぞれの会議における中心的な特別講演の演者であった。

まず整形外科の研修医《レジデント》に私たちは迎え入れられた。二十代半ばで少年のような笑顔をした、ブルックス・ブラザースを着こんだレジデントが、C医師に私の症例を提示すべく、私の病歴を訊きX線写真とMRIの結果を手に取った。

C医師が部屋に入ってきて、パムと私に会釈した。私の前に立ち、レジデントが私の既往歴を読み上げるのを聞きながら、私の右手をとって診始めた。「X線写真は?」と彼は訊いた。レジデントがそれを渡すと、C医師は言葉もなく、レジデントを連れて部屋を出て行った。ローラースケートでも履いているかのような素早い動きだった。五分も経たないうちに彼は部屋に戻ってきて、「関節鏡検査をする必要があります」と言った。つまり私の手首に内視鏡のような器具を挿入して実際の骨や靭帯を見るという意味である。「レジデントに日程を組ませるから」と言って、彼は去ろうとした。

私は思い切って「お急ぎだとは思いますが……」と話しかけた。

「急いでいる? 何故私が急いでいると思うのかね?」

「あの、関節鏡検査で何を探そうと考えているのか教えていただきたいのですが……」

「中を診たときに解明します」と言い、彼は部屋を後にした。

レジデントは座り、関節鏡検査同意書を取り出した。

その間、パムは無言だったが、私に目配せをしていた。私が同意書に目を通している間、彼女は礼儀正しく、だが鋭くレジデントに質問し始めた。その処置の所用時間について、そして合併症に関して——起こりうるあらゆる合併症だけではなく、それぞれの合併症が起こりうる確率について——また、回復までの期間について情報を求めた。どんな医学的処置でも、何の害もなく何のリスクもないということはありえない、とパムは常に患者に伝えている。レジデントは、C医師に代わって説明をすることに慣れていないせいか、緊張した声で答えた。この処置は、腕の神経に麻酔をかける準備時間とは別に、約二十分かかること、痛みと腫れが主たる合併症であること、感染症はほとんどないこと、完全に治るまでに二、三週間かかることを彼女に答えた。

私は同意書にサインしなかった。困惑していたのだ。C医師に辿りつくために、数多くの人の援助を求めたのだ。それなのに彼は、評判の才能を私たちと分かち合うことなく、通り過ぎてしまったのである。パムのレジデントへの質問は続いた。C医師が骨の嚢胞が痛みと腫れの原因であると決めたとしたら、彼はどんな移植組織を挿入するのか？

「いいえ、ここでは骨の移植はしません」とレジデントは言った。「ここでは、骨を融合させます」

パムと私は、顔を見合わせた。私たちは二人ともMGH（マサチューセッツ総合病院）で教育を受けた。そこでは、複雑な状況の中で他の治療法を除外して特定の治療法を選択する際、研修生に与えられた根拠は「高名なMGHの医師がそうしたから」というものだった。それは、あたかも啓示のような、伝承された知恵だ。私たちがボストンを去り、UCLA（カリフォルニア大学ロサンゼルス校）に行ったとき、さらに別の伝承された知恵を聞かされた。それもまた、UCLAスタッフの有名な医師が、同じ複雑な症例に対して行なった個人的なアプローチだったが、私たちが驚いたことに、それはMGHで行われていたものとはまったく異なっていた。にもかかわらず、UCLAの治療方針は、同じく天上界から降りてきたかのように、うやうやしく語られていたのだった。

「やはりC先生がどう考えておられるのかお訊きしたいのです」と私はレジデントに言った。「先生は、私たちが二人とも医師であることをご存知ないのではないかと思います」

レジデントは、C先生を部屋に連れ戻してきましょうと言った。二十分後、C医師は戻ってきた。彼は私たちに「初めまして」と挨拶した。口調は穏やかではなかったが、かといって診察が始まったときの鉄砲玉のような調子ではなかった。C医師は、私がボストンやロサンゼルスで出会ったかもしれないドクターの名前を挙げ始めた。そして、予想どおり何人か共通の知人がいることが判明した。

パムは、彼の主たる診断は何かと尋ねた。「軟骨石灰化症」と彼は答えた。軟骨石灰化症は、偽痛風とも呼ばれている疾患だ。カルシウムの結晶が軟骨内で蓄積物を構成し、通常は柔軟な細胞組織を硬化させて炎症を起こすというものである。結晶はまた、関節周辺の液体内に浮漂する。

「カルシウムの蓄積物は、X線写真でわかるのではありませんか？」とパムは尋ねた。

「X線写真には出ないこともあります」とC医師は答えた。

「骨の嚢胞は？」

C医師は再び、関節鏡検査のときに「解明する」と言った。

C医師は椅子に座りながらそわそわし始め、診察の終わりを告げる合図をするように私の左手をとって握手した。「私のレジデントが処置の日程を決めます。心配しないでください」

そう言われても私は心配だった。パムも心配だった。そして二人ともがっかりしていた。私たちは大いなる期待を膨らませてやってきたが、C医師のすべてがそれをしぼませた。何年も前に私は、スポーツで怪我をして背中にひどい痛みを抱えていたことがある。そのときの外科医たちは私の背骨を診察して「解明する」と言った。痛みで苛立っていた私は衝動的に外科処置を選んだ。結局、脊椎の固定術をされてしまい、結果的に身体を虚弱にした。そのときのことを振り返って考えると、私は外科医たちより自分を責めてしまうのだ。実際、まだ痛みの原因が曖昧でまだ何もはっきりしていないときに、私が彼らに解決策を強要したのだから。その災難は私には辛い教訓となった。C医師との出会いは、まるでその体験の再現、デジャビュだった。

しかし、C医師は世界的に著名な、国際会議での花形講演者だ。そこで私は標準的な医学教科書を読み、軟骨石灰化症に関する章を復習することにした。これまでにやった検査のどれを見ても軟骨石灰化症の蓄積物が写っていないとしたら、結晶を見つけるのに一番容易な方法は、小さな針で関節から液体を抜きとることであり、関節鏡検査ではない。そして軟骨石灰化症の治療には、ナプロキセンのような抗炎症剤または関節へのステロイド注入が必要である。そのいずれも私は過去に試したことがあったが、何の効果もなかった。ライト医師も私の考えに共感した。軟骨石灰化症は道理に合わない。「患者が軟骨石灰化症だと思ったら、関節鏡検査は要らない。必要なのはインドメタシンのような強い抗炎症剤投与です」。C医師の場合、「過敏性滑膜」を発明したA医師の例とは異なるが、それでもやはり発明的診断だと言わざるを得ない。私は何もしないことにした。

ほぼ一年が過ぎた。その間私はあまり右手を使わなかった。書く代わりに、口述筆記用録音装置を使うことにした。ひたすらコンピュータを避けた。ときどき、些細なことで、たとえばいつもよりちょっと長く泳いだ後に、三、四枚の小切手にサインをするだけで再発した。手は赤く腫れ、非常に痛かった。氷で冷やし、添え木を当てると、数日で炎症はおさまった。

若い手の外科医がボストンにやってきた。D先生と呼ぼう。シニア・スタッフの間で有能だと噂されていた。好奇心にかられ、彼の診察の予約を取った。D医師は温かく、気さくで話しやすく、私が一連のいきさつやその後の病態の悪化について詳細に語るのを熱心に聞いてくれた。彼が右手だけではなく、左手も調べたことに私は驚いた。そして彼は両方の手のX線写真が撮りたいと言った。しかも静止状態のものだけではなく、なにかを強く握るように曲げた状態の写真も撮ると言う。左手首に関心を向けたのも、動かした状態の骨の写真を撮ろうとしたのも、彼が初めてだった。

「私が疑っていたとおりだ」と、横柄さのかけらもなく彼は言った。右手のX線写真をライトボックス（シャーカッセン）に載せ、舟状骨と月状骨の間のスペースが握った状態では広がっていることを示した。左手にはそんな関節の広がりはなかった。

「舟状骨と月状骨の間の靭帯が部分的に切れているか、あるいは少なくとも正常に機能していないのだと思います」と彼は言った。右手首がほんの些細なストレスでも痛んだのは、緩んだあるいは切れた靭帯が骨の間に摩擦を起こしていたからだという。彼はさらに、嚢胞から関節へと溝ができてしまい、細い水路のある湖のようになっているかもしれない、と説明を続けた。嚢胞内の液体の圧が上がると、液体は水路に押し込められ関節へと流れ、それが炎症を惹き起こすのだという。

D医師のシナリオは納得のいくものだったが、MRIには靭帯の機能障害や嚢胞からの溝を示すものは何もなかった。MRIの結果にかかわらず、きっと靭帯に異常があり、嚢胞と関節を結ぶ溝があるはずだと彼は答えた。医師たちはMRIのような高度なスキャンに頼り過ぎる、と彼は続け、もしスキャンの結果が臨床所見と一致しないのであればスキャンを疑わねばならないときもあるとも言った。靭帯を整復せずに嚢胞に骨の移植組織を注入すると長期的にみて良い結果を生まないだろう。なぜなら、緩んだ関節が摩擦を起こし、引き続き痛みの原因になるからである。D医師は大腿骨から骨の移植組織を採って嚢胞に注入し、靭帯を整復することを提案した。B医師が治そうとした、MRIスキャンが示したその他の異常――小指周辺の腱や、別の骨の嚢胞――を手術することについては、D医師は気が進まないようだった。コンピュータのキーボードを叩き、スポーツをし、エレベーターでどじを踏み、手を使い古してきた五十代の人間の手なら、MRIにその結果が現れることもあるだろうが、それを整復しようとしても害のほうが大きい、と彼は言った。

D医師は冷静で自分の考え方をしっかりもっている人だった。患者の病歴や実際の検査結果が自分の思考と矛盾するときはテクノロジーに屈服しない人だった。しかし彼は正しいのだろうか？　私は、彼が正しいという想定で、提案された手術を何度行なってきたかを尋ねた。彼はちょっと間を置いて「一度」と応えた。人の監督下では何度かしたことがあるが、一人でやったのは一回だけだ、と続けた。彼は、医師としてのキャリアが始まったばかりだった。

「痛みをかかえている患者をもつ医師にとって、苦しい決断ですよね」とライト医師は、Ｄ医師の考えを聞き、Ｂ医師の提案と比較しながら私に言った。「ＭＲＩで多くのことを見ることはできるが、症状を起こしている直接原因を明確に見ることはできない。だから堂々巡りです。ＭＲＩの憎たらしいところは、たしかに素晴らしいテクノロジーだが、誰にでも異常を見つけてしまうことです。ＭＲＩで見つけた異常が果たして痛みの原因なのかどうかで悩んでしまう。ほんとに難しいところです」

「大事なのは」とライト医師は続けた。「すべての帳尻が合うこと。患者の症状、健康診断の結果、ＭＲＩやＸ線写真の意味のある結果など。全てが一緒になって全体像を構成しなければならない」。彼はつまり、パターン認識について説明していたのである。パターンが明瞭でないとき外科医は困惑する、と言う。「メスで身体を切ることは解決策にならないかもしれない」。ところがこれこそ、Ａ医師、Ｂ医師、そしてＣ医師が、整合性のある一貫したパターンを認識せずにやろうとしていたことだった。

「私はＤ先生と同じ診断に達しました。舟状骨・月状骨の力学的不安定性」とライト医師は言った。骨の整合性を損なわせる靭帯の緩みという問題に専門用語を当てはめたのである。「患者は多くのＸ線写真を持ってやってきます。あなたがそうだったように。それから、私は手を握った状態でのＸ線写真が見たい、と患者に言う。すると患者は『既にありとあらゆるＸ線写真を撮ったじゃないですか』と言う。しかしＸ線を撮り直して舟状骨と月状骨の間を見ると、トラックが通れるくらいの広い関節スペースを見つける。つまり重要なのは、その事態を思いつくことです」

「思いつく」のに何故三年もかかったのか？

ライトは、実際にはどうやって「思いつく」のか誰も教えてくれなかった、と言った。その代わり、彼は先輩の外科医たちを、度々手術室において一対一で、注意深く観察することを覚えたという。そして「明断で有効な」手術をする外科医たちを真似るようになった。彼はまた、判断が明晰だとは思えない、あるいは手術室における仕事ぶりが有能とは思えない外科医たちも観察した。その差は何かを解明しようとした。「その差を知ることは依然としてアートであり、ギルドなのです。徒弟になり切って匠と一緒に作業しなければ答えは得られません」と彼は言った。

ライトはさらに、一般常識では、外科医は「偉大な手」をもっていなければならない、外科医として成功するには手先の器用さが必要である、と考えられているが、実際には、巧みな意思決定のほうが重要だ、と続けた。「もちろん、不器用な人だったら手術室の仕事は無理ですが……」とライトは認めた。さらに、目と手のコーディネーションがいいことも役に立つ、と。しかしライトは、コネティカット州ハートフォードで開業している、以前に軍の外科医だったポール・ブラウン博士が書いた「レス・ゼン・テン（一〇本以下）」というタイトルの記事に言及した。ブラウンはこの記事で、指の一部あるいは指一本を失うような傷を負った外科医たちに関して報告している。「もちろん、細い血管を縫い合わせるなど、非常に高い技術を要する手術には、卓越した器用さが必要です」とライトは言う。しかし、と続けた。それが無くても、ブラウンの記事にあるように、驚くほど幅広い可能性の余地がある。ほとんどの外科医は手先の器用さをくり返しの実践を通して学ぶ。どこが違うかといえば、テクニックやどんなステッチが好みか、また特定の状況下でどんな道具を使うかなどにあるのではない、とライトは言う。「それは、患者の問題を彼らがどう概念化し、それを治すのに手術で何ができ、何ができないかを理解することにかかっている。外科医の『手』より『脳』のほうが遥かに重要なのである」

テリー・ライトは、エール・ニュー・ヘイヴン・ホスピタルで教育を受けた。インターンだった期間、外科医としてだけでなく作家としても有名なリチャード・セルツァー博士のもとで働いた。セルツァーは若きテリー・ライトに、外科医は手術をするには大いなる自信をもっていなければならないことを教えた。「他人にナイフを当てる大胆さ」とセルツァーは書いている。ある程度の虚勢が外科医には必要である、とライトも認める。

私はライトに、私たち医師が使ういろいろなタイプの認識への近道について、また、時にはその「ある程度の虚勢」が、認識にどう影響を及ぼすかについて調べていることを伝えた。私はライトと共に、診てもらった手の外科医の考え方の落とし穴について分析した。A医師は「遂行志向《コミッション》バイアス」と呼ばれるものにとらわれていた。つまり、何もしないでいるよりアクションをとりたがる傾向がある。自信過剰で、エゴの膨らんだ医師が犯しやすい間違いである。またそれは、事態が自分の手に負えなくなり、それでも「何かをせねば」という衝動にかられるときに起こりうる。その間違いは、往々にして患者からのプレッシャーが呼び水となって惹き起こされ、医師がそれに逆らうには相当の努力が必要となる。「ただ突っ立ってないで、何とかしろ」という表現があるが、私の指導教官の一人だったリンダ・ルイス医師は、診断にあまり自信のなかった私に「何もしないで、ただ突っ立ってなさい」と言ったことがある。認識的エラーの範疇に入るような間違いを犯さないよう、先輩が私に明白な警告を与えてくれた珍しいケースだった。ルイス医師の言葉は、数十年にもわたる臨床医としての経験から生まれ、熟練した匠から見習いに与えられた率直な禁止命令だった。何もしないということは、医師に期待されることでも、医師自身が自分に期待することでもないが、時にそれが最善の選択であることをルイスから学んだ。

B医師は別の種類の認識エラーを犯した。ある人はそれを「探求の達成感」と言い、ある人は「探求の満足化」と呼ぶものである。一旦何かを発見すると、診断のための探求を止めてしまう傾向があることを指す。日々の生活にも同様のことが起こる。たとえば、仕事に向かうために家を出ようとしていて、急がないと電車に間に合わないとしよう。前夜遅くまで外で飲んでいたかもしれないし、夕飯時にワインを飲みすぎたかもしれない。あるいは、ティーンエイジャーの子供と言い争いをしたかもしれない。こういうことが全て頭の中で反芻されている。財布を捜すが、机の上のいつもの所にない。もっと捜すと、ベッドの横のナイトテーブルの上にあった。財布を見つけてホッとし、それをポケットにしまう。何とか電車には間に合う。

患者の問題を解決しようとしている医師に話を戻そう。患者はある症状をかかえており、医師はそれを解明する必要がある。説明を求める際、医師は健康診断や検査結果、あるいはX線写真で何か異常を見つける。B医師がMRIで嚢胞を見つけたときに起こったのがそれだ――つまり、ナイトテーブル上の財布を見つけたことに相当する。問題はしかし、原因は一つだけではないかもしれないことだ。パット・クロスケリー医師は、それについてこんな風に表現する。「何かを発見すると満足するかもしれないが、全てを発見できないことは最適とは言えない」。ポケットに財布を入れた後、家を出て扉を閉め、駅まで運転しようと車に近づくと、鍵を持っていないことに気づく。車の鍵がないだけでなく、家の鍵もないので扉を閉めた家の中には戻れない。財布を見つけたことに大喜びしたため、思考が停止し、他に何か足りないものはないかを考えなかった。実に「最適とは言えない」話だ。

D医師は、X線写真やMRIスキャンで見られることの他に、何か見つけるべきものはないかと自分自身に問うことにより、このタイプのエラーを避けることができた。彼は、自分の前に提示されているものに満足せずに、問い続けた。目前にあるものだけでは、私の症状のすべてを説明するには不充分と考えたからである。目的地に私を導くために、彼は財布だけでなく、鍵束も見つけなければならなかったのだ。

D医師はもう一つ、「垂直軸の失敗」と呼ばれ、一般的には「箱の中で考える」といわれる思考上の間違いを避けることができた。「箱から出て考える」は、酷使され陳腐なフレーズになってしまったが、ときには平凡な発想を突破する「水平思考（既成概念にとらわれない思考）」が重要であるという真実を示唆する。この場合の「箱」とは、MRIであり、医師の考えを強く束縛するにもかかわらず崇敬されているテクノロジーである。データと臨床所見が整然と一致しないような状況では、わかりきったことに固執するより、創造性と想像力を発揮するべきだ。

内分泌学と代謝の専門家キャレン・デルガド医師は、創造性と想像力を必要とする状況で、水平思考を駆使して診断を行なう医師として認められている。この思考法をどうやって学んだのかを彼女に尋ねたら、彼女は「よくわからないけど、インターン時代にマインド・ゲームをするのが好きだった」と言った。たとえば、新患の診断が明白でわかりきったものであっても、彼女は「待てよ。他にも何かありえないだろうか?」と自問していたという。他の診断の可能性が全く考えられないこともあった。見てすぐわかるようなものは、やはりそのとおりの診断だった。しかしときには、データを頭の中で再編成し、別の可能性のある診断、患者の症状を説明できる別のパターンを構築してみたのである。それが正しいと思えたら、彼女はさらに探求した。決して最初から満足しないように心がけていたと言う。往々にして、彼女の探求は実を結ばず、最初の診断が正しかった。しかしたまには、垂直思考からの逸脱、すべてが手際よく収まっている箱からの脱出が、最初の診断の誤りを立証する上で重要な役割を果たした。あるいは、雷は一ヶ所には一度しか落ちないというが、それが二度も落ちたかのように、患者が複数の診断を要するいくつかの問題を抱えていることがあるとわかったのである。これは、一つの原因がすべてのデータを説明できるようならそれが正しい原因だ、とする昔ながらの「オッカムのかみそり」(無用な複雑化を避け、最も簡潔な理論を採るという原則)に反する考えだ。

手術をする前の試験的な関節鏡検査を行なう際に、D医師が診療所で言っていたこと、つまり靭帯の機能不全や舟状骨と月状骨の間の関節が歪曲していることを、他の外科医がすでに発見していたかもしれない、とライト医師は言った。そうはいっても、医師が「手術室で解明してみます」と言うのでは信頼を託す気にはならない、と私は指摘した。

ライトは同感だった。逆説的だが、医師が患者に心を開き、知っていることと知らないこと、明白な所見とまだ不明瞭な所見、説明のつく症状とまだ原因がわからない症状などを率直に話したほうが信頼関係は強くなると彼は言った。C医師が「私に任せなさい」という代わりに、そんな風に意見を述べてくれ、手術室で調べれば手首の機能を評価でき、どの関節の調子が狂っているのか判断できる、と説明してくれたと仮定しよう。彼は少なくとも、軟骨石灰化症という納得できない病名を軽率に口にするのでなく、心を開いてパズルを解こうとしている姿勢を私に示すことができたはずだ。同様にB医師が、ライト医師がしたように、MRIスキャンは問題の過剰解釈を招くことがあり、異常が見えても額面どおりに受けとるべきではないと説明してくれていれば、信頼関係が築けたかもしれない。彼はもしかしたら三回も手術が必要だという決定を考え直したかもしれない。

D医師の助言を数週間も反芻し、友人であり私と同じシナゴーグのメンバーでもある別の手の外科医から同様の診断を受けた。その後、別の市の大きな整形外科センターで、手の骨、腱、靭帯をさらに詳しく解明できる新しいMRIの実験《ベータテスト》をしていると聞いた。新しいテクノロジーの守備範囲に興味があり、それとD医師の分析に光を当ててくれるかもしれないと思い、実験的スキャンを受けに出かけた。D医師が予想したとおり、舟状骨と月状骨の間の靭帯が擦り減り、緩んでいた。さらに小さな溝が嚢胞から広がっていたのである。整形外科センターの友人に尋ねたところ、D医師より三十年ほど先輩のE医師がこの種の治療を数多くこなしてきたことを知った。

私はE医師に会った。彼は礼儀正しく話も的確だった。関節鏡検査と手術は一回のセッションで同時に行なえると言った。さらに彼は、移植組織として新しく作られた合成骨を使用するので、私の大腿骨から骨片を採る必要がないと言った。手術は全般的に成功した。五ヶ月のリハビリを経て、私の手首は正常の八〇パーセントまで回復したが一〇〇パーセントではなかった。缶切りと格闘したら、腫れと手の深い疼痛を惹き起こした。「手の関節炎です」とＥ医師はいつもの率直な口調で言った。「気をつけてください。無理をしないように」

「完璧はほど良さの敵」とライトは言った。これは、特に手術に先立って外科医が患者に伝えるべきメッセージだと、ライト医師は信じている。「手術は何れにせよ、完璧ではありません。全てが妥協です。手術後に正常の八〇パーセントが得られたら、まあ、それは相当よい状況です」。正直言って、私は一〇〇パーセントの回復を望んでいた。ほとんどの患者もそうだろうが、私は元の状態にまで回復することを期待していた。たいていの場合、それは非現実的な期待だ。どの患者の場合も、結果を具体的に予想することはできない。事実は包み隠さずに、そしてあまりばら色のシナリオを描かないほうがいい、とライトは強調した。

それには尋常でない正直さが求められる。というのは、それはある程度、医師のエゴを傷つけることが要求されるからである。これは、セルツァーが書いていた二つのエゴの対照に関連がある。一つは、他人の肉体にナイフを当てるのに必要な健全なエゴ——手術室で正しい判断を下し、手速い処理をする能力があると自分を信じること。そしてもう一つは、外科用メスを、病む身体を完璧に回復させる魔法の杖と想像するエゴ。そのような正直さは今日の社会では報われない。患者は選り好みで医師を決める。医師の中には自分の売り込みに熱心な者もいる。彼らにとっては、自分たちの仕事が最高レベルであることにしておいたほうが、売り込みやすい。険しいカーブをスムースに誘導し、流れるようなギアチェンジができる高級車のように。しかし私の故障だらけの手は、一九五二年型スチュードベイカーであり、工場でどう改良しようにも限界がある。決してレクサスの新車として生まれ変わることはないのである。

「手の手術で非常に興味をそそられるのは、患者一人ひとりが独自の物語を持ってやってくることです」とライトは言う。「その物語を解読し、それから彼らのために何ができ、何ができないか、解明するのです」

「仕事を始めて間もない頃の外科医の場合、技術的な要素が非常に重要です。研修中のレジデントなら、『最初の人工股関節手術を終えた。最初から最後までやった、気分は最高だ！』と自分に言い聞かせる。わー、すごい、なんという達成感だろう！　と。私が初めて指の再接合手術をし、その指がピンク色になってゆくのを見たときのことをよく覚えています。実に素晴らしいものでした。齢を重ねると、患者が訪ねてきて、身体がよく機能するようになったと伝えてくれたときに達成感を感じるようになる。手術そのものよりも、満足して喜んでいる人間のほうが重要になるのです。だから人を失望させたくない。そうするためには手術の見込みを最初にはっきりさせておかなければなりません。ときには、ある特定の手術を求めてやってくる人がいる。医師は心の中で、この患者はきっと満足しないだろう、とわかることがある。たとえばそれが他の患者にはうまくゆく処置であっても」

ライト医師は、最も経験豊かで熟練した医師たちの典型的な考え方を説明していたのだ。彼らの思考は、患者の思考と同調している。患者も、医師と同じ波長で思考できることが望ましい。

私の問題の手について言えば、私が医師だから最終的にほぼ満足できる成果が得られたのだろうか？　もちろん、医師であり、かつ医師と結婚していることで有利な立場にあることは明白だ。しかし、この三年間の探求の旅は、脊椎手術が失敗して苦しんだという過去の経験に導かれたものだった。確かに私の技術的な知識は助けにはなったが、常識のほうが重要だった。「生物学でも医学でも、明瞭で単純な言葉で説明すれば、素人が理解できないほど複雑なことは何もない。量子力学じゃないのだから」とコロンビア大学の恩師リンダ・ルイス医師が回診のときに言ったことがある。

私の手の何が問題だったのか、説明するのはそれほど難しいことではない。外傷で惹き起こされた嚢胞、コンピュータを叩き続けたことによる舟状骨と月状骨の酷使、プールでの空手チョップ、エレベータードアの打撃。そのすべてが、結果としてこれらの骨のマトリックスが破壊され、粘度の高い液体で満たしたのである。靭帯は多分、ジュースの瓶と格闘したときの無理な力でさらに傷ついたのだろう。「過敏性滑膜」という造語のような病名は科学的な響きがして素人を感心させるかもしれない。ラテン語とギリシャ語が多くの難解な医学用語を構成しており、不当に権威を与えている。しかし、他の専門家と話すか、医学の教科書やインターネットの良質なサイトで調べれば、素人でもじきに「過敏性滑膜」が架空の動物、一角獣であることを発見することになる。

B医師は善意をもって対応してくれたが、慎重さが足りなかった。ときには、ものごとは少ないほうが多くを生み、多いことで過剰になることがある。すべてに対応しようとする強迫観念、患者が特に困っていなくても、あらゆる異常に対応しようとする強迫観念は、理想化された医療に対する不合理なアプローチの表われである。テリー・ライトが言ったように、完璧がほど良さの敵となりうるのだ。

患者は、質問をすることで医師の思考を助けることができる。医師が外科手術による合併症が起こりうることに言及したら、それがどの程度の頻度で起こるのかを訊けばいい。もし医療処置による痛みや不快感の長期化について医師が話したら、その痛みはノボカイン（局所麻酔剤）使用下で歯を抜く場合、あるいはその他の不快な事象と比べ、どの程度なのかを訊けばいい。ある医療処置を勧められたら、患者は、その根拠を問い、何が見つかるのか、見つかる見込みはあるのかなどを訊けばいい。そして重要なのは、それを見つけることが、治療にどの程度の影響を及ぼすのかを訊くことである。このような質問をされた医師たちは、すべての質問に答えられないかもしれず、不快になる医師、怒りだす医師がいるにちがいない。しかし、これら単純にして直截的で、もっともな質問に対し、時間をかけてわかりやすく答えてくれる医師もいる。医師の対応の仕方により、その医師がどのくらいあなたの病気について知っているのか、そしてどのくらい知らないのかが明らかになる。

D医師はその点では英雄だ。彼は思考し、しかも独自の考えをもち、私の珍しい問題がどのようにして起こったかを解明しただけでなく、今日のハイテクの神さまともいうべきＭＲＩスキャンに真っ向から疑問を投げかけたのである。彼は自分の実績についても正直だった。私の質問を軽視し、「その手術に成功した」と言ってもよかったのに。一回限りだったとはいえ、嘘にはならなかった。テリー・ライトは、Ｄ医師は間違いなく年々上手になってゆく、と言った。探究心が彼の手を導いているからだ。

第8章

大量データによるミスとエラー

観察者の眼

The Eye of the Beholder

プライマリーケア医は、健康と思われる患者が本当に健康かどうかを確認し、問題があると思われる患者の病気を特定してもらうために、常日頃から専門家を頼る。デニス・オーウィグはその専門家の一人である。しかしプライマリーケア医は、患者の診断や治療にとって重要な存在であるオーウィグ医師と実際に面と向かうことはほとんどない。オーウィグは一日の大半を一人で、しかも暗い場所で過ごす。もし彼のオフィスに窓があったら、アメリカ屈指の風光明媚な眺めを見ることができる。このオーウィグが勤めるマリン総合病院はサンフランシスコ北部にあり、タマルパイス山を望んでいる。なだらかにうねる起伏が眠れる乙女のようだと、ミウォク・インディアンが名付けた山だ。ユーカリの木々が病院をぐるりと取り囲み、柔らかな風がその梢を通り抜ける。その環境からオーウィグが自らを遮断するのは、放射線科医だからである。ワークステーションのモニター三台以外、気が散るようなものが一切あってはならない。典型的な彼の一日は、モニター三台に映った画像の読み取りに終始する。画像の一つは心臓、肺、肋骨、鎖骨を映す胸部Ｘ線写真。一つは良性・悪性の腫瘍を映し出すマンモグラム。三つ目はさまざまな臓器、血管、骨の組み合わせを明らかにするＣＴおよびＭＲＩである。

「放射線医学という分野は大きく二つの過程に分かれる。知覚する過程《パーセプション》と認知する過程《コグニション》だ」と彼は言う。放射線科医はまず観察しなくてはならない。そしてそこで知覚したことが何を意味するのか、その所見をどう説明できるかを分析しなくてはならない。この両過程が秒単位、分単位、そして時間単位で一日中、交互にくり返されるのである。そのなかで放射線科医は、プライマリーケア医と同様に、重大なことを見逃してしまう危険がある。気づかなくてはならない組織の輪郭の変化、あるいは臓器の密度の変化を見逃す危険。しかもヴィクトリア・マッケヴォイ医師たちと同様に、扱う量そのものが圧倒的だ。十年前は、オーウィグのように個人で契約している放射線科医は年間に一万二千〜一万五千人程度の症例を査定していた。ある推定によると、現在の作業量は一万六千から二万五千人に達するという。たった数点の画像しかない症例もあれば、何百何千もの画像を要する症例もある。たとえば、発熱と咳で救急治療室に来た患者は一回の胸部X線写真で済むかもしれない。この場合、患者を二つの位置で撮る。最初は胸をプレートに当て、次は胸の側面にプレートを当て、この二つの画像を放射線科医が検証するのである。しかし、たとえば虫垂炎の疑いで救急治療室から依頼《オーダー》されることの多い腹部ＣＴの場合、何百もの画像が発生するため、放射線科医は圧倒されるような数の画像の中から重要なものだけを選んで分析しなくてはならない。

従って、放射線科医には画像を見てすばやく分析する能力が求められる。事実、第一印象、つまり「ゲシュタルト（形態）」から一気に結論を出すことが研修訓練の証と見なされており、それは救急治療室の医師間で「早撃ち」がもてはやされる現状と似ている。

だが、オーウィグは、一般に定着した観のあるこの考え方に異議を唱える。オーウィグはこう語った。「私が研修を受けたのはカリフォルニア大学サンフランシスコ校だが、そのプログラムは全米でもトップクラスと言われている。しかし今の私から見ればその研修方法には欠陥があった。しかも大学の同僚たちを通して知ったことは、その欠陥は私の大学だけでなく、ほかの多くの教育機関も抱えているということだ」。見習い期間中、学生たちはX線に映るすべての解剖学的部位を系統立てて点検するように教わった。しかしその目的は、画像を丁寧に解析することではなく、瞬時に異常を見分ける術を体得することだった。「経験を積み、画像を見たら『ぴんと来る』ようになるはずだ、という意識がなんとなくあった」。なぜこういう方法で訓練するのか。それは、放射線科医が日々大量の画像を捌かなくてはならないという現実があるから、というものだった。そして事実、この専門分野では多数の医師がかなり第一印象＝ゲシュタルトに頼りながら正常と異常を見分け、画像を見て数秒という素早さで結論を出しているのである。しかし、大半はその方法で成功してはいるものの、ベテランを含め、多くの放射線科医が重大な所見を見逃していたことを、オーウィグは認識するに到った。彼のゲシュタルトへの疑問は、自分の仕事上の経験からだけでなく、医学文献からも得られたものだった。

イースト・ランシング市にあるミシガン州立大学のE・ジェームズ・ポッチェン医師は、胸部X線読影の正確度に関する調査を実施した。百人以上の認定放射線科医がこの調査の対象となった。ミシガン州立大の調査では一組六〇枚のX線フィルムを使い、その中に何枚か複製して重複させたものを混ぜた。放射線科医に「このフィルムは正常ですか？」と尋ねると、平均二〇パーセントの意見が合わなかった。これを「観察者間のバラツキ」と呼ぶ。同じ放射線科医たちに後日、同じ六〇枚のX線写真を読影させると、五〜一〇パーセントの割合で前回の自分の回答と異なる回答を出した。これを「観察者内のバラツキ」と呼ぶ。

この六〇枚の胸部X線写真のうち、一枚は左鎖骨の無い患者のものだった。その写真を入れた理由は、単に写真に映っているものを探すだけでなく、何が映って「いないか」に気づくかどうかをチェックするためだった。ジェームズ・ロックが強調するように、我々にはポジティブなデータに注目し、ネガティブなデータは無視するという習性があり、これはその点を指摘するための実験だった。驚いたことに、放射線科医の六〇パーセントが鎖骨の欠落を見逃した。この実験にさらに、ある臨床データを付け加えてくり返した。プライマリーケア医が肺癌など深刻な病気のスクリーニング（篩《ふるい》分け）のために行なう「年一回の健康診断」のために撮った六〇点の胸部X線写真だ、と放射線科医に伝えた。それにもかかわらず彼らの五八パーセントが鎖骨の不在を見落としその写真を正常と答えた。ところが、同じものを、癌発見のための一連の研究として撮られた胸部X線写真だ、と伝えると、今度は八三パーセントが鎖骨の欠落を指摘した。特異的な臨床上のヒントを与えると成績を大幅に上げうるということが、これで明らかになった。医師たちが瞬時の印象に頼ることなく、特異的な疾患を意識して、システマティックに探したからである。

六〇枚のX線写真を使ったポッチェンの調査で判明した最も興味深いことの一つは、放射線科医のうち、診断精度が九五パーセントに達した最上位二十人と、精度が七五パーセントだった最下位二十人との比較結果だ。最も不安にさせられるのは、両グループとも自分たちの分析に絶大の自信をもっていたことである。実験で成績が悪かった放射線科医たちは単に不正確だっただけではなく、間違っているのに自分が正しいと強い自信をもっていたのである。「観察者は正常か異常かのレントゲン識別能力が欠けていても、必ずしも自信まで失うわけではない」とポッチェンは書いている。彼はまた、観察時の判断力の指標として、一連のX線写真を読み取るのにかかる時間も測った。「決定をする際に、不確実性の閾値にどう対応するか、その方法に関しては観察者それぞれに特徴がある。たとえば、進んでリスクを冒すタイプには偽陽性率の高い傾向が見られる」。画像を「深読み」し、正常を異常とみなす、つまり「偽陽性」となるのである。「逆にリスクを嫌うタイプがいる。彼らは偽陰性になる確率が高い」。これは、過剰に慎重なために実際には病気なのに正常と分類してしまう、つまり「偽陰性」となるのである。「さらに、どちらか決めあぐねるタイプ。不確定だとして、決定までにさらなるX線写真を要することが多い」という。

皮肉なことに、「一枚のレントゲンを長く見詰めれば見詰めるほど、患者を傷つけるリスクを高める」とポッチェンは指摘したが、その根拠が放射線科医調査である。この調査では、三八秒以上経つと、「実在しないものが見えてくる」放射線科医が増えていることがわかった。要するに、「偽陽性」を創り出し、正常な構造を異常と捉え始めるのである。これは彼らの観察対象である画像に対する不安の度合いを示す、とポッチェンは解釈する。ローターとホールの研究やクロスケリーの論文で見たとおり、人間の気性は診断の精度に大きな影響を及ぼすことがあり、患者と直接接触しない放射線科医の場合でさえ同じことがいえる。

肺癌の診断に限らず、「観察者間のバラツキ」と「観察者内のバラツキ」の実例は豊富に存在する。たとえば、結核のスクリーニングのために撮った胸部X線の読影は、観察者間のバラツキが約三三パーセント、観察者内のバラツキが約二〇パーセントだった。乳房X線検査（マンモグラフィー）のスクリーニングの場合、一四八人の女性のマンモグラムを読影した放射線科医一一〇人を調べると、実際に癌を患い、そう診断された女性の割合は五九～一〇〇パーセントの変動幅を示し、癌ではないと正しく診断された女性の割合は三五～九八パーセントの幅だった。全体の正解率には七三パーセントから九七パーセントのバラツキがあった。

デューク大学医療センター・先進画像研究所のエーサン・サメイは、さまざまな放射線学的手法による結果を最近まとめた。「医療画像の解釈によって診断を誤る割合は現在二〇～三〇パーセントの範囲内にある。こうした誤診は偽陰性タイプにせよ、偽陽性タイプにせよ、患者のケアに重大な影響を及ぼすものだ」。そこで問題は、いかに放射線科医が精度を上げられるかである。

医師間で観察と分析の内容が大きく異なるのは、放射線医学の分野に限らない。デューク大の医療政策学教授デイヴィッド・エディは、顔や指が青変するチアノーゼの血中酸素レベル低下を計る検査について、こう書いている。「二十二人の医師を対象に、患者二十人のチアノーゼ診断能力を判定した後、酸素レベルを直接測って確認するという調査をしたことがある。血中酸素が極度に低い対象に対して確信をもってチアノーゼと診断をした医師は全体の僅か五三パーセントだったが、血中酸素が正常な対象に対してチアノーゼと診断をした医師は二六パーセントもいた」。心電図も同様に、医師によってさまざまな解釈をされる。ある専門家グループは、心筋梗塞（心臓発作）を示す五〇件、正常な二五件、他の何らかの異常を示す二五件、合計一〇〇件の心電図の読影を集めた。これら心電図を別の心臓病専門医グループの十人に渡し、彼らの診断能力を試したのである。十人の心臓病専門医が心筋梗塞を示すと判断した心電図の割合は、二ファクターのバラツキを示した。つまり、心筋梗塞の人が医師Aを訪ねると、心筋梗塞を見逃される確率は二〇パーセントになる。心筋梗塞ではない人が医師Bを訪ねると、心筋梗塞と診断される確率は二六パーセントになる。心電図のようなごくありふれた検査をする専門家の間でさえ、結論には大きな開きがある。

医療機器が必ずしも信頼できる答えを提供するとは限らない。十三人の病理学者が顕微鏡を使い、子宮頸部の生検標本一、〇〇一点を解釈し、しばらく時間が経ってから同じ操作をくり返した。平均すると、各病理学者が二回とも同じ結果を出した割合は八九パーセント、また、先輩の病理学者グループと同じ結果を出したのが八七パーセントだった。実際に子宮頸部に異常のある患者の場合、医師が二回目も同じ判断をした割合は僅か六八パーセントだった。この場合、ベテランの病理学者と後輩たちの判断が一致したのはたった五一パーセントだった。その病理学者たちは、癌細胞とはっきりわかる組織と正常とはっきりわかる組織の区別は全体によくできたが、前癌性の病変の識別に関してはあまり成績が良くなかった。

オーウィグはこれまで、知覚と分析をゆっくり行ない、エラーを避ける方法を模索してきた。彼は系統立った作業手順として口述筆記させたレポートを使用する。そのフォーマットは極めて構造的なチェックリストになっている。たとえば胸部X線写真を読影する場合、肺や心臓だけでなく、骨、胸部の軟部組織、縦隔（胸部中心部の構造）、さらに胸膜や肺の輪郭についても、明確に表記することにしている。まとめを出す段階になってようやく、X線検査を依頼した内科医や外科医が聞きたい具体的臨床問題に言及するのである。「ある臨床医から電話を受け、こう訊かれたことがある。『私はこの男性が肺炎かどうかを見るためにX線を頼んだはずだが、なんで肋骨のことがいっぱい書き込んであるのだ』と」。確かに、その男性のX線写真には、右肺の黒い画像に肺炎を示す大きな白い広がりがあった。しかしオーウィグは、数ヶ所の肋骨骨折の治った痕のことをレポートで指摘した。「こうした古い骨折については、緊急な課題ではなく、感染症という一次診断に関係がないと思われるため、わざわざレポートしない放射線科医もいる」とオーウィグが私に説明した。彼の行為の理論的根拠は、完璧を期すということもあるが、もう一つは、どんな観察にも臨床的に重要な発見の可能性があるからだ。たとえば古い骨折の痕は、その患者がかつて転倒したことを示し、それは彼がアルコール依存症だったからかもしれず、あるいは認識されていなかった痙攣疾患があり、それで気を失ったのかもしれない。酔っぱらいや痙攣のある人は唾液を誤嚥《ごえん》する危険があり、それで細菌が肺に侵入し、肺炎を起こすことがある。ちなみに、件《くだん》の臨床医が患者に会って話を聞いてみると、自分は大酒飲みだと告白したのだった。

私がオーウィグと話をした朝、彼は前夜が呼び出し《オン》・待機の当番《コール》だったため、家に戻ったばかりだった。ICU（集中治療室）にいる中年男性のCTを読影してほしいと頼まれたのだ。患者はアルコール依存症で肝疾患があり、マリン総合病院には意識混濁、精神錯乱状態で入院した。そして消化管出血をしていることが判明した。肝硬変の患者によく起こることだが、消化管からの血液産物を肝臓が解毒できず、錯乱状態に陥ったのだった。改善しかけていた患者が再び錯乱状態となったのでCTが依頼されたのだ。ICUの医師は男性が再び消化管出血をしたのではないかと疑っていた。

CTスキャンを見たオーウィグは、詳細なチェックリストに目を通した。腹部CTに写った腸ループの一つひとつを辿っていった。読影に時間をかける彼のことを、同僚はよくからかう。「ほら、またデニスがやっているぞ。胃から肛門までループ一本一本をなぞっている」。蛇行する腸を彼が辿っていくと、小さな気泡の固まりのようなものに気づいた。その気泡は、誰の腸にもあるふつうのガスのたぐいには見えなかった。オーウィグは私に語った。「その気泡は腸にあるはずはないから、上腸間膜静脈に気泡が入ったに違いないと結論した」。血管に、なぜかガスが溜まっていた。「次に、ガス気泡付近の腸のループが太くなっていることに気づいた」。腸への血液供給に障害が生じ、それにより組織が破損し、腸内のガスが周辺の血管へ移動した、とオーウィグは推論した。この状態は虚血性腸疾患と呼ばれ、腸に栄養を送る血液が枯渇して腸の壊死が始まる。

オーウィグがICUの臨床医にそのことを話すと、相手は疑いの色を隠せなかった。「君らが虚血性腸疾患の診断に長けているとは思えないがね」とその医師は言った。オーウィグは同意し、確かにCTに基づく診断としては難しいが、患者の腸ループを徹底的に調べたところ、そこにあるはずのないガスが見つかったと説明した。患者の容態を見極めるためには外科医を呼ぶことが必須だった。もしオーウィグの推測が正しければ、緊急手術を行ない、腸への血液供給を再開させる必要があった。実際、オーウィグの判断が正しく、患者の命は救われたのだった。

「私の領域では直感だけじゃうまくいかないこともあるのだよ」とオーウィグは悪戯っぽく言った。「腹部には相当のガスがあるので、少々気泡があっても全体としては何の問題もない。構造の各部を個別に見て初めて意味をもつわけで、このガスはこの場所にあってはならないと判断できる」

オーウィグは、フィルムのあらゆる側面をシステマティックに観察しながら、「私の脳は、どうしても一歩ずつ進むやり方でしか働かないのだ」と説明する。「他の情報の詳細に時間をかけず、肺の右下葉にある肺炎だけを見るほうが簡単であり、確かに速い。しかしこのやり方が私を守っている」と言った。何から守られているかというと、放射線科医がもっとも頻繁に陥る間違い、「探求の達成感《サーチ・サティスファクション》」というエラーからだ。

前述したように、重要な所見を得るとそこで探求を止めてしまう、つまり思考を停止するのは、ごく自然な認識上の傾向である。これは放射線医学においてはなおさらである。忙しい内科医が、患者は熱、咳、黄色い痰といった典型的な所見を呈していると放射線科医に伝え、放射線科医の関心を肺に向けるのである。しかし、オーウィグの意見では、そういうときに肺だけに焦点を当てて肺炎という予想どおりの診断に飛びつくと、癌が隠れていることを示唆する肋骨上部の濃い部分、または大動脈瘤の可能性がある縦隔拡張を見逃してしまう危険があるのだ。

オーウィグは、十一人の医師で共同開業をしている大きな放射線医学診療所の一員である。彼らは、仕事量の負担が大きいとエラーのリスクが大きくなることを周知しており、最近、診療所に新しいメンバーを二人加え、それぞれの医師が自分の勤務時間中に読影するX線写真の枚数を制限した。プライマリーケア医たち同様、彼らも個々の症例について時間をかけて判断できるような方法を模索している。彼らはまた、品質保証プログラムを導入した。オーウィグのグループの放射線科医は、同僚が担当したX線写真を毎日四、五枚読影している。そして両者の読影結果のどこが違うかを比較するのである。彼らの相違点が取るに足らないこともあれば、時には重大な違いを発見することもある。これら日々の演習結果を、グループ全体のためのデータベースに入力している。この方法により、各放射線科医だけでなく、チーム全体が常時モニターされていることになる。オーウィグは「この方法で私たちは自分の間違いからだけではなく、仲間の間違いからも学習することができる」と言う。

以前に、この制度のおかげでオーウィグ自身が落胆し、諭されたことがある。ある日、同僚の放射線科医が膝のMRI写真を持って暗い読み取り部屋に入ってきた。「この症例についてどう思う？」と同僚は尋ねた。オーウィグは写真を見て「膝の十字靭帯破損」と答えた。スポーツでよく起こる損傷だ。同僚はオーウィグの報告書を目の前に置いた。そこには「正常な十字靭帯」と書いてあった。「あのときは頭が真っ白になった」とオーウィグは私に言った。「自分がフィルムを一回見て何かを見逃し、後でそれを気づかされるとは信じられなかった」。オーウィグが考えられる唯一の理由は、「ゲシュタルト」に依存しすぎて、膝のすべての部分を秩序立てて辿らなかったことだった。

「もう一つの理由は、仕事量の問題だ」とオーウィグは私に言った。「ジェリー、君のような血液内科医は、患者を何ヶ月あるいは何年間かにわたってケアしているだろう。患者に何度も来てもらって継続診察をすることができる。だから、何か不具合が起きたら、それまでの診断や治療を遡って問題を腑分けし、どこで間違ったかを理解することができる。私は、毎日文字どおり何百枚の、それぞれ異なる患者のX線写真を読影している。X線写真のほとんどは、経過観察《フォローアップ》ではない。だから、過去に遡って自分の観察がどうして間違ったのかを知ることは非常に難しい。その膝のケースだって、最初に見たときの状況に戻ることはできないのだ」。オーウィグは続けた。「だからこそ常に秩序立てて辿らなければいけないと、自分に言い聞かせている。経験が多ければ多いほど、ベテランであればあるほど、ゲシュタルトに頼ろうとする誘惑は大きいのだ」

　ミシガン州立大学のE・ジェームズ・ポッチェンは、オーウィグが秩序立ったチェックリストに固執する戦略について解説してくれた。オーウィグがフィルムにある個々の解剖学的構造を調べることを自分に課したことで、確かに「わずかな利点」は得たかもしれない、と認めた。しかし、ポッチェンの意見では、「本当の付加価値は、臨床医の関心を肋骨の破損やガスの気泡に向けたことにある」。

　ポッチェンは、医学だけでなく法律やビジネスの世界においても、不確実性のもとでなされる意思決定について研究したことがある。彼は、ボストンのブリガム病院の放射線科の主任だったメリル・ソスマン医師が、胸部X線写真を診て、研修中のレジデントに「この患者は腎不全がある」と伝えたときのことを語った。それはアーサー・コナン・ドイル張りの推論であり、レジデントたちは、胸部の写真を見てどうして腎臓の問題を診断できるのだろうと不思議に思った。ソスマンは、肋骨が肥厚しているのは、腎臓の機能不全でカルシウムとリン酸塩の代謝が変化し、骨のリモデリングが起こったに違いない、と説明したのだった。「こうして、放射線科医の付加価値を高めるのだ」とポッチェンは言う。「X線写真撮影時には知られていなかった患者に関する新事実を発見すること。これが地位を高めてゆく方法だ。他人がすることを超えた何かを付加する」。だからこそ、プライマリーケア医が、多くの患者を放射線学的検査に送り込むのである。

　マンモグラフィーは、中年女性の乳癌を早期に発見するためのスクリーニングとして、プライマリーケア医が放射線科医に日常的に依頼する検査である。「マンモグラムは最も単調なタイプの仕事だ」とオーウィグは言う。「それでいてマンモグラムは、すべてのX線写真の中で最も不安を駆り立てるものだ」と彼は続けた。癌を見逃すことは、取り返しのつかない恐ろしいことだ。なぜかというと、初期に見つかった腫瘍は難なく取り除くことができるが、それを見逃すとコントロールが困難な、ほとんど治癒できない転移を招くことになるかもしれないからだ。一方、マンモグラムを過剰に「読む」と、健康な女性をさらなる画像検査、生検、精神的不安という感情のジェットコースターに乗せることになる。不安というのは、生検の結果にかかわらず、本当は癌があるのに見逃されているのではないかという疑念が残るからである。

マンモグラフィーが医事法上の紛争を生みやすい領域であることは驚くにあたらない。放射線科医たちは、読み間違いが医療過誤訴訟という結果を生む可能性があることを嫌というほど認識している。最高の放射線科医でさえ、マンモグラム読影の失敗率が二、三パーセントあり、一連の調査結果によると二〇パーセントあるいはそれ以上の割合で写真を読み違えている医師たちがいる。マンモグラムの目的は、良性の変化の見られる女性に生検を勧めることではなく、腫瘍発見の可能性のある女性に生検を勧めることである。生検を受けなければならない女性は「呼び戻し《コールバック》」されると言う。「理論的には、呼び戻し率が四〜五パーセントの割合がいい」とオーウィグは言う。それが最適の率だと考えられているのだ。「しかし、通常は」と続けた。「だいたい一〇〜一一パーセントだ」。この高い呼び戻し率は、変化が良性と思われる女性たちの多くが、生検などさらなる検査を受けていることを意味している。

そこには、ある交換条件が存在する。一方では、良性と思われる女性たちに精神的苦痛を与えることになるが、一方では、生検以外の方法では見逃される乳癌患者を「捕らえる」必要がある。放射線科医十一人からなるオーウィグのグループで、彼自身は一〇〜一一パーセントの呼び戻し率は普通だと考えているが、彼の同僚の一人は、一五〜一六パーセントの呼び戻し率をかかえている。彼が呼び戻す女性の多くは、結局は良性の生検結果を示す。「彼は訴えられたことがある」とオーウィグが私に明かした。「何年も前のことだが、乳癌を見逃したのだ」。この経験により、マンモグラフィーの判断と患者の呼び戻しに関して、彼はより「積極的」になったらしい。その同僚の「呼び戻し率」は決して「妥当な範囲」を逸脱してはいないにせよ、悪性病変を見逃して訴えられた経験が彼の考えを変えたことは間違いない、とオーウィグは言う。

ポッチェン医師は、医学的意思決定を分析した論文を発表し、臨床的にどう診断するかに対して最も大きな影響を与えているのは「最新の嫌な経験」だと結論づけた。ポッチェンの結論は、前述のクロスケリーとレデルマイヤーが焦点をあてた有用性《アヴェイラビリティ》エラーを反映している。つまり、頭の中に最も使いやすい思考があり、それに類似した状況に出会うと、その思考が状況に対する考えに大きく影響する。しかし、それは重要な相違を無視することを招き、間違った診断を導き出すことになる。

Ｘ線を使って身体の画像を撮ることは十九世紀に始まった。その後、ＣＴスキャンやＭＲＩといったテクノロジーの進歩が、解剖学的形態の視覚化の可能性を拡げ、放射線科医の能力を大きく高めた。しかし、それは同時に認識上の課題を新たに呈したのである。前述のように、胸部Ｘ線写真は、心臓、肺、骨、軟部組織、および大動脈を含む胸の一部である縦隔とともに、動かない胸部・胸腔《きょうくう》を示しているだけである。胸部Ｘ線写真はまた、患者を二つの方向から撮影するため、胸の正面と側面から撮った二枚の画像からなる。ＣＴスキャンが最初に開発された頃、それには何十枚もの画像が含まれ、最初のＭＲＩには、何百枚もの画像が含まれていた。これらスキャンによる画像がフィルム上に提示され、一枚のフィルムの画像は平均十二枚になり、それは「タイル・ディスプレイ」と名付けられた。スキャンで得た画像を見るには、モニター上で一枚ずつ連続的に見るもう一つの方法があり、これは映画にたとえて「シネ」モードと呼ばれている。

胸部のＣＴ画像を見る方法、「タイル」と「シネ」を、特に肺の小結節探知の側面から比較した画期的な研究がある。小結節は肺の中の小さな固いしこりであり、感染症の後にできる良性のものもあれば、肺癌あるいは肺への転移を示すものもある。放射線科医がタイル・ディスプレイではなくシネ・モードを使った場合は肺の小結節探知の成功率が遥かに高かった。また、角度によっては小結節と見間違えられる肺内の血管なども、シネ・モードによって正確に識別することができた。研究者たちは、動く画像のほうが認識に新しいヒントを与えてくれることを指摘した。特にシネ・ディスプレイの場合は画像が「飛び出す」ように見られるため、非常に小さい小結節がより頻繁に放射線科医たちの目にとまったという。一九九〇年代を通し、何百もの画像を含むスキャンの効果的な判断方法として、シネ・ビューイングが好ましい画像展示法として選択されてきた。

しかし、CTスキャンが改良され、身体の広範囲をすばやく画像化し多数の器官や血管を同時に視覚化することが可能になると、放射線科医たちはジレンマを抱えるようになった。目前で、多くの組織の千以上の画像が同時に動くからである。ハーバードで放射線学教授を務め、腹部画像の専門家であるハーバート・クレッセル医師が、最近私にこう言った。「忙しい救急医療部門の平均的な週末なら、一人の放射線科医が読み取らなければならないCTスキャンは百五十件です。一人で十五万以上の画像を見ることは不可能です」

スキャンが通常の手順になったのは救急治療室内だけではない。一九九八年から二〇〇二年の間に、アメリカでのCT検査の数は五九パーセント、MRIは五一パーセント、超音波検査は三〇パーセントと、それぞれ増加した。それは従来の勤務時間内における数字であり、呼び出し・時間外にあっては、それぞれがさらに一五パーセント増加している。この仕事量の増加により、放射線科医たちは、かすみ目、眼精疲労、焦点整合困難、頭痛などの症状を呈していると複数の調査研究が報告している。アリゾナ大学のエリザベス・クルピンスキー医師は、多量の画像データが疲労と不満を増幅させ、エラー発生の確率を上げている可能性がある、と最近の著作で指摘した。

クレッセルは、忙しい臨床医たちがハイテク画像に無邪気に依存していることに対しても、同様に憂慮している。時には、詳細な臨床履歴もなしに患者をハイテク検査に送り込む医師がいる。中には、紹介状に「病理は不要」と走り書きする者もいる。他の者は、細かい指示を出し過ぎる。あるいは最新のＣＴやＭＲＩがどう機能するのかをよく理解していないこともある。

　クレッセルは一例をあげた。最近ある女性が、画像検査のために紹介されてきた。「肺塞栓症を除外せよ」という指示がついてきた。肺塞栓とは、往々にして足からであるが、血の塊が血流に乗って肺動脈に入り込んでしまうという、生命に関わる病気である。「我々は検査を実行し、造影剤が肺の血管を満たしたときの画像を測定したのです」とクレッセル。肺動脈内に造影剤の動きを鈍くしたり妨げるものが何もなかったので、その調査では肺塞栓を示唆するものは何もみつからなかった。数日後、その女性の胸痛と呼吸困難の原因が判明した。大動脈に亀裂があったのだ。「スキャン画像の時間を計りながら造影剤を大動脈まで追跡していれば、この亀裂を探知することができたはずです」とクレッセルは言った。造影剤を使っていればそれが壁の破れた部分に入り込み、亀裂に気づくことができた。しかし、大動脈の形が歪んでいなかったので、造影剤がない状態では亀裂を視覚化することができなかったのである。

「画像はあくまでも画像である、という静的《スタティック》調査に基づいた古い考え方は、今や時代遅れです。血流の変化や他の生理学的側面を刻々と見せてくれる力学的《ダイナミック》なテクノロジーがそれに取って代わりました」とクレッセルは言う。「機器をどう使うかが、何を見ることができるかを決定するのです」

　すべての画像に徹底した対応をすることの問題は、ＣＴスキャンまたはＭＲＩの「データが多すぎること」とクレッセルは言った。ＣＴスキャンやＭＲＩはそれぞれ、一千以上の画像がありうるため、一人の放射線科医が一日かけて一件の検査しか読み取れないことになる。ただ器官ごとに調べることはある程度の解決になる、とクレッセルは言う。腹部放射線学という彼の専門領域は、肝臓、次に腎臓、それから脾臓、といった順序で徹底的に調べる。クレッセルの戦略は、ＭＲＩを専門とする他の放射線科医と同様、主として最多の情報が得られる「一連の豊富なデータ」を分析することから始める。次に暫定的な診断リストを作成し、各診断の可能性を立証あるいは否定するデータを探し出すために他の画像を選択的に調べることである。

時にはテクノロジー自体が、この注意深いアプローチを妨害することがある。コンピュータのマウスのような装置のトラックボールに少し力を加えると、放射線科医の目前にあるスクリーンの画像が次々と変わってゆく。医師が気づかないうちに、画像送りのスピードが早くなってしまうこともある。「一秒に三枚といった楽なスピードでは画像が見られないかもしれない」とクレッセルは言う。「救急治療部に行けば、放射線科医が信じられないほどの仕事量を処理しているのがわかる。ＣＴスキャンの症例を読影している様子を観察していると、途轍もない速さで画像を見ている」。放射線科医が、意識的にせよ無意識にせよ、トラックボールを押しながら、一千以上の画像をできるだけ早く処理しようとしているさまをクレッセルは見てきた。「トラックボールを押していると、三、四枚の画像を飛ばしてしまっても気づかない」。それはなぜかといえば、二次元の画像を見ながら、「頭は三次元の空間を統合しようとするからだ」。クレッセルがレジデントたちを監督するとき、「彼らはすっかり困惑してしまう。全ての画像を見るように、減速することを強制するからです」。

意図的であれ潜在意識下であれ、近道があってはいけない。何十年も画像を見てきたクレッセルの目は「すばやい一瞥で、腹部における構造輪郭の微妙な違いも見出せるほど鋭敏になった」という。それはレジデントには無理である。たとえば、膵臓の近くのリンパ節が、スキャンのたった一枚の画像で観察可能だとしても、「レジデントにはそれが見えない」。このリンパ節を識別することは、膵臓癌が他に転移したかどうかを判断する上で臨床上意味のあるものであり、その治療および予後にとって非常に重要な情報なのである。「私はレジデントにその症例を復習させて、何を見逃していたかを認識させるのです」

「ある意味で、我々は自分たちの成功の犠牲者なんだ」とデニス・オーウィグ医師は言う。「我々は、優れた画像技術を数多くもっている。ある医者に至っては、患者を診ることも病歴を訊くこともしなくなった。彼らはただスキャンの依頼を出し、放射線科医に『診断をください』としか言わない」。事実、我々が会話をしたその週、『ニュー・イングランド・ジャーナル・オヴ・メディシン』に、心臓の画像技術が進み、心臓病専門医が伝統的に心音を聞くことによって得てきた所見が不要になり、聴診器はすでに過去の遺物となってしまったのか、と論じた記事が出ていた。「それに臨床医が高度な画像検査を依頼するとき」とオーウィグは続けた。「彼らは断定的な回答を期待している。放射線科医による観察事実の羅列などではなく、一つの診断が欲しいのだ。我々には、結論を出すようにと大きな重圧がかかる」。さらにオーウィグは言う。「そういう傾向に抵抗しなければならない。なぜなら、はっきりとした診断を出せないときがあり、見たままに描写する以上のことはできないからだ」

ベテランの放射線科医は、特異的な診断を要求してくる臨床医に屈服しないことを学ぶ。「時には『これは憩室炎です』と診断をはっきりと言うこともできる」とオーウィグは認めた。「それは九九パーセントの確率でわかる。すると臨床医は安心し、その患者に対して抗菌薬による治療を始められる。でも残りの一パーセントは、穿孔性結腸癌の可能性がある。あるいは、CTスキャンを受けた患者について、せいぜい、『この男性の骨盤に複雑な炎症が進行している』としか言えないこともある。臨床医の多くは、そういうことを聞きたがらない。彼らは放射線科医が無駄口をたたいているのだと思う。しかし放射線科医は、臨床医たちに自分の考え方を伝え、専門家としての観察に基づいて自分の考えうる最善のことを提供しようとしているにすぎない」

患者と話すときには慎重に言葉を選ぶ必要があるように、臨床医は放射線科医に依頼をするときも言葉を選ばねばならない。「臨床医には、放射線科医に具体的な情報を与えないほうが率直な意見を聞き出せるという考えがあります」とクレッセルは言う。「私の専門領域では、『腹部に痛みのある患者』と記載された紹介状を受け取ることがある。だがもっと詳しい病歴が必要だし、重要な臨床情報が少なければ少ないほど、画像を判断するのが非常に難しくなるのです」

「私は以前から、これはひどく愚かな慣習だと思っていました」とクレッセルは言う。「どうして私たちの腕を後ろ手に縛るようなことをしたがるのでしょう」。そんなことをすれば、ポッチェンの調査研究が示すように、知覚と認識を妨げるだけでなく、テクニックにも影響を与えエラーを惹起する、とクレッセルは力説した。新しいマルチ探知機能CTスキャンで、多量の組織を短時間にスキャンできるので、患者の病歴を考慮して機器のセッティングをすれば、一番いい結果を得ることができる。「もし臨床医が完全な病歴を伝達せず、自分の頭の中の唯一の疑問だけを訊いてくると、我々は、たとえば『肺塞栓はあるのか』といった質問だけに検査を合わせることになり、別の重大なことを見逃してしまう恐れがあります」

誤解を招きやすいのは、臨床医の言い方だけではない。放射線科医もそれぞれ、見たものを説明する際に異なる用語を使用する。「一般に、放射線科医がコミュニケーションに長けているとは思わないでしょう」とクレッセルは言う。「医師が話している様子を想像するとき、たいていはベッドサイドで、患者に何かを説明している臨床医のことを思い浮かべるでしょう。ところが放射線科医も、報告書で使う言葉にかなりの情熱を込めています。そしてもちろん、人が使う言語はその人の思考の傾向を反映している。しかも、用語に関する合意がなく、所見を伝達するための基準となる方法もないのです」。それは特に、高度に進んだCTやMRIスキャンをする人たちに当てはまる問題だ。「異なる放射線科医が画像を見たとしても、それぞれがどう描写するかによって、微妙な差異や曖昧さが出てしまいます」。クレッセルは再度、肺塞栓の可能性があると判断された女性について言及した。「放射線科医は、大動脈は『拡張していない』と報告した。『拡張していない』という表現には、さまざまな解釈ができます。まず、放射線科医が実際に血管の内側を見たわけではなく、単に画像を記述したまでです。そして『拡張していない』ということは、血管が正常だという意味ではないのに、多くの臨床医は、放射線科医のその表現を『血管は正常』と解釈するでしょう。それぞれの用語が各医師に異なった意味合いで受け取られ、用語一つで、違った方向に思考が導かれることがありうるのです」

私の病院では最近、自分の医療記録にアクセスしたいという患者たちの要望に応え、患者のためのウェブサイトを立ち上げた。検査結果や放射線検査の報告はすべて、できあがり次第に閲覧可能になる。これによって患者と医師は、一緒に並んで結果を見る機会が得られる。患者にとって報告書を読むことはもちろん難儀だから、不確実性を含む放射線科医の表現は、臨床医が患者に説明すべきである。たとえば、放射線科医の報告には、「子宮の裏側の領域はスキャンではよく見えない」、あるいは「腸壁の肥厚は腫瘍の診断につながるとは限らず、炎症を示すとも考えられる」などの表現が見られるかもしれない。臨床医はこれをきっかけにして、病歴を再検討したり、より包括的な身体検査を実施したり、あるいは問題を特定するためにさらに検査の必要があることを患者に説明することになる。

不確実性を伝えることは、決して容易ではない。最近オーウィグは、従来は良性と診断されるカルシウム沈着のパターンを示すマンモグラムを見た。しかしその女性の以前のマンモグラムにはカルシウム沈着はなかった。彼は、乳房の生検をすべきかどうか同僚たちと討議し、生検をすべきだという側に立った。彼は、マンモグラムに新しくカルシウム沈着が写っていたことを女性に話した。まず、「前もって謝ります」と言ってから「私たちが見つけたものは良性だと思いますが、生検を受けることをお勧めしたいのです」と言い、息を継いだ。「こうお伝えするとあなたにかなりの不安を与えると思いますから、私の考えを説明させてください。あなたのマンモグラムに私たちが見たものは、新しく生成されたもので、生検を勧めるか勧めないかの境界線上にあるものです。以前の検査時には存在していませんでした。結果は大丈夫だとは思いますが、念のために徹底的に検査するべきだと思います」。検査の結果、その女性の乳房にグレードの高い進行性の癌が見つかった。腫瘍摘出手術を行ない、その後放射線治療を行なうことになったのである。

放射線科医たちは自らの選択を再検討し、将来の誤診を避けるために技術を高めることを目的とした品質保証会議を開いているが、オーウィグはそこでこの症例を紹介することを提案した。同僚の一人が彼に言った。「このようなカルシウム沈着のパターンを示す症例を紹介すると、生検を求める女性の長い列ができてしまう。それが何の役に立つのか？　この症例を見せると、この種の石灰沈着をもつ患者すべてに生検をしなければならないと思い、医師たちがパニック状態に陥る。我々の役に立つ、特異的な所見のある他の症例を紹介するべきだ」。オーウィグは、カルシウム沈着のパターンだけでは何の学習にもならないという点で同僚に賛成したが、以前のマンモグラムを見て意見を変えたという点が重要だと考えた。より広義にいえば、ときには定説を覆す例外を示すことで教訓を得ることができると感じたのである。さらに放射線医学、特にマンモグラフィーにおいては、判断力が必要とされるグレー・ゾーンが存在することを強調した。通常なら良性として無視されるようなカルシウム沈着が、新しく出現した特異的なものである場合は、憂慮すべき事態であると論じた。

オーウィグの同僚は、この症例を討議することが、前述の救急病棟のエラーと同種の「有用性エラー《アヴェイラビリティ》」の急増を惹き起こすのではないかと心配したのである。つまり、最近起きた珍しいケースに縛られ、思考に極端な偏重を来し、医師の心の中でそれが大きくなる、と。しかし、この症例を知らなければ、致命的な悪性腫瘍を同僚が見逃す事態を招くかもしれない、とオーウィグが反論した。彼らは両方の議論の中間地点を見出すことに苦労しており、有用性エラーの可能性を意識する一方、原型《プロトタイプ》とは異なるパターンもあることを認識する必要がある。要するに、矛盾しているように見えるさまざまなデータを頭の中で同時に転がしながら、さらに別の情報を求め、何らかの決定をしなければならない。ジャグリングのような技、バランスの取れた医学判断こそ、それがベッドサイドであろうと、暗い読影室であろうと、熟練した医師の証なのである。

オーウィグは、マンモグラムの読影をしているとき、この女性の症例のことをよく考える。同じようなカルシウム沈着の固まりのパターンを見ると、その患者の以前のマンモグラムにそれがあったかどうかを調べるだけでなく、さらに古い検査結果を見てその沈着が初めて記録された時期を調べるのである。オーウィグは、マンモグラムを過剰に読み込むと、基準を低くして不必要な生検を勧めてしまう危険性があることを充分に承知している。彼は今でも、最適な中間地点を模索しているのである。

ペンシルヴァニア大学のハロルド・クンデル医師は、仲間の放射線科医の目の動きを追跡して画像知覚の生理学を研究した。放射線科医は、自転車用のヘルメットのような装置を頭にとりつけて臨む。装置には、目庇《まびさし》や小さなビデオ・カメラなどが取りつけられている。放射線科医が画像読影作業をするとき、目に見えない赤外線ビームがその目を追う。瞳孔に向けられたカメラが、赤外線ビームの反射を追跡し、視線がどこに当たっているかを判別するのだ。クンデルの研究には、〇・五～一センチの小さな肺小結節が写っている胸部X線写真を放射線科医が読み取るものがある。小結節は初期の癌、あるいは結核や真菌症のような重大な感染症の兆候かもしれないので、発見することは非常に重要である。二〇パーセントのケースで、医師の目は小結節に全く焦点を合わせなかった。残りの八〇パーセントでは、医師は視線を向けていたにもかかわらず、小結節の半数を見逃していた。

「脳は秘かに決定をすることがある」とクンデルは説明する。意識下で、心《マインド》がその画像は重要でない、意識のレベルまでもち上げる価値はないと決定する。視線を二～三秒ほど小結節に向けた放射線科医は、意識的に認識する確率が高かった。小結節と周囲の肺との間にはっきりとした差異があれば、つまり固形の塊が白く、周りの空気が黒く写っていれば、認識しやすくなる。また、小結節がぼやけた輪郭ではなく、明瞭な境界線をもっていれば、認識する確率は高くなる。

アイオワ大学で行なわれた視線を追跡する初期の研究では、放射線科医によく起こる間違いは、探求の達成感によるエラーだと言われた。その研究を継続したクンデルのチームは、医師がさらなる異常を凝視したにもかかわらず認識に至らなかったこともあったと述べている。たとえば、肺炎患者の肩甲骨に小さな癌があったとしても、視線がその骨の腫瘍に向けられたことを装置が示しているにもかかわらず、肺炎の報告しかないことがあった。医師の心《マインド》は肺炎を特定した時点で閉ざされ、その他の所見を意識的に受け入れられなくなる。「つまるところ、それは画像に対する先入観であり、それを私は偏見《バイアス》と呼んでいる」とクンデルは説明した。ブリガム病院のメリル・ソスマンの格言を思い出し、クンデルはこう言った。「人は見たいものしか見えない」。しかし、先入観や探求の達成感によるミスについて学んだ専門家は、自覚的に心を開き、先入観を超えてものが見えるように努力する。臨床履歴の組み立て方を知り、臨床医の言葉に含まれるヒントを読み、あるいはデニス・オーウィグは口述筆記したレポートによる画像の再検討の方法を借りる。それらはどれも、専門家を助ける手段になるのである。

クンデルやその他の研究者によって報告されている知覚と認識の難しさを考えると、放射線科医の代わりにコンピュータを導入することは可能だろうか。とって代わらないまでも、コンピュータによって医師のエラー率を下げることができるのだろうか。二〇〇六年、食品医薬品局（ＦＤＡ）は胸部Ｘ線写真における肺の小結節を識別するコンピュータ支援診断システムを承認した。マンモグラムを含むその他のシステムも現在検討中である。

ＦＤＡの承認に繋がった肺の悪性小結節に関する画期的な臨床試験は、Ｘ線写真における癌の疑いの有無を放射線科医十五人に判定させたものである。その疑いのレベルを一から一〇〇の得点法で表すシステムが採用され、癌の疑いを感じる箇所に印をつけてもらった。研究対象は癌症例八〇名、癌ではない症例一六〇名だった。それぞれの放射線科医に二四〇症例の画像を三回見せたが、最初の二回は一ヶ月から四ヶ月の間隔をおき、コンピュータの支援なしに読影を行ない、三回目は、二回目の読影の直後にコンピュータに支援されて実行した。癌の大きさにも左右されるが、コンピュータ支援による癌の探知率は、一四～二四パーセント改善された。しかしコンピュータ・システムを使うことにより、放射線科医は、正しい診断（癌の同定）の一〇パーセント近くを間違った診断（重要でない、あるいは良性）へと変えてしまった。臨床試験に参加した十五人の放射線科医のうち、癌の八〇症例と癌でない一六〇症例について、全く同じ評価結果を出した者はいなかった。十五人の放射線科医全員が二五パーセントを除くすべての癌を識別できたが、診断困難な癌を見つけたのは四人だけだった。癌の八〇症例をすべて正しく同定した放射線科医は一人もいなかった。

コンピュータ支援による探知プログラムは、多くの放射線科医がコンピュータに誘導され、悪性腫瘍のない患者の胸部Ｘ線写真に癌の疑いをもつという不都合な結果を招いた。つまり偽陽性の読影である。テクノロジー、とりわけコンピュータ・ベースのテクノロジーが、いかに専門家の初期診断に対する自信を揺るがすかの証である。そして、不完全な知覚と思考に対し、機器が完全な解決法を与えてはくれないことの証でもある。放射線科医たちがコンピュータ支援の探知方法に慣れ、胸部Ｘ線写真の良性結果に対しても適正な臨床的フィードバックを受けるようになれば、新しいテクノロジーに思考を適応できるようになるかもしれない。その時代が来るまでは、放射線科医が新しい中間地点を求める間、多くの患者はより正確な癌探知の代償として感情的な不安と動揺を経験し、偽陽性による侵襲的な処置に曝されることになるだろう。

ゴールデン・ゲート・ブリッジを渡り、マリン郡をちょっとドライブすると、サンフランシスコに着く。パルナッソス・ハイツにカリフォルニア大学メディカル・センターがあり、その近くにモフィット病院がある。ヴィッキー・フェルドスタインは、カリフォルニア大学サンフランシスコ校（ＵＣＳＦ）の放射線学教授であり、超音波診断法の専門家である（実はデニス・オーウィグ医師は彼女の夫である）。超音波検査といえば、妊娠時の検査として知られている。発育中の胎児が画像化されると、子宮内の黒と白と灰色の渦巻きとして平面的に提示される。「超音波の画像は天気図のようだと言う人もいるのよ」。クスっと笑いながら、フェルドスタインは言う。私には、確かに天気図、特に吹雪のときの天気図のように見える。白い斑点が黒い背景に流れるのを、器官の輪郭を独立した形として認識することは、私には、不可能ではないにせよ難しい。もちろん、フェルドスタインやこのテクノロジーを日々使っている放射線科医にとっては、その画像は手のひらのように見慣れたものであり、黒、白、灰色の明暗が重要な意味を含んでいる。

　超音波画像は複雑なので、診断にコンピュータの助けを借りたほうが得策だろうと思いたくなる。コンピュータは、発育中の胎児におけるそれぞれの部分を定量的に判断することができる。たとえば妊娠二十週の時点で超音波を使い、液体で満たされた器のような胎児の脳室を測定する。脳室が長さ一〇ミリより長ければ、胎児は慎重に監視される。脳室が膨らむ病気で、脳障害やその他の発育異常を惹き起こす、水頭症の恐れがあるからだ。しかし、コンピュータがはじき出す数値が放射線科医の予測したものと違う場合がある。「注意度をあげるのに、数値は確かに役立つ」とフェルドスタイン。「でも全体像を考えなければならないの。脳室の形や周囲の関連組織も見なければ。単に数値を読めばいいというものではない」

　正常の脳室は、一滴の涙のような形をしている。超音波の画像に写る脳室は、液体である中央の芯が黒く、液体を生成する脈絡叢は白い内壁《ライニング》として判別できる。フェルドスタインは最近、出産予定日が迫っている女性を診た。「出産予定日が近かったの」と彼女は思い出す。「胎児の脳室の大きさは正常の数値範囲内だった。

でも画像を見ると、形が変だった」。涙の雫の形をした輪郭の変化は微妙だったが、フェルドスタインの熟練した目には、有意な変化の可能性があるように見えた。縁が滑らかではなく、やや変則的であり、雫の先端がきれいに先細りになっていなかった。その観察のどちらも、無視するか考慮から外してもよさそうなものだった。正常範囲内と認識されている数値を特に超えていなかったからだ。しかしフェルドスタインは、さらに追求する必要があると判断した。彼女の所見の臨床的な意味はすぐには明らかにならなかった。彼女の頭にあったのは、「この情報を聞いて妊娠三十五週の母親はどうするだろう」という問いだった。妊娠中絶を考えるには遅すぎた。しかしフェルドスタインは、胎児の脳に何か異常が内在するかもしれないという自分の印象が正しいかどうかを知る必要があると結論した。少しでも事態をはっきりさせることで、両親が子供を育てる上で、感情的・戦略的な準備をする助けになると考えたのである。つまり、知恵遅れになるかもしれない、あるいは特別の新生児介護が必要になるかもしれないからだ。

フェルドスタインの医学的判断に影響を与えた別の側面がある。それは、医療から派生する法的な問題である。超音波検査で見ることができなくても、胎児の脳室の輪郭を変化させてしまう脳の何らかの異常があった場合、出産前に知ることが最善である。不器用な産科医が、脳障害を惹き起こすような傷をつけたと、誰にも言わせないようにしなければならない。フェルドスタインは母親に、胎児の脳室は正常範囲内ではあるが、微妙な輪郭の変化があり、脳に何か異常があるかもしれないと伝えた。フェルドスタインは不必要に母親を怖がらせたくなかったが、一方で、分析結果を伝える責任があるとも思った。母親は、ＭＲＩを受けることを決心し、胎児の脳内出血がみつかった。胎児の脳内出血が脳室のギザギザした縁、ならびに涙形の先端の歪みを惹き起こしていたのである。フェルドスタインの鋭敏な目が正しかったことが証明され、小児神経科医の立会いのもとで出産することになった。

私が対話した放射線科医はすべて、フェルドスタインのような成功例だけでなく、落胆するようなエラーについても、即座に思い出し、語ったのである。ハーバードの画像専門家ハーバート・クレッセルは、最近、MRIの異常を見逃したことを話してくれた。何枚かの画像にあった、小さいが認識可能な肝臓癌だったと言う。「明らかに私のミスでした。まったく気づかなかった。今日になっても、どうしてだかわからない」。シネ・モードの読影を早く送り過ぎたのか、トラックボールをきつく押しすぎたのか、ミスの原因を考えようとした。「いずれにしてもそれは憶測に過ぎない。どうしても原因がわからない」と辛そうに語っていた。「画像検査とその解釈には、常に一定程度の不正確さがあることを理解しなくてはならないのです」

機器は、医師の頭《マインド》あるいは見たものや見なかったものに関する医師の思考の代わりを務めることはできない。言語、すなわち紹介医の文言や放射線科医の報告書で使われる言葉に注意を払うことで、知覚や分析力を高めることができる。観察者の目には本来的に限界があり、偏向《バイアス》の可能性があることを一般人は理解するべきだ。そして、何か重要な決断をしなければならないときには、さらにもう一人の専門家の「目」を求めることが望ましいのである。

第9章

医療市場の怪物

マーケティングとお金と医学決断

Marketing, Money, and Medical Decisions

初めてキャレン・デルガド医師に会ったのは一九八〇年代前半だったが、私は以来ずっと彼女のキャリアに注目してきた。専門領域の内科学と内分泌学において、大変な影響力をもつ医師だ。診察実践ガイドラインを検討して医師の教育過程を決める全米委員会の委員も務めている。同僚たちは、複雑な症例について彼女の助言をよく求める。

彼女は典型的に多忙な臨床医で、患者数も並外れた数だった。最近のある日の午後、新患三人、再診六人の診察予定があり、クリニックが開く前の十分間で急いで昼食を取らねばならなかった。研修医《レジデント》が二人手伝いに来ることになっていたが、彼らは助けになるというよりかえって時間延長の原因になりかねなかった。

デルガドが検査報告の束を抱え、クリニックへ向かおうとした瞬間、目の片隅にある人物が映り、彼女は立ち竦《すく》んでしまった。リック・ダガンがオフィスの入り口を塞ぐように立っていたのである。彼からは逃げようがないのだ。

「デルガド先生、私はもう、どうしていいのかわかりません」とダガンは言った。彼は、テストステロン（男性ホルモンの一種）の医薬品を製造する製薬会社の営業担当者だ。「先生はうちの薬の処方箋を書かれてないですね、一つも」。明るい青のシャツ、金色のネクタイ、シャープな裁断のスーツを着ていた。彼の声に力が入った。「デルガド先生、来月は週に三件、処方箋を書いてほしいのです」

彼女は唖然とした。ダガンは一年近く、製品を売り込もうと彼女につきまとっていた。三回ほどオフィスに菓子折り《キャンディ》を持ってきたが、その作戦が功を成さないと（ちなみに、あまり美味しいキャンディではなかったとデルガドは言う）、市内の最高級レストランでの「研修会ディナー《エデュケーショナルディナー》」の招待状を置いていくようになった。デルガドは招待状を無視した。美味しい食事なら、自腹で夫と二人で食べたいと思った。今日は、彼が自分の処方箋の内容を知っていることにびっくりした。

「処方してもらわないと困るのです」とダガンは執拗に言った。「来月は週に三回」

デルガドは彼を冷やかに見詰め、「ノー」と言い、検査報告を白衣のポケットに突っ込み、オフィスを出て行った。

その日、クリニックで最初に診た患者はニック・マンシーニという、五十代前半のがっちりとした体型の雑役夫だった。デルガドがマンシーニに初めて会ったのはＩＣＵ（集中治療室）だった。彼は目がかすみ、今まで経験したことのないひどい頭痛を訴え、救急治療室に来たのだった。脳内出血を起こしていた。脳のスキャンをしても出血の原因はわからなかったが、下垂体が肥大していることは明白だった。そして、ＩＣＵに呼ばれた専門医の中に内分泌科医デルガドがいた。彼女は患者のベッドサイドに立った。彼には堪え難い頭痛があったため、部屋の照明は暗くしてあり、顔がよく見えなかった。しかし、マンシーニと握手をして手の平を触ると、彼女は他の医師全員が見逃した病気を診断することができた。他の医師たちも患者と握手をしただろうが、分厚いぶよぶよとした感触は、雑役夫の手であること以上の意味をデルガドに伝えたのである。

マンシーニは末端肥大症を患っていた。腫瘍が原因で脳下垂体が成長ホルモンを過剰に分泌し、手足が肥大し、額がせり出るなど顔面に特徴的な様相を呈す疾患である。脳の根元にある下垂体は、体内の他の内分泌腺である甲状腺や副腎などに信号を送り、必須ホルモンを分泌させるため、マスター・グランドという別名をもつ。下垂体腫瘍が成長すると、血液を供給する血管を破裂させ、脳内出血を起こす。これは、下垂体卒中という。下垂体の近くには目の神経が走っており、それで目がかすんだのである。出血で下垂体が破壊されると、体内への信号伝達が止まり、必須ホルモンの分泌も停止する。その中の最重要ホルモンの一つであるコルチゾールは副腎で作られる。コルチゾールがないとショック状態に陥りやすくなり、とくにストレス下、たとえば手術中などでは危険である。

デルガドはマンシーニに、予防のためのステロイドを投与した。そして彼は手術室に連れて行かれた。血腫除去手術は成功した。患者の下垂体機能がなくなったので、デルガドは欠損したホルモンの補充療法を行なった。毎日のサイロキシンとステロイドに加え、下垂体が支配するテストステロンも投与した。

「おたくの子供たちはどう?」とデルガドは尋ねた。

「みんな最高。娘は来週から高校ですよ」。マンシーニは微笑んだ。

デルガドは頷いた。処方箋用紙に書き込んだテストステロン剤はダガンの会社のものではなかった。

翌日の午後、研修生が症例の報告発表を行ない、それを先輩の内分泌科医たちがコメントをする週例会議にデルガドは出席した。一時間の会議が終わると、バート・フォイヤー医師がデルガドに近づいた。フォイヤーは六十代後半、臨床と研究双方に活躍する、スタッフの中の著名な一員だ。彼の専門は、さまざまな内分泌障害をもつ男性のテストステロン補充療法である。

「今日はいい症例でしたね」とフォイヤーが切り出した。

デルガドは同意した。

「昨日、リック・ダガンに会ったのだが」とフォイヤーが言った。

「彼に少し時間をとってもらえないかね?」

「バート、私とても忙しいの」。デルガドの答えの後、二人の間には沈黙だけが残った。

その日の夜、家で夕食をしているとき、同じ病院で外科医をしている夫がダガンの名前を発したのにデルガドは驚いた。「僕を探していたのかどうかわからないが」、と夫が言った。「手術室を出たら彼が廊下に立っていた」。彼女は怪訝そうに眉をしかめた。「彼は自己紹介をしてから、『奥さんはどうして私を嫌っているのですか』と訊くんだ」。夫は愉快そうに言った。「ジョークでも言ってやりたかったけれど、僕は肩をすくめて、知らない、というジェスチャーをした。いったい何のことだ?」

それは、こういうことである。健康と病気に対する医師の考え方を変えようと、製薬会社が躍起になっているのだ。この場合でいえば、男性の加齢に伴う自然な変化を医療の対象にしようとしている。彼らは、テストステロン製品を作っており、競合他社の医薬品の代わりに自社の医薬品を処方してもらいたいだけではなく、医学的に必要と思われる範囲を超えて市場拡大を目論んでいる。彼女はマーケティング用語でいう「オピニオン・リーダー」なので、ダガンの標的にされているのだと、私との会話のなかで認めた。有名な大学病院に勤め、専門分野ではトップの臨床医の一人と広く認められ、次世代の医師の教育を担当し、会議の討論の際には常に意見を求められ、絶え間ない流れのように患者が訪れて来るからだ。デルガドは自分の病院のある地域のみならず、全米各地において臨床判断に影響を及ぼす存在である。

ダガンは、彼女に自社製品を推奨してほしいために、いくつか古典的なマーケティング戦略を使ったのである。最初は贈り物だった。お菓子と夕食への招待の他に電算機、卓上時計、ペンなど、いろいろと小さなギフトを持ってきた。デルガドはそれらを開かずに秘書の机の上に置きっぱなしにした。次に、身なりもよく、魅力的な言動が身についているダガンは、デルガドの秘書相手に油を売る手に出た。彼女の許可がなければデルガドと面と向かって販促活動することができないことを知っていたのだ。この営業マンに対する秘書の好意をデルガドは丁重に無視した。デルガドが接近を拒否すると、ダガンは作戦を甘いものから苦いものへ切り替えた。

「彼は本当に失礼だったのよ」とデルガドが私に明かした。「私を威圧しようとして。それが効く医者はいるかもしれないけれど、私には通用しないわ」

デルガドは、ダガンが自分の処方している医薬品を知っていることに驚いた、と夕食のとき、夫に告げた。彼は製薬会社が薬局と契約をして医師の処方パターンを調べている、と最近ビジネス誌で読んだことを話した。会社はもちろん患者を特定はできないが、彼女が一定期間に処方した医薬品名と処方数の完全なリストを入手することができる。「まったく合法的だよ」と夫は言った。

「でも、私は嫌だわ」と彼女は答えた。

ダガンの会社の戦略が、贈り物から対面での強要、それが彼女の同僚フォイヤー医師の介入へとエスカレートしているようだ、とデルガドは夫に話した。

フォイヤー医師は、テストステロンの臨床試験の助成金をダガンの会社から受けたことがあったが、「バートの場合はお金の問題じゃないと思う」と彼女は言った。「彼は、信者になってしまったと思うの」


テストステロン補充療法の市場は長年、比較的小さいものだった。下垂体の機能がないニック・マンシーニのような患者、あるいはクラインフェルター症候群——先天的に余分なX染色体をもち、縮小した精巣がホルモンを産生しない病気——の患者の治療には、以前は補充療法としてアンドロゲンの錠剤が使われていたが、肝障害を起こすことが多かった。次は筋肉注射が試みられた。こちらはテストステロンの急上昇と急降下をもたらし、それに伴い気分、性欲、エネルギーの変動もしばしば見られた。一九八〇年代後半には経皮パッチが開発された。それにより、安全かつ安定した投与が可能になったが、皮膚刺激の問題が起こり、運動中にパッチが落ちることもあった。そして、ホルモンはどの男性も簡単に使える便利な形になった。無色のゲル状のものを一日一回、肩など体のどこかに塗るのである。これで治療は簡素化され、ある男性群に有益だと証明できれば、潜在的市場の拡大も可能になる。

リック・ダガンがデルガド医師を問い詰めた数ヶ月前、『タイム』誌に見開き広告が載っていた。自動車の燃料計の横に、「疲れている？　気分は憂うつ？　性欲が落ちた？　貴方のテストステロンは空っぽでは？」というコピー。広告はさらに「男性は、歳を取るとテストステロンのレベルが低下することがあります」と説明、テストステロン補充療法について医師に相談することを勧めている。広告の下のほうには、燃料計が「満タン」を指していた。

デルガドは『タイム』誌の広告を見た。それは類似広告の一つにすぎず、一年前からその手の広告が医学雑誌を賑わしていた。なかには、医師に対して「あなたの診療所でテストステロンが低く、治療すれば臨床効果が得られる可能性のある男性を特定しましょう」と促す広告もあった。その広告には、健康で幸せそうな男性たちの写真の横に「性機能改善」、「気分爽快」、「骨密度増加」と謳っており、「低テストステロンの症状のスクリーニング」ならびに「テストステロンの正常レベルの回復」を医師に呼びかけていた。

リック・ダガンの会社の競争相手である一社は、テストステロンのレベルが「正常」以下の高齢男性を特定するために医師が利用できるアンケートを開発した。その男性たちは、女性の閉経時に等しい経験をしているといわれた。一般に「男性更年期」と言われ、医師は「高齢男性における部分的アンドロゲン欠損症」（PADAM）とも呼ぶ。アンケートには、性欲減退と男性ホルモンの低下とを関連づけるなど、かなり特異的な質問もある一方、曖昧な質問もあった。エネルギーや耐久力が低下したと感じることは、テストステロン欠損を示唆するかもしれないが、他の数ある疾病の症状かもしれない。また、さらに範囲を広げて治療対象を把握しようとする質問もあった。人生が楽しくないと最近感じているか？　イライラしたり、仕事の効率が落ちたり、夕食後にうたた寝していないか？　――と。

私はデルガドとその広告について論じた。「夕食後に眠くならない人なんていないでしょう」と彼女は指摘した。広告の質問は高齢男性のテストステロン・レベルを医師に測定させようとする手段にすぎない、と彼女は推論する。結果が出れば医師は患者に伝えねばならず、患者は医師にホルモンの処方を期待するかもしれない。そういう事態は果たして医学だろうか、それともマーケティングだろうか？

男性が歳を取ると、下垂体からの信号に対する精巣の反応が鈍化する。四十歳を過ぎると、血流中のテストステロン・レベルが年に平均一・二パーセント減少する。「正常」なテストステロン・レベルというのは、二十代の男性の正常レベルを指している。しかし、若い男性の「正常」の定義も、内分泌学の専門家でない医師は誤解する可能性がある。若い男性のテストステロン・レベルも一日のうちに著しく変動しうる。マサチューセッツ総合病院の生殖内分泌学部門の主任ウィリアム・クロウリー医師とその同僚のフランセス・ヘイズ医師は、男性のテストステロン欠損症が惹き起こす症状を研究している。研究するには、まずテストステロンの正常レベルを明解に定義する必要があった。そこで、健康な二十代男性を対象に、二十四時間、十分ごとに採血をした。さらに精巣のサイズ、体毛、勃起機能、精子数、筋肉量、骨密度、下垂体機能を評価した。若い男性たちはあらゆる測定においてまったく正常だったが、彼らの一五パーセントが、一日のうちに数度、テストステロン・レベルが推定正常値の下限を実に五〇パーセント以上も下回ったのである。

六十歳以上の高齢男性であれば、この正常範囲以下の測定結果を示すことはよくある。その低下は、テストステロン補充療法を必要とするほど健康や機能の障害を意味するのか？　つまり、男性更年期は存在するのか？

キャレン・デルガドをはじめとする多くの内科医および内分泌科医は、医師の考え方を変えようとする申し合わせたような動きを深く憂慮している。つまり、人生における自然な変化や問題を医療の対象にし、新たな病気を創り出そうとしている、と。幾つかの製薬会社が意図的に「自然な加齢過程」を「疾患」に変えようとしていたのである。

別の例を挙げると、狭い基準から逸脱する人格や気質に対して、投薬を要する心理学的疾患というレッテルが貼られることがある。もちろん、友人をつくることを妨げるほどの激しい不安症状をもつ者は大人にも子供にもいる。しかし単に内気なだけの人でさえ、社会的情動障害というレッテルを貼られ、強力な向精神薬を投与される。他にも、異常なほどの集中力と正確さで働き、作業に過度に没頭し、間違いを見逃すことを極度に心配する人々が、あまりにも安易に強迫性障害と診断され、薬物治療をされる。

デルガドの専門分野では、テストステロンは、加齢を医療の対象とする最新の妙薬にすぎない。閉経後の女性のためのエストロゲン処方の増加は、一九六〇年代に出版されたロバート・A・ウィルソン医師のベストセラー『永遠の女性らしさ』に遡る。エストロゲンを製造していた製薬会社がウィルソン医師にお金を払ってその本を書いてもらったことが、後に判明した。女性の更年期に関する理論的と思われる生物学的分析、ならびに更年期の影響にホルモン補充療法で対応するという提案を、客観的で臨床的な議論としてではなく、マーケティング・マニフェストと見なした人たちもいた。

十年ほど前から、大衆に直接訴える製薬会社のマーケティングにより、高齢男性ならびに閉経後の女性が、効果が証明されていないにもかかわらず、医薬品を医師に要求するようになった。米国では、特定の目的のために一旦承認されると、医師はいかなる臨床状況に対してもその医薬品を処方できるようになる。食品医薬品局（FDA）は、リック・ダガンの会社の製品を含むテストステロン補充療法を承認した。対象は、下垂体が精巣にホルモンを分泌させる信号を送れなくなったニック・マンシーニのような患者、あるいは余分なX染色体を先天的にもっている男性である。彼らの障害は珍しいものであり、せいぜい数万人規模の市場である。しかし米国には四千万人近い五十歳以上の男性がいる。テストステロンのレベルが低下している男性全員に医師がテストステロンを処方することになると、数十億ドルの市場になりかねない。製薬会社は、FDAに承認された用途以外の目的で製品を宣伝することを禁止されているが、他の手を使うことはできる。『タイム』誌や医学雑誌に載っていた広告は、特定の医薬品名は出さず、テストステロン欠損という「状態」

について「意識を喚起する」ことを意図している。そして広告作戦を補うために、バート・フォイヤーのような、同僚や研修生に影響を与えそうな「オピニオン・リーダー」を動員したのである。

ＦＤＡが医師に与える処方の自由は、臨床的に役立つ場合がある。腫瘍学という私の専門分野では、特異的な癌のために承認された医薬品——精巣癌のためのシスプラチン、膵臓癌のためのジェムシタビンなど——は、もっと広く応用できることがわかった。シスプラチンのように白金をベースにした治療が成功した卵巣癌患者は大勢いるし、肺癌とか乳癌の患者でジェムシタビンの恩恵を受けた人たちがいる。医薬品に対するＦＤＡによる当初の承認範囲を超えた対象であっても、製薬会社が臨床試験を行なうことは合法とされている。試験結果が効用《ベネフィット》を示せば、ＦＤＡに承認された治療範囲の拡大を申請することができるのだ。問題は、マーケティングが医学より先走りするときに起こる。治療を裏づけるデータが希薄だったり矛盾していたり、あるいは否定的な場合もある。その売り上げは、裏付けがないにもかかわらず効果を主張するオピニオン・リーダー次第ということになる。

男性更年期の存在は証明されていない。今までの研究では、テストステロン・レベルが僅かに低下し、アンケート上の曖昧な症状を呈す高齢男性において、テストステロン補充療法は納得できる効果を示していない。治療はほとんどの筋肉群において有意に強化を示してはいないのである。また、プラセボ（偽薬）に比べ性欲増強もエネルギー増進も期待できない。ＮＩＨ（米国国立衛生研究所）が招集した委員会は、男性更年期という仮説に科学的根拠はないと結論づけた。それでも、テストステロン補充療法の製品の処方箋数は急増し、その数はニック・マンシーニのように明確に定義された欠損症の患者数を遥かに上回っている。つまり、利益が主な目標である製薬会社が、何が病気を構成し、それをどう治療すべきかに関する医師の考え方を操作できるということである。

一九九八年には、私も自分自身の病状ゆえに、ある一群の新薬に填《は》まってしまった。私は脊椎手術を受けたのだったが、手術は失敗し、慢性的な関節炎症状が残った。一番好きなスポーツ、長距離ランニングが楽しめない身体になった。走り始めると腰部に筋痙攣が起こり、臀部に刺すような痛みを感じた。私はしぶしぶ走ることを止め、水泳やサイクリングは続けたが、喪失感を払拭できなかった。そして、リウマチの専門家である同僚が、開発中の抗炎症新薬の話をしてくれたのだった。それは、Cox—2阻害薬であり、後にセレブレクスおよびヴァイオクスという商品名で発売された。私はこれら阻害剤を調べ始め、大好きなランニングに復帰できるかもしれないという観念に取り憑かれた。この薬に有り余る熱意を抱き、やがて『ニューヨーカー』誌に「スーパーアスピリン」という記事を書いた。その頃に発表された、慢性関節炎患者を対象としたセレブレクスの六ヶ月間臨床試験のデータを記事に採用した。私の『ニューヨーカー』誌の記事には但し書きが幾つか含まれてはいたが、全体としては関節炎治療におけるパラダイムの転換を宣言したのだった。そして記事の結びに、Cox—2阻害薬を服用し、スニーカーの紐を締めてまた走る自分の夢を語った。

従って、フォイヤー医師のテストステロンに対する熱意には共感できた。脊椎の退行性変化が完治しないにせよ、緩和されると信じたいという私の願望は似たようなものだ。もちろんCox—2阻害薬の話はそれで終わりではない。それら医薬品から明らかな効果を得た患者はいたが、ナプロキセンやイブプロフェンなど他の抗炎症剤に比べ、大きく違うものではなかった。他の抗炎症剤は胃を刺激するが、Cox—2阻害薬は、全く無いとは言えないがその副作用が軽減されるため、最も恩恵を受けるのは消化管出血の病歴のある患者たちだ。しかし、有意な毒性が皆無だとか治療の新時代の到来を招くといった考えは間違っていた。もっと厳密な試験の結果、僅かではあるが確実に心臓発作と脳卒中の発生が見られ、それは多分、Cox—2酵素の阻害が起こす血管の変化によるものだと思われた。

セレブレクスおよびヴァイオクスに関しては、アルツハイマー病予防に役立つかもしれないという、もう一つの夢を私は抱いていた。脳の破壊は炎症によるという一説があり、それなら抗炎症剤は有用かもしれなかった。母方の祖父マックス・シャーマンは、私の少年時代の重要な存在だ。彼は郵便局に務めていたが、テディ・ルーズベルト（米国の第二六代大統領）のラフ・ライダーズ（一八九八年、米西戦争においてルーズベルトに率いられてキューバで闘った集団）に参加した武勇伝を私たちによく話してくれた。何年か経ってから、祖父はラフ・ライダーになるには若すぎたことに私は気づいたが、当時は想像力を刺激され、彼を歴史の生き証人と崇め我が家族の誇りだと思っていた。

祖母が亡くなって間もなく、祖父マックスは人が変わってしまった。暗く、無愛想になり、最初はうつ病だと私たちは思った。ところが無気力で無表情だと思うと、急に暴力的な言葉と行動に走ることもあった。祖父は私の知る誰よりも親切で優しい人だったので、そのような言動は本人にも家族にも異常としか思えなかった。結局アルツハイマー病だということがわかり、施設に入れなければならなかった。亡くなる頃は、私たち家族を認識できなくなっていた。アルツハイマー病の亡霊は多くの家族に影を落としているが、私の家族もそうだった。Cox—2阻害薬のような安全な薬を数十年も飲み続け、ランニングに復帰でき、祖父を奪った病気から守ってもらえるという可能性はこの上なく魅力的だった。あまりの魅力に目が眩《くら》み、私の批評的思考が停止してしまっていた。

キャレン・デルガドも患者にくり返し注意していることだが、毒性が無くて奇跡的に加齢の影響を覆す医薬品が現れるなどというのは幻想である。後に判明したことだが、Cox—2阻害薬が登場した当初、データの一部は公開されなかった。入手可能な情報に基づいて推薦することは止むを得ないかもしれないが、冷静になってさらなる広範かつ長期的な評価をし、特に自分の個人的な願望、あるいは製薬会社のマーケティングの誘惑に流されることなく、結論を出すべきである。

ここ数十年、閉経後の女性に関するデータの大半は、一九七六年に開始されハーバード大学が後援した看護師健康調査「ナーセズ・ヘルス・スタディ」に拠るものだった。その研究は、大勢の看護師が一日の服薬、食事、行動の内容を報告する、いわゆる観察的研究（実験的介入無しで対象群を観察する研究）だった。その報告に基づき、研究者は何が健康な活動、そして何が健康でない活動かを推測して判断した。観察的研究は有用な情報を提供することもあれば、誤解を招くこともある。表面に出ないバイアスによって、被験者が健康や病気に影響を与える可能性のある要素を報告しないことがあるのだ。観察的研究より、治療薬とプラセボの両群のデータを収集する前向き試験《プロスペクティブ》（将来実施される計画のために、データを前向きに収集する試験）のほうが、信頼できる情報を提供する確率が高い。ＮＩＨ（米国国立衛生研究所）の後援で、一九九一年に開始された「ウィメンズ・ヘルス・イニシャティヴ」は、一万五千人を対象としたホルモン補充療法のリスクと効用《ベネフィット》を調べる前向き試験だった。試験は十五年継続する予定だったが、エストロゲンならびにプロゲスティンは、健康な閉経前女性の乳癌のリスクを増すと、独立した専門家委員会が結論し、早期に中止された。これらのホルモン剤を服用した女性たちは、プラセボの錠剤を飲んでいた女性に比べ、冠動脈心疾患、脳卒中、肺動脈塞栓症の発生数増加を示した。その試験結果が、常識とされていたナーセズ・ヘルス・スタディの概念に大きな疑問を投げかけたのだ。

ウィメンズ・ヘルス・イニシャティヴの結果が発表された二〇〇二年以前から、高齢女性にエストロゲンを投与して心疾患、脳卒中、アルツハイマー病を予防するという考えを否定するデータは存在していた。「『フレイミンガム・スタディ』で、エストロゲンが女性を心疾患から護る作用を示さなかったことは、前から気がかりだった」とデルガドは言った。動脈硬化と心疾患の危険因子に関する、大規模で長期的研究だったフレイミンガム心臓研究《ハート・スタディ》は、ナーセズ・ヘルス・スタディを否定するような結果を示し、外れ値《アウトライアー》と見なされた。デルガドは「それがずっと頭に引っかかっていた」が、多くの同僚が無視するなか、彼女はそうできなかった。その後、「心臓とエストロゲン・プロゲスティン補充療法研究（ＨＥＲＳ）」が行なわれた。製薬会社は、エストロゲンが高齢女性において第二の心臓発作を予防すると証明できることを期待し、エストロゲンのプラセボ対象試験を支援したのだった。ところが逆の結果が出た。否定的な結果にかかわらず、臨床医はエストロゲンの処方を止めなかった。強力なマーケティングの怪物が、前に立ちはだかる障壁をすべて排除しているようだった。

二〇〇六年の前半、『ウオール・ストリート・ジャーナル』紙の見出しが、「女性の健康研究、試験設計に欠陥の疑い」と宣言した。『ニューヨーク・タイムズ』紙には、「またもホルモンの再検討」という見出しだった。見出しは目を引くために書かれるものだが、読む人の脳裏に間違った情報を植え付ける恐れもある。『ジャーナル・オヴ・ウィメンズ・ヘルス』も、ナーセズ・ヘルス・スタディのデータを活用した記事を掲載した。媒体によって記事の価値判断をするべきではないが、臨床医学には序列があることは確かだ。最高位にあるのが『ニュー・イングランド・ジャーナル・オヴ・メディシン（ＮＥＪＭ）』と米国医師会の『ジャーナル・オヴ・ザ・アメリカン・メディカル・アソシエーション（ＪＡＭＡ）』である。私の専門分野では、内科医学会誌『アナルズ・オヴ・インターナル・メディシン』、血液学の『ブラッド』、および臨床腫瘍学の『ジャーナル・オヴ・クリニカル・オンコロジー』が最も権威のある専門誌だ。研究者が厳密かつ革新的なデータを発表したいとき、位の高い雑誌に掲載されることを望み、また雑誌のほうも名声を高めようと画期的な報告を求めている。

ウィメンズ・ヘルス・イニシャティヴならびにＨＥＲＳの研究はそれぞれ、『ＮＥＪＭ』と『ＪＡＭＡ』に発表された。観察的研究だったナーセズ・ヘルス・スタディの初期の論文もこれらの雑誌に載ったが、時間が経つにつれ、自己申告という報告方式などのバイアスが問題と見なされ、研究の信憑性が低下した。メディアは、論議を呼ぶ問題を追求したがるものだが、同時に対象として狙っている読者層を惹き付ける内容を求めている。ホルモン補充療法といえば、可処分所得のある熱心な読者たちがいるに違いない。記事を書いた記者たちは正確な情報を伝えた。閉経直後にホルモン療法を開始した女性たちは、冠動脈心疾患のリスクが約三〇パーセント減少できる、と。この観察結果から、更年期の始まる五十代前半の女性にエストロゲンが最も有効だという仮説が生まれ、ウィメンズ・ヘルス・イニシャティヴの参加者の平均年齢が六十四歳だったことが、エストロゲンの心臓保護作用が発揮できなかった原因かもしれないと言われた。

　これらの記事を読むと、医学の文化風土が垣間見える。どこに立つかは、どこに坐するかに因《よ》る。つまり、専門分野がそれぞれの医師の立場に影響する、あるいは決定さえするのだ。この論争の場合、婦人科医と心臓病専門医の意見が割れた。女性のプライマリーケア医は婦人科医であることが多く、数十年来、婦人科医はエストロゲンの処方を診療の中心に据えてきた。ナーセズ・ヘルス・スタディは決定的なものではないことを認めながら、その新データを歓迎した婦人科医もいた。エール大学の産婦人科臨床教授メリー・ジェイン・ミンキン医師は、『ニューヨーク・タイムズ』紙に、「私個人は、心の底からベネフィットがあると思います」と発言した。ミンキン医師は、エストロゲンを製造する製薬会社のコンサルタントを勤め、謝礼をもらって講演をしたことを開示し、自らホルモンを飲んでいることも公にした。

　ミンキンの発言は、デルガドに対するフォイヤー医師の言葉を想起させた。「彼女も信者ですね」とデルガドは言ったが、ミンキンの「信仰」がお金に基づいていたとは思わないと言う。しかし、科学に基づいていたのだろうか？　エール大学のような権威ある医学部の教授が、特定の治療法を「心の底から」信じ、自分も飲んでいる――と聞けば、患者は強い印象を受けるだろう。「この先生がたが、製薬会社に身売りをしているとは思わなかった」とデルガドは言った。しかし、彼らは客観的に発言しているというより、信仰に基づいて発言している。医師の中にそのような信者がいることは珍しくない。

読者の多くは、記事の見出しや最初の数行しか読まない。また、一般人には、権威の声と思われる発言を批評的に判断することは困難である。たとえば、『ニューヨーク・タイムズ』紙の記事の最後に、エール大学の産科・婦人科・生殖科学科の元部長フレデリック・ナフトリン医師の意見が載っていたが、ウィメンズ・ヘルス・イニシャティヴのデータは直観に反するものだと批判していた。「研究対象の女性たちにおける、エストロゲンの低下と心血管疾患の上昇との関係は明々白々である」とナフトリン医師は発言した。そして、「それなら、エストロゲンを生殖可能な時期と同レベルに維持できれば、心臓を護ることができるかどうかを調べるのは当然のことではないか」という素朴な質問を呈したのである。

心臓病専門医たちは、その理論は信用を失ったと反論している。HERS治験の総括研究者デボラ・グレイディ医師はこう述べた。「動脈硬化症は閉経の年齢よりかなり前に始まる。しかも、血栓など副作用が多々ある予防的介入をなぜ行なう必要があるのか？　あの人たちは、何が何でも自分たちの理論を諦めたくないだけだ」。心臓病専門医でニューヨークのワイル医科大学のリチャード・M・フクス教授も同意見である。「ホルモン療法が心臓病の危険を低減するという確固たる証拠はないし、心臓病、脳卒中、肺塞栓症、乳癌を増加させるという正当な証拠がある」とフクス教授は言った。「私はすべての女性に、その療法をやめることを提言する」

更年期の女性における着実なホルモン低下について、「自然がまったく間違っているとは考えられなかったの」とデルガドは言った。「すべての女性に同じ薬を飲ませることは非常識だと思った。患者一人ひとりを個人として見て、何が最善の予防薬か判断しなければならない」。閉経後の女性を対象としたＮＩＨ後援によるホルモン剤対プラセボの試験、ウィメンズ・ヘルス・イニシャティヴに自分の考えが正当化されたと感じたデルガドだったが、そもそも常識的に考えて、一つのホルモン剤で女性の生物学的青春を復活できるはずはないと思えたのだ。

デルガドはウィメンズ・ヘルス・イニシャティヴを、エストロゲンに対する絶対的な糾弾とは考えていない。彼女は今でもホルモン療法が有効だと思われる女性にはホルモン剤を処方している。「情報を天秤にかける必要がある」と彼女は私に言った。「リスクを判断し、効用《ベネフィット》との折り合いを考えるの」。たとえば彼女が最近診た患者は閉経期に入り、普通の生活ができないほど「ほてり」に苦しみ、その母親は乳癌に罹患したことがあった。エストロゲンは乳癌を促進することがわかっており、家族の既往歴は心配の種である。しかしその女性の症状は、仕事も世間との付き合いもできないほど重度だった。「この時期を乗り越えるために、エストロゲンを服用することを勧めたの」とデルガドは言った。ホルモン療法を勧める前に、患者に丁寧にリスクと効用という取引条件を説明し、慎重にモニターしても乳癌は起こりうることを強調した。またデルガドは、すぐにホルモン剤を中止できると期待していた。決して簡単な判断ではなかったし、単なるリスクと効用の取引ではなかった。この手の選択はたいてい困難なものだ。

このように、重度で急性の閉経期症状がある女性には、デルガドは更年期が過ぎるまで短期間のエストロゲンを処方する。その後は、治療継続が明らかに必要と思われ、代替の治療がない場合を除き、エストロゲン投与を停止する。ホルモン剤がメディアに、そして一部の医師たちにどのように描写されようと、「青春の泉ではない」とデルガドは言う。エストロゲンのようなホルモンが、心臓病や記憶喪失など、加齢の影響の多くを予防できると信じることは「常識にまったく反する」と言った。加齢の生物学的変化には、さまざまな生理学的システムが関与し、身体のあらゆる分子に変化をもたらす。その中の一つに過ぎないエストロゲンを使った治療に拘《こだわ》ることはナイーヴであり、また、ウィメンズ・ヘルス・イニシャティヴ研究が示唆したように、危険かもしれない。「複雑な問題に単純な回答を求めようという強い誘惑に、患者も医師も捕われている」とデルガドは結論した。

ダグラス・ワトソンは、スイスに本社があるノバルティス株式会社の米国子会社ノバルティス・コーポレーションの社長など、三十三年も製薬業界の役員を勤めた人物である。倫理を重んじ、データを中心に考える、熟練した製薬会社役員の視点を得たいがために、私はワトソンを訪ねた。彼はスコットランド出身、スコットランド人特有の単刀直入な話しかたをする。英国のケンブリッジ大学で純粋数学を学び、大手製薬会社へ入社してからトップまで登り詰め、一九九九年にノバルティスを早期退職した。以前にワトソンが言ったことが私の注意を引いたのだ。新薬が、病気に対する有効性を示し、副作用が少ないという安全性プロフィールにおいて有意な改善を示せば、医師を説得するのに統計学的な離れ業は要らないはずだ、という発言だった。「私のマーケティングにおける目標は、医師に患者一人か二人を相手に新治療法を試してもらうことだ。何百人ではなく、本当に一人か二人という意味だ」と彼は言った。「医師に新薬に対して肯定的な印象をもってもらい、その一人か二人の患者における効用を見てほしいのだ。そうすれば、安心して適切な使用法を学び、やがて自分の治療基準にそれを組み入れることになるだろう」

マーケティング研究によると、ほとんどの医師が日常的に処方する薬は二十数品目に過ぎず、その薬の大半は、研修時代あるいはその後間もない時期に使い始めたものだ、とワトソンは言う。その研修時代が数十年前だったとしても変わらない。開業医のほとんどは、自分が施す治療は自ら管理していると実感したいものであり、それは特定の薬との長年の付き合いから得られる感覚である。事実、高血圧や関節炎などの場合、最新の治療薬を処方する必要がないことが多い。なぜなら、それらの疾患の新しい治療薬はほとんどが以前の薬と実質的に類似した「ジェネリック」(特許が切れた先発医薬品と成分的に同等だが安価な薬で、後発品ともいう)だったり、顕著な前進というより僅かな効果の増加しかなかったりするからだ。「その手の新薬の場合、『微々たる改善』を提供する一、二世代の製品はあるかもしれないが、経験豊かな臨床医なら黄金のオールディーズに依拠して今も適切なケアを施しており、それがまっとうな姿勢だと思う」とワトソンは笑った。「これに関してはふたとおりの考え方がある。ビジネスマンとしては、新製品を売りたいので気が狂うほど焦れったい。しかし患者としては、自分の健康改善に最新かつ最高の薬が要るとは限らないので納得がいく」

「関節炎の疼痛に苦しむ患者たちの、抗炎症剤に対する満足度は極めて低い」とワトソンの話は続いた。「これはあなたにとっても重要な問題だろう、ジェリー」。私が昔から腰痛に悩まされていることを彼は知っていた。「新しい関節炎の薬が開発されると、市場にすぐ浸透する。人々が『今使っているのはあまり効かないからこの新薬を試してみよう』と言うからだ」。関節炎の新薬はたいてい六ヶ月以内に獲得可能な市場占有率をほぼ達成する、とワトソンは言った。「誰も彼もが医師のもとへ駆け込み、『テレビでセレブレクスとヴァイオクスの広告を見た』と言うのだ」。そして、「患者の関節炎が有意に改善されていないことを認識している医師は、新薬を処方するわけだ」。しかし、血圧降下剤の新薬の広告が出たとしても、ワトソンの話では「今日の薬も昨日の薬も、大半の患者の血圧をほどほどに抑制できている」ので、患者に頼まれても、進んで新薬を試みようとはしないのである。

テストステロン補充療法は、バイアグラの場合のように、製薬業界が文化的環境の変化を利用した例だとワトソンは言う。「私が子供の頃、性的機能などは食卓の会話に上らなかった。二十年前でも、性を巡る社会的感覚は、今日ほどではなかったように思う。現在処方されるテストステロン、バイアグラ、その他の薬剤は、社会通念の変化によって促進されており、男性がそれを使っても、概して『医学的ニーズ』とはあまり関係がない」。バイアグラが開発中だったとき、その可能性を充分に認識しなかった、とワトソンは笑いながら語った。想定していたのは、ペニスの神経損傷あるいは骨盤の放射線療法や外科処置を受けた、比較的少数の男性だった。そのような明解な医学的適用ではなく、楽しみのために服用する大勢の男性が出現するとは、彼は予想していなかった。「政治家のボブ・ドールがテレビに出てその話をするなんて誰が予想しただろう」。ワトソンの意見では、ドールが出演した広告は一般大衆に劇的な変化をもたらし、医師界に波及効果を与え、その結果バイアグラは数十億ドルの収入を上げた。カンザス州出身、政治思想は保守的、国民に尊敬されている戦争の英雄、しかも奥さんは活発でゴージャス、というドールがその医薬品を推奨するのなら、誰だって性生活を改善するためにその医薬品を使うことを躊躇しないはずだ。テストステロンとバイアグラの大きな違いは、バイアグラは勃起の持続という確かな身体的効果を発揮するが、テストステロンの研究ではプラセボと比べて性欲が増強したという結果を示していないことだ。

ワトソンに「倫理的マーケティング」の定義を尋ねたら、マーケティングの主目的は、特定の医薬品の副作用と期待できる効用について医師に正確な教育をすることだ、と彼は答えた。ほとんどの医師は、新製品の情報を製薬会社から得ている、とも言った。彼は「時間と努力を注ぎ込んで新薬について深く調べる医師は例外的だ」と認識しており、調査結果がそれを裏づけている。だからこそ、自分でデータを掘り起こす時間をもたない忙しい医師には、医薬品を臨床的に位置づけられる教育材料を提供するべきだと言う。「腕の良い担当者なら、その医薬品を巡る重要な課題について医師の注意を喚起する。そして、担当者が置いていった添付文書や資料をドクターが読み、重要な情報を汲みとってくれることが望ましい」。単に売るのではなく、業界は医師の教育に協力するべきなのである。

「商売なのだから、商売ではないふりをするつもりはない」とワトソンは言う。「しかし、良い製品をもつ医家向け医薬品企業は、何よりも医師に薬の使い方を教える努力をするべきだ」。もちろんこのアプローチには経済的な私利も絡む。薬剤をよりよく理解すれば、医師は「使ってみようか」という気になりやすいのだとワトソンは言った。しかも正しく使ってくれる。「良い製品を正しく患者に与えてほしいと我々は願っている。正しい処方をしないと、薬が効かなかったり、副作用を起こしたりする。それは患者のためにも最も望ましくない事態であり、医師にその薬剤を嫌われないためにも避けたいことだ」

「医者の中には、はっきり言って、意志薄弱な意気地無しがいる。膝が痛いという者がやってきたら、何かをあげないとそいつは向かいのクリニックへ行ってしまうかもしれないと心配し、とりあえず処方箋を書く。そして白紙部分に、宣伝されている最新の薬を書き込むのだ」とワトソンは私に明した。またある医師は、大衆向けの宣伝に対して次のように反応すると彼は言う。「まあ、患者がこの新薬を欲しがっているし、他の薬を処方したいところだが、大して変わらないから、欲しい薬をあげよう」。このような「世論に操られる」領域においては、医学的ニーズに基づく価値ではなく、特定の製薬会社の努力によって製品需要を創出する「マーケティング」が見られるとワトソンは言う。ワトソンの話を聞きながら、一般の安い制酸剤がほとんどの人に充分に効くのに、数倍も高い消化不良用の錠剤が宣伝されていたことを私は思い出した。多くのブランド医薬品に比べ、後発《ジェネリック》の医薬品は先発のものと同等に安全かつ効果的であり、大きなコスト節約を提供する、とワトソンは主張する。しかし企業は積極的に反ジェネリックのマーケティングを行ない、贈り物や特典を使って医師たちの行動に影響を与えようとする。「はっきり言うが、営業担当者にモンブランのペンをもらったから、過剰に高いブランド医薬品を私に処方するなら、そんな医者はごめんだね」

ワトソンと話してから間もなく、私は知り合いの外科医に会った。彼はちょうど翌日、医学会議の出席を兼ねてコロラド州でのスキー旅行へ出発するところだった。旅行の全費用——航空運賃、ホテル代、食事、会議の登録料——は、彼が常日頃使用する手術用器具を作る会社が負担した。これはモンブランのペンどころではない。数千ドルもの費用になるのだ。

「だからといって、今使っている以上に彼らの製品を使うわけではない」と外科医は主張したが、私は疑わしいなと言った。彼は切り返した。「実を言うと、私は仕事を完璧に二分している。半分の仕事はこの会社の器具を使い、残りの仕事は競争相手のものを使っている」。彼は、各社と距離を置くことで、より多くの特典がもらえるのだ、と笑いながら言った。

彼が言わなかったことは、どちらの会社の製品にせよ、それらの器具を使用した手術はそもそも必要だったかどうか、である。時には、特定の手術に対する高い報酬が、医療器具会社からの惜しみない特典と組み合わさり、不必要な手術の数を増進させていると思われる。脊椎固定術はその最たる例である。

慢性腰痛の外科治療は論争の的《まと》になっており、それを理解するには歴史を振り返る必要がある。外科医たちは数々の手術を行なってきたが、どれも最終的には有効性がなく、落胆するものばかりだった。一九五〇年代、狭心症と冠動脈心疾患の患者の多くは、胸骨の下を流れる動脈を結紮《けっさつ》する手術を受けた。当時の医師は、冠動脈の障壁によって正常な血液供給を奪われた心臓に、この処置が血流を増加させると信じていた。そして五〇年代末期の臨床試験で、偽《シャム》手術を受けた患者たちに、本物の手術を受けた患者たちと同じ効果があったことが判明した。多くの患者は術後に気分が良くなったが、その原因はプラセボ効果によるものだったらしい。

他にも、誤解がもとで一時的に人気を集めた手術がある。一八九五年、ジョンズ・ホプキンズ大学のウィリアム・ハルステッドが根治的乳房切除の先駆的手術を行ない、それが乳癌のおきまりの治療法になった。私がコロンビア大学の医学生だった一九七〇年代初期には、誰もそれを疑問視しなかった。全国の外科医は、乳癌は原発巣から連続的かつ段階的に進行し、乳房全体と下にある筋肉を除去することが唯一の治療法だと信じていた。一九八〇年代になると、腫瘍細胞が早期の段階にリンパ管や血管を通って体中に広がることがわかっていた。腫瘍を摘除して乳房を温存する腫瘤切除術は、癌の治療方法としては根治的乳房切除術と同様に効果的であることが証明され、患者にとって、切り刻む度合いもトラウマも遥かに少なくなった。

当時の根治的乳房切除術に匹敵するのが今の時代の脊椎固定術かもしれない。二〇〇六年には、全米で十五万件以上の腰椎下部の脊椎固定術が行なわれた。腰椎の椎間板を除去し、金属の棒やねじで椎骨を機械的に固定する手術方法である。脊椎骨折や脊椎癌の患者にとっては、この処置は極めて有益だが、そのような患者は全症例のうちの微々たるものだ。それより、脊椎固定術が頻繁に行なわれるのは慢性腰痛の緩和のためである。この手術の効果については深刻な疑問があり、それを実施する医師たちの意図がわからない。

外科処置を正当化するためにCTスキャンやMRIがしばしば利用されるが、損傷や変形が起こった椎間板と腰痛との相関は希薄である。たとえばある研究によると、四十歳以上の健常人の二七パーセントは椎間板ヘルニアがあり、一〇パーセントは脊椎の関節突起間関節異常があり、五〇パーセントはCTスキャンで有意な所見として映る解剖学的変化があった。しかしその人たちには、誰も腰痛がなかった。MRIを使った研究においても類似した結果が得られた。六十歳以上の人たちの三六パーセントは椎間板ヘルニアがあり、さらに八〇〜九〇パーセントは、狭窄や腫脹など、何らかの形の有意な椎間板変形を示していた。この場合も、腰椎に有意な解剖学的変化があるにもかかわらず、彼らは健康で慢性的な腰痛はなかった。もちろん椎間板ヘルニアと同時に急性の疼痛に襲われる人もいる。しかしそれでも、これらの研究結果は手術を必要としない人が多いことを示している。八〇パーセント以上の人たちは、抗炎症剤、短期間の静養、後に徐々に運動して理学療法を受けるなど、保存的処置で回復する。ヘルニアを起こしても、神経根を圧迫している椎間板の縁を削る椎間板切除術という簡単な処置で、速やかに疼痛を和らげることができる。手術を避けたい人は受けなければよいのだが、不快感が長期に続くかもしれない。

腰にあるさまざまな筋肉、腱、骨、関節、靭帯には感覚神経があり、その神経は脊髄を経由して脳に疼痛の信号を送る。また腹部と骨盤には、炎症や病気が起こると腰痛の信号を出す臓器がある。それらの構造を考えると、慢性的な腰痛の原因はしばしば謎である。患者の不快感の原因を特定できず、医師が困惑することもしばしばである。

慢性的な腰痛について医師はどう考えるかは、研修を受けた専門分野に強く影響される。一九九四年に発表された「誰に診てもらうかが即ち治療法になる」というタイトルの研究では、それぞれの領域の専門医たちは、患者を診る際に、自分たちの専門の診断手法を好んで使うことがわかった。神経科医は、神経伝導系の完全性を判定する筋電図検査（EMG）を依頼《オーダー》する。EMGは、筋肉や神経に針を刺し小さな電気的衝撃を与える方法だ。関節炎など関節の疾患を専門とするリウマチ学者は、脊椎に症状が出る、比較的珍しい自己免疫疾患を特定できる血清学検査という血液検査を依頼する。外科医は、脊椎の骨や椎間板の解剖学的構造を示し、外科的な解決策を示唆するかもしれないMRIを依頼する。

　麻酔学と疼痛管理の専門家で腰痛患者を数多く診ているある医師は、診断・治療に対する各自の姿勢は基本的に「フランチャイズ」であり、しかも支配権を巡って戦っているフランチャイズが多すぎる、と私に教えてくれた。私も気づいていたことだが、彼があえて使ったビジネス用語は、単なる比喩ではない。治療現場では、患者に何らかの処置を施すと、たとえば針で刺すだけでも、身体検査を行なった場合よりもっと高い率で保険会社が支払いをするのだと彼は指摘した。だから、侵襲性のある処置を行なう方向に駆り立てられるのだという。

　一方、ワシントン大学のプライマリーケア医リチャード・デヨ医師は、数千人の腰痛患者の治療結果を研究し、診断検査は情報提供の上でも治療方向を導く上でも、ほとんどの場合は役に立たないと主張する。研究によると、腰痛に苦しむ患者の八五パーセントは的確な診断をしてもらっていない。疼痛は、腰部の「ひずみ」とか「捻挫」によるものだと、曖昧な表現しか聞かされない。しかし、診断は何であれ結果は似たものになるため、診断はあまり重要でないことがわかってきた。急性の腰痛の場合、九〇パーセントは特異的な治療を受けなくても二週間から七週間で改善する。急性の椎間板ヘルニアでさえ、回復はもっと時間がかかるが予後は悪くない。患者の八〇パーセントは、手術を受けずに六週間以内に有意に気分が良くなる。時間が経てば椎間板は後退して神経を圧迫しなくなり、炎症が治まる。前述のように、急性の坐骨神経痛なら単純な椎間板切除術で楽になるので、その処置を選ぶ人が多い。しかし、急性腰痛に比べ、慢性腰痛の手術の根拠は明解ではない。医師がどのように慢性腰痛患者を指導するかは、残念ながら、経済的要素の影響が大きい。

私が話をした脊椎外科医たちは、質問に率直に答えると医師仲間における地位を損ない、患者の紹介数が減ることを恐れ、名前を明かすことに抵抗を示した。だからその一人を仮にウィーラー医師と呼ぼう。彼は週に二、三回脊椎固定術を行なう。ウィーラーは昔から、腰の問題を抱える患者に対して、脊髄や神経に害を及ぼす疾患によって椎骨の脱臼や障害が起こり、絶対に必要になった場合でなければ、脊椎固定術は避けるように助言してきた。しかし、そのような症状は珍しく、慢性腰痛の全症例の二パーセント以下である。「慢性腰痛患者は、たいてい『脊柱不安定症』という診断を下される」とウィーラーは言う。「それは手術を正当化するために使われる用語だ。それも、反証を直接挙げようがないから、最高に都合のいい診断だ」

私が話した脊椎外科医には、フォイヤー医師が高齢男性用のテストステロン補充療法を信じていたように、脊柱不安定症の存在ならびに脊椎固定術の必要性を信じている人たちがいた。彼らはきまって脊柱のX線を依頼し、屈曲や伸展をしたときの椎骨の僅かな動きを診断証拠と解釈してきた。しかし、ウィーラーのような脊椎の専門家、ならびにニュー・イングランド・スパイン・センターのジェイムズ・レインヴィル医師のようなリハビリ医学の専門家は、X線上の僅かな変化が慢性腰痛を説明できる可能性について、深い懐疑を表明した。

慢性腰痛を訴える患者たちに脊椎固定術は避けるようにと助言したウィーラーだったが、彼の保守的な姿勢には強力な逆風があることに気づいた。特に、業務上の事故や怪我の場合、持続する障害として扱われ経済的恩恵を受けたい、という患者側の問題がある。ウィーラーの住む地域では、四人の神経科医が弁護士と連携してグループ診療をしていると彼は言う。弁護士は、背中の障害と関係のある事故や労働災害に遭った患者を神経科医に紹介する。神経科医は、EMGを行なうと千五百ドル近くを請求し、さらに報告料として弁護士から五百ドルを受ける(ウィーラーは開業してから二十年以上だが、その神経科医が事故の怪我人のEMGを陰性と確定したことは一度もないと断言する)。神経科医は患者に重症な椎間板疾患だと告げ、そう言われると患者本人の疼痛感覚が増幅するかもしれない。しかも、手術をすればもう仕事に復帰せずにすむかもしれないと言われるのだ。

ウィーラーは、これら神経科医の誰かに、EMGあるいはMRIの結果が深刻な脊椎異常を示すと言われた患者が自分に紹介されて来ると、難しい立場に置かれると言う。過去において、ウィーラーがその神経科医を難詰すると、「私は患者の味方ですから」という反論がきまって返ってきた、と言う。

もちろん、そのような悪徳医師は一部にすぎず、大半の医師は検査やスキャンで入手した情報に基づいて患者に的確な助言をしていると信じている。しかしながら、現在の医学の文化風土は、紹介や手術によって儲かるネットワークは育むが、それらへの批判は阻んでいる。保険給付の面でも手術は有利である。背中の手術を受けると患者の障害保険の支払いが高くなる。ウィーラーが断った患者が皆、地域の他の外科医によって手術を受けていたことがやがてわかった。ウィーラーは、患者が手術を受けるのなら、自分がしてもいいという気になった。そのほうが、少なくとも手術が正しく行なわれたことを確認できる。

脊椎固定術をすると、外科医がもらえる保険の報酬が椎間板切除術よりほぼ例外なく高い。たとえばウィーラーが開業している地域では、単純な椎間板切除術は約五千ドル、それに比べて脊椎固定術は約二万ドルである。金銭的な動機から医師の判断が脊椎固定術に大きく偏ってしまうのだ。

慢性的な腰痛をもつ患者の大半にとって、脊椎固定術は彼らの疼痛にも可動性にも劇的な改善を及ぼすものではない。にもかかわらず、多くの外科医はその結果にあまり注目していない。慢性腰痛のために脊椎固定術を受けた患者と受けなかった患者を比較する前向き《プロスペクティブ》試験が、スカンジナビアで行なわれた。二年経過後の第三者の評価では、被手術群の患者六例中一例だけが「優良」という結果だった。それは、集中的な理学療法を受けた患者たちに僅かに勝っていた。そのような落胆すべき結果にもかかわらず、この手術の正当性を主張するためにその研究を引き合いに出す脊椎外科医がいる。

一九九三年、連邦政府の保健政策研究庁（ＡＨＣＰＲ）は、各分野の腰痛の専門家に呼びかけ、神経科、整形外科、内科、放射線科、カイロプラクティック、リウマチ学、心理学、看護学の二十三人からなる専門家委員会を召集した。ワシントン大学のリチャード・デヨはその一員だった。彼は既存の研究材料を統計学的に解析し、その結果を発表したばかりだった。解析結果は、脊椎固定術には科学的根拠がなく、単純な椎間板切除術より合併症の率が有意に高いことを示唆した。連邦委員会の任務は、急性腰痛の診断と治療に関する科学的証拠を評価し、ガイドラインを考案することだった。委員会は保険の範囲を検討しなかったが、メディケア（高齢者及び障害者向け医療保険制度）ならびに民間の保険会社は、払い戻しの際にガイドラインを参考にすると推測されていた。

連邦委員会が開会をするや否や攻撃が始まった。北米脊椎学会（ノース・アメリカン・スパイン・ソサイエティ）は、委員会の審議が公開されないことを批判し、委員は外科手術に対する偏見をもつ人たちだと主張した。ＡＨＣＰＲへの助成を切るよう、議会に対するロビー活動を開始した。デヨの話では、委員会に対する一貫した批判は「あの連中は反手術、脊椎固定術反対派だ」という立場だった。しかし、「我々は何の先入観もなく、一般に行なわれているこれら医療処置の証拠や成果を詳細に検討するのが目的だった」とデヨは反論する。

一九九四年十一月の議会選挙の結果、多数派が民主党から共和党へ劇的にシフトし、新しい構成になった下院は委員会に対する非難に対して理解を示した。アメリカ医師会（ＡＭＡ）、アメリカ臨床医学会、およびアメリカ病院協会は懸命に保健政策研究庁を助けようとしたが、下院がその予算をつぶしたのである。そこで戦いは上院へと移った。最終的に委員会は存続することになったが、予算は議会によって大幅に削られた。脊椎固定術に使用される器具メーカーは、委員会の所見発表を妨害するための差し止め命令を裁判所に申し込んだ。やがて発表されたガイドラインは、理学療法のような保存的治療を強調したが、委員会の審議にまつわる論争のせいでガイドラインの信憑性が傷つき、その勧告は外科診療にほとんど影響をもたないままである。

　私と話した脊椎外科医は、委員会に対する自分の行動を正当化しながらも、アメリカでは確かに脊椎固定術が急増していると言った。彼が二十数年前に研修を始めた頃、脊椎外科のフェローシップは一握りしかなかったが、現在は八十以上もあると指摘した。年々、より多くの専門医が養成され、その専門医たちは当然ながら訓練の成果を発揮する機会を求める。技術も急速に進歩した。新しいねじ、ロッド、ケージを始めとするさまざまな器具・装置が脊椎に挿入できるようになった。これら器具は積極的にマーケティングされ、製造業者にも器具を使う病院にも大きな利益を生む。

　高級リゾート地で開かれた脊椎に関する会議から帰ってきた外科医と話した。前述の友人の外科医と同様に、旅行の全経費は彼が脊椎固定術に使用する器具メーカーが負担した。この特典が彼の診療には影響しないと主張したが、脊椎固定術の「信者」であることを認めた。「私の成績は発表されている文献のものより良い」と彼は言う。しかし追求すると、長期的追跡調査をほとんど行なっていないことを認め、脊椎固定術と理学療法のような保守的措置を比較する無作為割付け《ランダマイズ》した前向き治験には、まったく参加していないことも認めた。

　不必要な手術を政府が規制せず、利害がらみの企業がそれを促進し、しかも医師たちがその処置を信じているという状況では、不必要な手術の潮流を止められる機関は医学部とその関連の大学病院だけかもしれない。事実、多くの病院は企業との絡みから医療を解き放そうと努力している。

アメリカ医師会誌『JAMA』に二〇〇六年一月に掲載された記事が注目を浴びた。内容は、製薬会社からの好ましくない働きかけに対して医師は警戒すべきであると、コロンビアやハーバードの医学者たちが促すものだった。医薬品の開発にせよ、新しい埋め込み式の装置の開発にせよ、民間セクターとの提携なしでは医学の進歩はありえない。市場経済においては企業ができる限り大きなシェアを獲得し、最大限の利益を得る努力をすることが前提である。一方、医師が患者について行なう決定は、個人的な金銭的利益とは完全に無関係でなければならない。『JAMA』の記事の著者は、一見つまらないギフトでさえ、医師に微妙な影響を及ぼす危険があると断言したほどである。贈り物の心理として、意識的にも無意識的にも、もらったほうはお返しをする義務を感じるのだ、と論じている。

いつもそうとは限らないが、お返しは患者を犠牲にすることだってある。現在、多くの病院、大学、さらに医学雑誌も、企業との金銭的関係を開示することを医師に義務づけている。企業のコンサルタントという関係もあれば、研究や教育活動のための助成金という例もある。開示の目的はその関係を公にし、患者や専門誌の読者に、偏見や偏向の可能性を知らせることである。

しかし『JAMA』の記事の著者は、そのような開示では不充分だと言う。彼らが引き合いに出すのは、証券アナリストの上司と特定の企業との間に金銭的な繋がりがあるにもかかわらずアナリストがその会社の株を不適切に販促したことがあるウォール街の例である。事実、開示は逆効果になるかもしれない。開示することで医師や科学者の個人の利益とそれによって生じうる偏向とは無縁であると、患者や読者に思わせてしまうかもしれない。ところが開示したからといってその縁は切れるわけではない。ボストンのブリガム・アンド・ウィメンズ病院の著名な血液内科医トマス・ストッセル医師は、産業界との関係は医学の進歩に不可欠であり、その関係を切る、あるいは極端にこじらせると、最終的には新薬を必要としている患者を傷つけることになると『フォーブス』誌に反論を書いた。

私が働く病院が利害の抵触の可能性を調査する際には、臨床診療領域と実験研究領域とを区別して検討する。研究所と産業界との関係は、現在は不治とされている病いのための治療薬を開発するために不可欠であり、研究者たちはその関係を大切にするよう指導される。一方、個人の金銭的利益が臨床判断に影響を及ぼす危険が大きすぎるので、製薬会社や医療器具メーカーのコンサルタントをしている医師は、医薬品を試験する実験計画に参加することは許されない。『JAMA』の記事が提案するほど厳しい制約ではないので、高級レストランでの夕食とか会議での講演に対する（会議の主催者から「教育助成金」という形で医師に与えられる）謝礼はまだ許されている。多くの病院や医学部は同様の「グレーゾーン」の中にあるのが現状だ。

今後も、医師個人の経済的利益を臨床判断から完全に切り離すことは、近い将来には期待できそうにない。椎間板切除術と脊椎固定術とを比較する単純な臨床試験であっても、参加する意志はない、と脊椎専門の外科医数人に言われたことがある。その理由は、脊椎固定術が彼らの主要な収入源であること、ならびにその手術の価値を確信しているからだということだった。全国的な研究を展開しようとしたダーツマス医科大学のジェイムズ・ワインスタイン医師は、そういう障壁に直面した。ワインスタインは整形外科医であり、著名な腰痛の専門家だが、慢性的腰痛の治療に対する医師のアプローチは抜本的に改善されるべきだと言う。腰痛についてわかっていることとわかっていないことについて、そして治療方法について、偏らない情報を患者に伝えねばならない、とワインスタインは言う。説明に基づいた同意（インフォームド・コンセント）の代わりに、説明に基づいた選択（インフォームド・チョイス）――患者がすべての選択肢ならびにそのリスクと効用を総括的に理解すること――を彼は提唱する。

インフォームド・チョイスの意味には、異なる医師たちが特定の医学的問題についてどう考えるか、それから科学、伝統、経済的動機、個人的バイアスといった要素がその考え方をどう形作るかを学ぶことが含まれている。それぞれの疾病についてその膨大な情報が得られる情報源は一つではない。患者と家族は、提案された治療法が基準的なものか、それとも専門家によって異なる対応があるのか、そしてその理由は何なのかなど、尋ねるべきである。また一般人としては、新しい治療法についても、それがどれほど実施され、どういう成果をあげたかを訊くべきである。この点に関しては、キャレン・デルガドは模範的な医師だ。臨床試験の学術的結果に常識を加味し、慣習と伝統に疑問を投げかけることを恐れない。医学を天職と捉え、商売と考えていない。そして自分の診療に微妙な影響を与えかねない金銭的な誘惑を、彼女は退《しりぞ》ける。研究成果とか画期的な発見について新聞記事を読み、テレビの特別番組を見た患者が、彼女のところへ来てその話をすると、デルガドはいつも患者にこう答える。

「そう信じている人たちがいるかもしれません。では、それについて、現在わかっていることとわかっていないことについてお話ししましょう」

第10章

病でなく人を治療する

魂に奉仕する

In Service of the Soul

マンハッタンの東側にあるメモリアル病院は、ヨーク・アベニューと交差する六七番街と六八番街の間のひとブロックを占領する、二十一階建ての茶色いレンガのビルである。病院に連結した鉄とガラスの入り組んだ建物群はスローン・ケタリング・インスティテュートという研究所だ。二〇〇五年には二万一千人の患者が入院、そして四十四万五千回の外来診療が行なわれた。その年の外科手術は一万六千件弱、放射線治療の回数は十一万回だった。毎日、総数九千人の医師、看護師、臨床心理士、ソーシャル・ワーカー、臨床現場技師、さらにサポートの職員がここに出勤して癌患者のケアに当たる。

この巨大な事業体の歴史は、一八九〇年の夏、病気で倒れたエリザベス・ダシェルという若い女性の物語から始まる。その症例を記録した『血の騒ぎ』というスティーヴン・S・ホールの素晴らしい著作がある。エリザベス・ダシェルは、米国横断の汽車旅行に出発したが、旅行中に問題は起こった。プルマン・カー（一九世紀半ばから約一世紀、米国の主要な列車車両、特に寝台車を指す）の二つの席の間に手を挟んだのである。手が腫れ、痛かったので炎症を起こしたのだと彼女は考えていたが、ニュージャージー州の家に帰ってからも痛みが引かず、九月にニューヨーク市の二十八歳の開業医ウィリアム・コーリーを訪ねた。

コーリー医師は、感染症を疑ったが診断に確信がなかった。小指と手の甲を繋ぐ関節の下に小さな切開線を入れると、傷口から数滴の膿《うみ》が出てきた。コーリーは彼女の基礎疾患を診断し、疼痛を和らげるため、それから三ヶ月間定期的に診察した。ニューヨーク病院のベテランの外科医数人に相談し、腫れた組織をもっとよく調べる必要があると決断した。

一八九〇年十月、ダシェルの手術が行なわれた。コーリーは彼女の腱や骨から固い軟骨様の成分を掻き出した。しかしその処置は診断確定の手掛かりにはならず、痛みの一時しのぎにしかならなかった。十一月の初旬コーリーは生検を行ない、ようやく診断を確定した。肉腫だった。肉腫とは骨、腱、または筋肉から発生する結合組織の癌である。コーリーはダシェルの命を救おうと必死になって肉腫を患う手の肘から下を切断した。しかし遅すぎた。数ヶ月のうちに肉腫は若い彼女の顔、乳房、腹部に広がっていった。疼痛がひどくなり、高容量のモルヒネでしか和らげることができなくなった。一八九一年一月二十三日午前七時、エリザベス・ダシェルは自宅で亡くなった。コーリー医師はベッドサイドで彼女の最期を看取った。

コーリーは数ヶ月後、ニューヨーク医学会の外科仲間にダシェルの症例報告をした。最後に、「成人して間もない、精気溢れる、健康にまったく問題のない若い人を、悪質でわけのわからぬ方法で攻撃し、数ヶ月のうちに命を奪うような病気は、我々の最良の思考とさらなる研究に値する課題だと確信しています」と発表を結んだ。

ダシェルは、不治の癌によって悲劇的な死を迎えた一人の若い女性だった。しかし、彼女の話はそれだけでは終わらない。彼女の親しい友人が、スタンダード石油の創設者の一人息子ジョン・D・ロックフェラーだったからだ。ロックフェラーはダシェルの兄を通じて彼女と知り合い、自分の妹のように思い、親愛の情を彼女に抱いていた。彼女の死はロックフェラーに大きな衝撃を与えた。彼は数年後、ロックフェラー家が代々行なってきた篤志活動を継承し、その活動がメモリアル病院の設立に繋がったのである。

メモリアル病院のスティーヴン・ナイマー医師は、ウィリアム・コーリーの伝統を踏襲し「最良の思考とさらなる研究」を尽くして患者のケアを行なう医師である。最近、ある春の日の朝、ナイマー医師は、病院の十一階の廊下を歩いて症例検討会議を開始するために会議室に入って行った。彼は白血病、リンパ腫、その他骨髄の悪性疾患を専門とする血液内科医だ。ナイマーは一メートル八二センチの長身、富士額のような特徴的な髪の生え際、楕円形の顔に縁なし眼鏡をしている。自分はホッケーをする為にMITに行った数少ないMIT出身者だ、というジョークを好んで語る。

その日のナイマーは輝くほど白い白衣、糊の効いた青いシャツ、寸分の乱れもなく結ばれたシルクのネクタイ、という装いだった。定時ぴったりだ、と満足気に言った。その日は、血液学のフェロー（研修期間《レジデンシー》を終了し、専門分野の研鑽を続けている研究員）と臨床担当のシニア・レジデント（後期研修医）が待っていた。フェローが新しい症例報告をする予定になっており、挨拶を交わしてから早速話が始まった。

「マックス・ボーンスタインは五十九歳の男性、以前に大細胞型リンパ腫を患い、二年前の治療が成功、しかし今はMDSを患っています」。MDSは骨随異形成症候群の略である。ギリシャ語原の複合語だが、骨随の原始的細胞である幹細胞への傷害を表す。傷ついた幹細胞は正常な成長を阻害され無秩序に成長し、充分な血液を産生しなくなる。ボーンスタインの場合、二年前にリンパ腫を治してくれた化学療法が、彼の骨随の幹細胞に傷害を与えていたのである。「患者の白血球数は一九〇〇、血小板数は七四〇〇〇、ヘモグロビン値は九・八です」とフェローが言った。「骨髄所見を含め、患者のパラメータをすべて計算しました。計算の合計は、IPSS（国際予後判定システム）のスコアにおける中間リスクⅡに相当します。このスコアから判断すると、輸血を行ない、支持的処置以上のことはできないと思います」

ナイマーは厳しい顔をした。「国際予後判定システムのスコアの何処に相当するかなど、興味がない」とフェローに伝えた。

「では、WHO（世界保健機関）に基づいた、もう一つの判定システムを使うことも可能なので……」

ナイマーはフェローの話を遮った。「君は大事な点に気づいていないようだね」

それはよく見落とされる点であり、次世代の血液内科医の教育訓練に不可欠な要素だとナイマーは考えている。

「しかし患者はＩＰＳＳ中間リスクⅡです」とフェローは訴えた。

「ちょっと待ってくれ」とナイマーは言った。レジデントに向かい、「今、患者がＩＰＳＳ中間リスクⅡだとフェローが言ったのを聞いたか」と訊いた。レジデントは混乱した様子だったが、「はい」と答えた。

「それには何の問題がある」とナイマーは問い詰め、次にフェローに向かって、「本気であのようなことを言ったのかね」と尋ねた。

「ええ、何か問題があるのですか」とフェローは答えた。

「患者は、以前に受けた化学療法のせいでＭＤＳになったということは確かだね」とナイマーは尋ねた。フェローを違う方向へ誘導しようとしていた。

「はい」

「ならば、ＭＤＳの原因が以前の化学療法だとわかっている患者はＩＰＳＳ判定から除外されることもわかっているはずだ」。ナイマーは間をおいて話を続けた。「よし、それが第一点だ。だが、それよりもっと大事なことは、そもそも患者のケアをするのにＩＰＳＳ判定を知る必要があるのか、ということだ」

「しかし、私たちはいつでもＩＰＳＳの計算をして検討しているのです」とフェローは言った。

「そのとおり。だが先週、この患者の白血球数は三二〇〇だったのが七日間で一九〇〇に低下した。血小板数は一〇五〇〇〇から七四〇〇〇へ落ちた。この時点でＩＰＳＳスコアなどどうでもいい。わかっていることは、この患者が非常に危険な状態にあること、急速に悪化していること、そして直ちに治療しなければならないということだ。輸血のような単純な支持的処置ではだめだ。今すぐ治療しなければいけない！」

後に、ナイマーはそのやりとりについて私に解説してくれた。自分で考えることを放棄し、判定システムやアルゴリズムに、自分に代わって考えてもらおうとする若い医師たちが実に多くなったという。この場合のフェローも、血液の数値および骨髄の画像に基づき、患者のボーンスタインを枠《グリッド》に当てはめようとしたのだった。ナイマーが問い詰めると、フェローは別の判定システムを持ち出して応戦した。ナイマーは言う。「それは静的《スタティク》な患者の見方だ。厳密に言えば正論だが、臨床的に言えば間違っている」。この手の「鋳型」のような分類制度が増殖したため、医師は一般的なデータに捕われ、患者個有の特徴を無視する傾向が強くなった、とナイマーは考える。「分類システムで検討するとこの男性の病状はそれほど悪いとは思えない」とナイマーは続けた。それでフェローは積極的な治療ではなく、支持的処置を提案したのだろう。しかし、このような判断は分類システムによる人為的産物《アーティファクト》、つまり幻想だったのである。なぜならば分類システムには個人の病気の経過、および血球数の低下の速度などが考慮されないからだ。この低下率のままでは、いかなる治療でも、奏功する前にボーンスタインの血球数は危険なレベルに落ち、感染症や出血で死亡する可能性があるのだ。

　現在、判定制度《スコア》は医学のあらゆる分野において増殖している。たしかに判定制度は、複雑かつ多種多様な疾患に対する構造的な評価方法を提供し、臨床データを纏める有用な手段かもしれない。しかし、そういった制度を使う誘惑には抗いにくい。化学療法は毒性が強く、死に至らしめる可能性もあり、いつ患者に使ってよいのか判断するのは難しい。この症例に、ナイマーは骨随移植を勧めた。それこそ血液学と腫瘍学《オンコロジー》における最も過激な治療法と思われ、患者を治すか殺すかという治療法である。患者に骨髄移植を行なうことの決断、ならびにそれをいつ行なうかの判断は大きな責任を伴う。骨髄移植のようなきつい治療法を必要としない枠の中に患者を当てはめることができれば、医師はほっとし、患者もそう感じるにちがいない。しかしそれは大間違いだ。判定制度のもう一つの魅力は、今日の臨床医療の忙しいペースに合っているからだ。ボーンスタインは、フェローが一週間のうちに診る数十人の患者の一人にすぎない。その数十人の複雑な症例の一人ひとりを評価するという厄介な任務を抱えたフェローにとって、アルゴリズムとか枠は判断の近道を提供してくれる。ナイマーは、各患者について、容易ではないが必要な思考を駆使するように、フェローの背中を押してあげたのである。

患者相手の臨床治療の他に、ナイマーは白血病やリンパ腫など血液の悪性疾患を調べる大きな研究計画を担当している。「臨床検査室をもっていることはクリニックでの思考の助けとなっている。実験を二回行なって結果が出なければ、三回目を同じ方法でやっても意味がない。何を見逃しているのだろう？　次は何を変えて行なうべきか、と自分に問わねばならない。クリニックにおいても同様の自問自答のプロセスをくり返す。治療をしている患者が良くならないのであれば、同じ治療を続けるより新しい方法を考えたほうがいい。それと同時に、今までのケアで何か見逃していなかったかを考えなければならない」

ナイマーの発言は言うまでもない自明のことのように思われるかもしれないが、見かけ以上に深い意味をもっている。重症患者が治療で改善しないとき、慣れている治療法を止めることは、心理的にも戦略的にも医師にとっては非常に難しいことだからである。血液学とオンコロジーの領域には完治しにくい病気が多い。専門家が仲間内で「あれは悪い病気だ」と言うとき、それは複雑で教科書どおりの治療に抵抗性がある病気を指す。しかし、あるタイプのリンパ腫がいかに重症になりうるか、また、ある種の白血病はいかに質《たち》が悪いか、くり返し確認することには微妙な心理的効果がある。呪文のように「あれは悪い病気だ」と言い続けると、専門家は考えることの重荷から自分を解放できるのだ。要するに、別の角度から病気を攻撃する努力をしたり、他の薬剤を併用して病気の弱点を探したり、あるいは患者に合わせて投薬計画をカスタマイズすることもなく、医師は降伏するのである。患者の容態が良くならないのに同じ治療を続けてしまい、新しい治療法や患者に合ったアプローチを工夫するというリスクを負うことはしない。なにしろ、「悪い病気」なのだから。本人は意識して投降したつもりはなくても、洞察力のある患者には見抜かれているのだ。

私がUCLA（カリフォルニア大学ロサンゼルス校）のフェローとして研修していた頃、指導医《アテンディング》の中にこの「悪い病気」という呪文を唱える医師がおり、私もいつの間にか先輩たちと同じことを言うようになっていた。それを言う度に後ろめたくも安堵を感じたものだ。その言葉は、新米の私に限らず熟達した医師でも心の奥底に抱えている、失敗への恐怖心に対する緩衝剤になる。患者の病気を治すことに医師が自分の自尊心《エゴ》をかけることは健全で有益なことである。しかし、エゴが前面に出て治療という目標が陰に隠れてしまうと危険である。

ナイマーはこう言う。「私は、可能な限りの手を尽くして助ける努力をします、と患者に伝える。それは、失敗するかもしれないということを意味する」。失敗は、すべての医師が最も忌み嫌うことである。前立腺癌手術の結果に関する調査がそのことを如実に物語っている。外科医たちが報告した術後のインポテンツと失禁症は広範囲にわたっていた。外科医個人の腕による違いがそのバラツキの一因と思われたが、私がもっと調べてみると、外科医の患者選択がバラツキの要因だとわかった。大きな質《たち》の悪い癌をもつ困難な症例を断る外科医たちがいたのである。また、手術で癌を除去できる場合でも、患者に糖尿病など深刻な持病があると手術を拒否する外科医たちもいた。その種の患者は神経の障害を受けやすく、インポテンツになりやすいからである。

「病気が悪質であればあるほど、積極的に治療する、と私は患者に伝える」とナイマーは言った。そして、「悪い病気」だからこそ、医師は尻込みせずにもっと努力をするべきなのである。非常に悪質な病気でも治ることがあるのだ。

ジョージ・フランクリンは事業に成功した投資家。パーク・アベニューに広大なマンションを、そしてハドソン・リヴァー・ヴァリーには週末を過ごすための別荘を所有していた。彼の義理の妹が私の友人であり、彼はセオドール・ルーズベルトのようなエネルギッシュな人物だと彼女から聞かされていた。約十五年前、フランクリンは高熱と血球数の低下に陥り、マンハッタンの病院に悄然として入院していた。担当の内科医は、フランクリンと同じ社会的階層の高齢の医師だったが、フランクリンの病因がわからないと言って困惑していた。この症例の相談を受けた血液内科医は診断が確定できなかったが、骨髄の血液細胞が少なくなる再生不良性貧血かもしれない、と言った。私はジョージ・フランクリンに会い、メモリアル・スローン・ケタリングにいる知り合いの専門医に診てもらうよう説得した。間もなくT細胞リンパ腫という確実な診断が出た。

リンパ腫は、血液細胞の一種であるリンパ球の癌である。リンパ腫は主にBとTの二種類に分類される。リンパ腫のほとんどはB細胞に由来する。T細胞リンパ腫の割合は少ないが、悪名高い、治療が困難な癌だ。病院の廊下で耳にする隠語で言うと、「悪い病気」である。

ジョージ・フランクリンが最初に受けた化学療法はICEと呼ばれる併用療法だった。イフォスファミド、カルボプラチン、エトポシドの頭文字を取った略称であり、難しい治療法である。フランクリンは予想どおり、口内炎と下痢という合併症に悩まされた。彼は辛抱強く耐えながらも、治療法には不満だと言った。そして、治療が癌にほとんど効果を示していないと聞くと不満が募り、治療法と担当医の変更を希望した。私はスティーヴン・ナイマー医師を勧めた。

他の血液内科医なら、併用療法の累積的効果によってT細胞リンパ腫が寛解状態に入ることを期待して、フランクリンにICEのクールを続けると判断したかもしれない。しかしナイマーは、投薬計画の全量を投与したにもかかわらず改善がないということは、即時かつ大胆な治療法の変更が必要だと思った。

ナイマーは患者に戦略を説明した。フランクリンの身体が骨髄移植を受けられる状態になるまで、リンパ腫が縮小することを期待し、いくつかの薬を試すことにした。適合する骨髄細胞提供者《ドナー》がいなかったため、ナイマーは患者自身の骨髄から幹細胞を採取することにした。致死量的な化学療法で治療し、本人の幹細胞で「救う」わけだ。「怖いですが」とフランクリンはナイマーに打ち明けた。「しかし、他に選択肢はないのですね、先生」。選択の自由はいつでもあるが、この道が最も合理的で、治る唯一のチャンスだ、とナイマーは答えた。

医師が患者に治療法を勧めるとき、その話し方が患者の選択に強い影響をもつことがある。たとえば、前向きな表現で結果を報告すれば、患者は医師の勧めを受け入れやすくなる。臨床的には同等の意味のことを言っているのに、「この方法では三〇パーセントの改善のチャンスがあります」と言うときと、「失敗して死亡する可能性が七〇パーセントあります」と言うときでは、異なる反応が得られるのである。また、「改善」とは腫瘍の一時的な縮小しか意味しないかもしれないのに、「治癒」だと解釈する患者たちもいる。

さらに、データが絶対的な数値ではなくパーセンテージで提示されると、患者の反応が違うことがある。たとえば、私の地域に住む高齢の男性が最近大腸癌だと診断され、私の意見を求めてきた。その癌は比較的限局性のもので、生命維持に必要な重要な臓器にまで広がっていなかった。患者は最近心臓バイパス手術と股関節置換術などを受け、他に複数の医学的な問題があった。彼は自分のQOL（生活の質）を強く意識し、化学療法でさらに身体が不自由になることを心配していた。化学療法を受ければ死亡率が三〇パーセント低下すると、ある腫瘍専門医《オンコロジスト》に言われ、彼はその数字に期待を抱いていた。私は、予後が全体的に良いこと、そして死亡率の三〇パーセントの低下が何を意味するのかを彼に説明した。つまり百人のうち、化学療法を受けなかった十人は死に、化学療法を受けた場合は十人中七人、すなわち三〇パーセント少ない人数が死ぬかもしれない。五年後の百人中十対七、という具体的な数字の説明で、彼には取るべき道がはっきり見えた。化学療法を断ったのである。

ナイマーは、ジョージ・フランクリンを高用量のシクロフォスファミドで治療した。リンパ節、脾臓、および骨髄のT細胞リンパ腫は溶けてなくなった。癌が寛解期に入ると、ナイマーは本人の幹細胞を使って骨髄移植を開始した。癌は姿を消し、それから六年間、フランクリンは仕事に復帰して世界を飛び回り、アフリカやアジアにおいて新規の事業契約を結び、さらに自分の子供たちとの時間ももつことができた。ところがある日、長時間の水泳を楽しんでから身体を拭いていると、左の脇の下にしこりを発見した。T細胞リンパ腫が再発したのだった。しかし、徹底的に検査した結果、脇の下に限局していることがわかった。「そういうとき、指標となる手順はなく、進むべき道がわかる地図もない」とナイマーは説明した。フランクリンと同様のリンパ腫を患い、ICE治療で改善を示さなかった多数の患者がいるなか、一年以上生存していたのは彼だけだった。「腫瘍の特徴も患者本人のもって生まれた生物学的特徴も、一人ひとり違います」とナイマーはフランクリンに伝えた。ナイマーは、脇の下のしこりに放射線を当て、その後に化学療法の短いクールを施行することを提案した。治療しても病気は再発するだろうけれど、この方法が最も毒性が低く、脇の下の再発を根絶させることになる。身体の他の部位に種をまくような腫瘍を除去できることにナイマーは期待していた。そして事実、そのとおりの結果が得られた。フランクリンは二年近く元気だったが、リンパ腫がまた再発し、今度は骨髄が侵された。彼はナイマーに訴えた。「私は生きてしたいことが山ほどあるのです。生きさせてください」

そのような瞬間、医師は懇願する患者に心をぎゅっと掴まれ、捻られた気になる。「私はできる限り患者の希望を尊重する」とナイマーはその後、私に話した。フランクリンの容態が重症であること、しかも生きたいという願望が強いことを考慮し、ナイマーは第二の骨髄移植を勧めた。この療法は厳しすぎる、成功する可能性は低すぎる、失敗する確率は圧倒的に大きい、と異論を唱える医師たちはいるだろう。それはすべて正論だが、失敗のリスクを取らないと成功の確率はゼロである。

フランクリンの二回目の移植治療は一回目より遥かに困難だった。彼は感染症にかかって数ヶ月間に何回もメモリアル病院への入退院をくり返したが、やがて回復し、一年近くも通常の生活に戻った。しかし今度は、体内で爆発するように癌が再発、腹部に複数の大きな塊が出現した。私が会ったときフランクリンの声は震えていた。

「ジェリー、まだ死ぬ覚悟ができていない。でも、死ぬと思う。死にたくない」

スティーヴン・ナイマーは、人事の限りは尽くした。これからは残りの時間を居心地よく家族や友人と過ごせるように共に努力するべきだ、と説得を続けた。一ヶ月近くもかかったが、ジョージ・フランクリンは納得した。ナイマーが私に言った。「癌の治療ができなくなったからといって患者の治療をやめるわけにはいかない」。確かに、この段階の治療にこそ、医師の本領が最も問われるのかもしれない。疼痛を抑える薬剤を投与しながら、患者自身がどこにいるのかわからず、家族とも話ができなくなるほど薬漬けにならないように治療のバランスを取り、真実を伝えながら相手を安心させる言葉をかけ、患者の人生が終わりに近づいていても、まだ他の人たちの人生に影響を与えうる可能性があることを伝えるのである。

ナイマーが治療している患者の多くは、寛解の可能性が極めて小さく、治癒する確率はさらに低い人たちだ。たとえば、通常は予後が悪い急性白血病の高齢患者の相談を彼は数多く受ける。ナイマーは私に言った。「いつも、治療すべきか否かの問題に直面しているのだが、たいてい治療するほうを選ぶ」。さらに、「私が皆に言うことは、それは私の信条でもあるのだが、急性白血病は治療されないと白血球数が下がって感染症になりやすくなる、あるいは血小板数が落ちて出血を起こし、治療しなければ良くなる可能性は皆無だ。いずれにせよ病院に入るのだから、私に言わせれば、治療を試みる価値はあると思う。治療しても、化学療法の後に白血球数が下がって感染症にかかりやすくなる、それから血小板数が減少して出血しやすくなる。しかし治療すれば、少なくとも数週間後に良くなって退院して行くチャンスがある。効果があれば、そして本人の気分が良ければ一年かそれ以上の時間を楽しむことができる。たとえ一五パーセントでも、あるいはもっと良い場合は二五パーセントでも……。そしてもし駄目で、化学療法が白血病に効果を示さなければ、治療を止めればいい」

ナイマーは、患者へ助言する際に数字を示すだけではない。彼は別の問題を指摘した。患者およびその家族は、副作用を過剰に心配し、治療を拒むことがよくあるが、近年の腫瘍学《オンコロジー》は目覚ましい進歩を遂げ、専門医は制吐剤を使って吐き気と嘔吐を抑えることができ、今の患者は以前のような副作用に苦しまないで済む。一般的に化学療法に付きものだと思われている毒性の多くは除去されている、とナイマーは考えており、医師自身が副作用を過大評価する傾向があるのだと言う。

ナイマーは、白血病という致命的な疾患ではなく、骨粗鬆症を例にあげて論点を説明した。彼の親族である七十代の女性が、骨密度が正常の下限にあり、骨折の危険が高いということで、治療について内科医に相談したことがあった。医師は、ビスフォスフォネート製剤が顎骨《がっこつ》の壊死を招くという最近の報告が新聞の一面を賑わしていたため、処方することを嫌がった。その代わり医師は、彼女が普通に食事を摂り、ビタミンDおよびカルシウムを充分に摂取しているにもかかわらず、ビタミンDの栄養補助食品《サプリメント》を勧めた。ナイマーは彼女と話し合い、自分はビスフォスフォネートのほうがよいと思うと伝えた。自分の専門外なので、ニューヨーク・プレズビテリアン病院の世界的な骨代謝の権威ジョン・ビレジキアン医師に、自分の考えの裏付けを求めた。しかし患者の内科医はその考えに反対した。「顎の問題が起こるかもしれません。その薬を飲んだために顎骨が壊死した人たちがいると言ったでしょう」

「その話で彼女は怖くなった」とナイマーが私に説明した。「そのリスクは一パーセント程度の低いもので、しかもほとんど歯科治療を受けたときの話だ。そのような副作用は先のこととして心配すればいいのだ。もっと緊急な問題は骨を安定させ、骨粗鬆症による骨折を予防することだった。しかし、彼女は医師に言われて副作用に固執していた。その心理は理解できる。だがそれではリスクと効用《ベネフィット》の比率を歪曲することになる」

化学療法についても同じだとナイマーは言う。人々は化学療法のリスクばかり心配するが、強力な悪性腫瘍と戦うためのベネフィットの可能性と比べるとリスクは低い。「目前の問題と戦わねば」と彼は患者に伝えている。

「治療を拒否した患者はほとんど、治療のマイナス面に目を奪われている」とナイマーは言う。「彼らは自分が今現在、経験している副作用のことしか考えられないのだ」。ナイマーの意見は、ある患者たちの心理、さらにある医師たちの心理に対する鋭い洞察である。ナイマーは、視野を恐怖で狭くせずに、広い視野でものごとを見るよう、患者に望んでいる。基礎疾患が心配の対象であるはずなのに、患者の気持ちの中では副作用に対する恐怖が一番大きな関心事になっている。「患者が多発性骨髄腫だとわかり、私がサリドマイドを勧めると、神経障害が心配だと言う。そこで私は、よし、わかった、それが起こったら薬を中止しましょう。しかしまず癌と戦わなければなりません、と伝えるのだ」

逆説的ではあるが、不確実で終わりがないように思える病気の苦しみより、明解に特定される治療の副作用のほうを人は心配するのだ。我々は皆、前出の小児心臓病専門医ジェームス・ロックが指摘したように、不確実性に直面すると確実性にしがみつく本能が働く。「患者が私に、『ナイマー先生、この化学療法というものについていろいろ読んだのですが、私には絶対に耐えられないと思います』と言う。そしたら、『そうかもしれません。でも耐えられるかもしれません。だから試してください。本当に耐えられなくなったら中止しましょう』、続けて、『耐えることができれば、効いている限り続けましょう』と言うのだ」。このアプローチは「意志決定の倫理的な問題をほぼ解決する」とナイマーは言う。

患者とその家族が治療について選択をするとき、医師が彼らを導くわけだが、「それはものすごく大きな責任だ」とナイマーは言う。「まず、患者が何を望んでいるのかを知る必要があり、それを聞き出すには患者と話す方法を知らなければならない」。患者自身が本当に何を望んでいるのか自分で考えられるように手助けをすることこそ医師の役割だとナイマーは言った。そして、患者を説得しながら患者本人の望む道に誘導する。キャレン・デルガド医師はその考えに同意する。「それがまさに、人が病気に対して力をもつことを意味する」と彼女は言う。

衝撃的な診断を告知され、さまざまな治療法を提示されると、ほとんどの患者は混乱し、自分が何を本当に望んでいるのかわからなくなる。「彼らの人生哲学に合致した、また、家族に対する責任が全うできる道を彼らに提案しなければならない」とナイマーは言った。「それから、医学的に正しく、本人が納得する決定ができるように支援するのだ」

ナイマーは、患者との話し方に非常に神経を使う。患者の人生の基本理念、家族に対する責任などを聞き出すことにしている。この種の情報はアルゴリズムで捉えられるものではなく、化学療法の数多い略語や定量化された分類方法の中にみつかるものでもない。その情報は、統計学や医学文献の最新の研究論文に勝るものである。ナイマーが指摘するように、「患者の選択は本人の人生哲学と一貫したものでなければならない」。

ナイマーは、私と二人で治療を担当した昔の患者のことを思い出した。その患者は、生活の質にはまったく興味がない、と宣言した。生き延びることがどんなに苦しく困難でも、生きることこそ最重要だと言った。化学療法でも放射線治療でも、最も副作用がきつい治療でも、怯むことはなかった。彼の目的は一つ、治ることだと言っていた。私とナイマーが一緒に担当していた他の患者が彼と同じタイプの血液の癌に罹患していたが、その患者の究極の結論は、代償が大きすぎる、確率が低すぎる、苦痛が大きすぎるということだった。彼は治療中止を選んだ。いずれの場合も、ナイマーは本人が納得できる選択を患者と共に模索した。患者たちの病気は生物学的には類似していたが、彼らの人生哲学が異なっていたのだ。

ナイマーはさらにこの点を説明するため、ヴィンセント・リヴェラという患者の話をした。リヴェラはロング・アイランド出身の七十代の男性、奥さんは多発性硬化症を患い、車椅子を必要としていた。リヴェラは骨髄異形成症候群（ＭＤＳ）があると血液内科医に診断された。ＭＤＳは白血球、赤血球および血小板の産生を抑制する骨髄の異常であり、貧血、出血を起こし、感染症にかかりやすくなる。ナイマーがリヴェラを診たとき、白血球数が五〇〇以下、血小板数が三〇〇〇、いずれも非常に低下していた。血液内科医は、彼に毎週輸血をしていた。ナイマーはリヴェラの骨髄生検を診たが、ＭＤＳが激しい急性白血病に変化する一歩手前だとわかった。「私はさまざまな集中治療の話をしたが、彼はロング・アイランドで鴨猟を楽しんでいること、一人で妻の在宅介護をしていることばかり話していた」。リヴェラが暗に伝えていたメッセージは、入院をせずに通院しながら妻の介護が続けられる治療法をみつけてほしいということだった。

ナイマーは当時の会話を回想していた。「私は５―アザシチジンの話をした」。それは、ＭＤＳの治験が行なわれていた化学療法薬で、国立癌研究所の特別許可なしでは使用できなかった。「先生がベストだと言うのなら、それで行きましょう」とリヴェラは言った。しかし、５―アザシチジン治療を数クール行なっても彼の血球数は回復せず、骨髄には依然として白血病の兆しが見られた。ナイマーは次に抗胸腺細胞グロブリン（ＡＴＧ）という、免疫系を変化させる力を作用機序の一部としてもっている抗体製剤を提案した。だがＡＴＧも効力がなかった。「彼は奥さんの話をよくしてくれた。夕方になると二人で交わす会話、一緒に観るために借りたビデオのことなどを」とナイマーは言った。発症しつつある白血病に対する化学療法の併用をナイマーは提案したが、リヴェラの目を見ると、気が進まないことが明らかだった。

「彼のために何ができるだろう、と考えた」、そして、「サイクロスポリンを試すことにした。医学文献を読むと、ＭＤＳにおける効果は最低だが」。サイクロスポリンなら、外来で投与することができた。数週間の治療で、リヴェラの血球数は回復し始めた。血小板数が三〇〇〇〇に昇り、ピークの八〇〇〇〇に達した。白血球数も一〇〇〇以上になり、輸血を続ける必要がなくなるほど貧血が改善した。「リヴェラはロング・

アイランドの家を売り、その資金で奥さんと二人で介護サービス付きの施設に入ることにしたそうだ」とナイマーは言った。

その約九ヶ月近く、長い目で見たら効く可能性が低い薬を投与されながら、ヴィンセント・リヴェラは気分も良く、入院することもなかった。その間、彼の子供たちがくり返しナイマーに電話をしてきたのだった。「父親の病気が急性白血病に変りつつあることを彼らは知っていたので、入院させて化学療法を与えてくれ、と私にプレッシャーをかけてきた。私は、お父さまと話し合った結果この道を選び、本人が納得できる生き方を考慮して最善を尽くしています、と説明した」。最終的に白血病の増殖が起こり、血小板数が急激に低下した。彼は内出血で死亡した。「私はリヴェラの子供たちから非常に感動的な手紙をもらった」とナイマーは言う。「私がなぜ入院させて集中治療をしなかったのか、最後の九ヶ月が両親にとってどれほど大切だったのか、ようやく理解してくれた」

ジェフリー・テプラー医師は、ニューヨーク・プレズビテリアン病院に個人診療所をもつ、血液学と腫瘍《オンコロ》学《ジー》の専門家である。彼のオフィスはナイマー医師のオフィスから数ブロック北にある。テプラーは細身だががっちりした体型の男性で、髪は薄く、声は優しい。二十年以上の血液学・オンコロジーの診療を通し、乳癌、リンパ腫、前立腺癌といった疾患をもつ患者を何百人、いや何千人といわぬほど診てきた。医師は年輪を重ねるにつれ、困難な症例を解くだけではなく、患者たちの性格の分析を試みることに喜びを感じるようになるものだ。患者を充分に理解することへの関心は、文学を愛してきたことに原点がある、とテプラーは言う。テプラーの好きな作家はジョン・アップダイク、ジョン・チーヴァー、フィリップ・ロス、ソール・ベロウなどだが、いずれも現代社会に生きる男女の葛藤や欲望を探求する作家である。

「そもそも、医者という仕事を通して患者と話すことが大好きなんです」とテプラーは私に言った。「医師がオンコロジーを専門として選ぶ理由は――オンコロジーを選ぶべき理由は――患者と特別な関係がもてることです。癌という病気の特殊性ゆえ、他の専門分野にはそれほど見られない、患者と希有な人間関係が成立するのです」

「陳腐に聞こえると困るけれど」とテプラーは言った。「いつでも正しいことをしたいという強い衝動を感じています。人の命がかかっているからです」。私は彼のこの発言を決してつまらないとは思わなかった。実は、ネオミ・フレイリッチという退官した学者を彼に紹介したことがある。何年か前、ある血液内科医がフレイリッチに「慢性リンパ球性白血病（ＣＬＬ）」という病名を付け、その診断が専門家から専門家へと引き継がれた。彼女の血液疾患の臨床的な変動を綿密に調べる医師も、血中の異常細胞の分析を再度行なう医師もいなかった。

ネオミの家族が私に電話をしてきた。市内の血液内科医が、ＣＬＬの適切な治療法はすべて尽されたが効果はなく、彼女は間もなく死ぬと告げたのだった。メモリアル病院の専門家ならびにテプラーの意見を求めることを私は提案した。両医師とも、最初の診断が間違っていることを突き止めた。ＣＬＬという白血病ではなく、珍しいタイプのリンパ腫だった。悪性のリンパ球をターゲットする抗体療法の薬リツキサンで容易に治療できる病気だった。ネオミは、メモリアル病院で受けた治療相談に感謝しているが、どちらかというとテプラーの控えめな物腰に居心地の良さを感じていると私に打ち明けた。「彼はとても落ち着いていて、仕事ぶりも慌ただしくない」という観察だった。彼女はリツキサンによる注射で、それから二年間の命を得て、文学研究の大きなプロジェクトをいくつか成し遂げることができた。しかしその後、何年も前に誤診され、化学療法を受けたことが原因で急性白血病を患い、死亡した。

性格的に鋭さや積極性のある人は、自分の積極性が成功のもとだと思っており、同じように勢いのある医師を好む傾向がある。ネオミ・フレイリッチがテプラーの優しい丁寧な語り方に感動したように、似たタイプの人が彼と縁を感じるらしい。「たしかに、私に患者を紹介してくれる外科医と内科医は、私の仕事のやり方と性格に合う人を紹介してきます」とテプラーは言った。「紹介医は、私とその患者の相性が良いと思うようです」。私は、医学における医師と患者の相性の善し悪しとその影響についてあまり考えたことがなかった。医師の物腰と性格はしばしば医師の思考を反映するものであり、「自己達成的予言」（予言したことで現実になるという予言）のような現象が起こる可能性がある。つまり、特異的な性格の患者は類似した性格の医師に導かれ、患者の性格に基づいて特定の臨床思考と行動が患者に適用されることになる。

総合血液学と腫瘍学《オンコロジー》の専門家であるジェフリー・テプラーは、一日の診療においていろいろな種類の患者を診る。したがって、多種多様な病気に関する最新の傾向や新発見に着いていく努力をしている。「私はそういう医者であることが本当に楽しいのです」とテプラーは言う。「今までの臨床経験で、非常に多くの病気を診てきました。そしてものごとを広い視野で考えるのが大好きなのです」。昨年の夏、テプラーはナンタケット島で休暇を過ごしていた患者を診ることになった。彼女は発熱、貧血、脾臓の腫大を呈していた。この症状の組み合わせを起こす疾患は数多く存在する。感染症の専門家が評価を行なう際、バベシア症も捜査範囲に入れる。それは、鹿のマダニが媒介する寄生虫病であり、沿岸地域やナンタケットのような沖合の島に集中発生しやすい病気である。「臨床検査室の報告では、薄い層と厚い層の塗抹標本を調べたが、すべてバベシアに対して陰性ということでした」とテプラーは言った。だが、彼は何でも鵜呑みにしない性格である。そして自分のオフィスで独自の塗抹標本を作り、顕微鏡で観察した。「あったのですよ。標本にたった一つ、バベシアの形が見えたのです。見落としても不思議ではなかった。それをみつけたときは、興奮しました」。治療は成功し、患者は完全に回復した。

「微妙な臨床症例、あるいは診断の変更などのあった症例は、一人ひとり遡って考え、関連の最新文献を必ず読むのです」とテプラーは言う。「最先端の知識をもつように努力しています。医学文献を読み、論文の中の何が患者の治療の参考になるかを判断することに大きな喜びを感じています」。その「喜び」に浸るテプラーはしばしば深夜までオフィスに残り、医学雑誌や教科書を読む。「患者を目の前にして熟慮することは難しいものです。後で丁寧に考え、説得力のある見解を構築する静かな時間が必要です」。そのためにテプラーは、すぐには治療計画を提案せず、もっと考えさせてほしい、と患者に言うことが多いらしい。診療の終わった後を思考するための時間と決め、午後八時半か九時にオフィスを出ることにしている。

「私はいろいろなタイプの患者を診るのが大好きですが」とテプラーは言った。「他の医者が私より良い治療が提供できると思う患者には、躊躇せずに紹介します」。有能でありながら自分の限界を知り、患者にとってベストと思われることをする。それこそ患者に対する心遣いが感じられる医師のもう一つの特徴といえる。

テプラーに紹介される患者の多くは末期癌患者である。「不毛な治療の苦痛に曝さないこと、それは私が患者にしてあげられる最も大切なことではないかと思うことがあります」と彼は言った。癌が進行すると患者はしばしば「鞭打ち」されるという。それは、本当は無意味なのに毒性の強い治療を継続することを意味する、臨床医学で使われる悪趣味な表現だ。腫瘍専門医《オンコロジスト》のなかには、患者は可能な限りのあらゆる薬品を試してみるべきだ、と思う人たちがいる。テプラーはそうは考えない。「効果の確率を真に理解すれば、そんな治療を受けたくないと思うはずです」と彼は言う。親切な医師がわかりやすく説明する努力をしても、患者が必ずしもそれを理解するわけではない。

「患者の要求することが間違っていると思えば、私は間違っていると執拗に言います」とテプラーは言う。患者の要求が深刻な害を及ぼすと思えば、患者を喜ばせるために言うことをきくようなことはしない。たとえば、治療で適度にコントロールできても、除去できない完治しない癌の場合、この議論がよく行なわれる。その場合、人間の性格に対するテプラーの関心が役に立つ。「治してほしいと患者が思うのは当然なことです」と彼は言う。「しかし、単一の薬剤で、毒性も少なく同じ効果が得られるのに、極端な治療、あるいは化学療法の多剤併用を要求する患者がいるのです」

彼はデザイナーのアレックス・ウーの話をしてくれた。ウーの癌は大腸癌からの転移だったが、テプラーの治療を受けて安定しており、三年前から腫瘍は増大していなかった。「それでもアレックスは、癌と共存していると考えるとどうしても我慢できず、癌を自分の人生から追放したかった。しかし、私は自分の考えを伝えずにはいられなかったのです。そんなに強い治療を行なうと彼の身体が傷つくだろうと」。ウーはテプラーのもとを離れ、別の医師のところへ行った。

ダイアン・ウォーターズもテプラーの患者だった。彼女は乳癌を患い、肝臓に転移した腫瘍が一つあった。テプラーは八年以上ダイアンの治療をしてきた。彼女の癌は、表面にＨＥＲ２蛋白を発現していたため、その蛋白をターゲットする抗体ハーセプチンをさまざまな化学療法薬と併用し、癌に対する有効性が得られたのである。テプラーは説明した。「彼女はニューヨークで多数の医師に相談していましたが、ついにある医療センターで、化学塞栓療法《ケモエンボリゼーション》を使って肝臓の転移を治療できると言う放射線科医に出会ったのです」。放射線科医は、カテーテル経由で化学療法剤を直接肝臓の腫瘍に投与し、次に血液供給を塞ぐ、つまり塞栓術を試みると言ったそうだ。テプラーはその治療法は勧めないとアドバイスした。転移性乳癌は全身的な疾患であり、肝臓内の腫瘍の他、微小な沈積物しかないこと、今ある単一の腫瘍はなんの症状も呈していないし、今までの治療でよくコントロールされていることなどを説明し、説得しようとしたが、彼女は聞かなかった。「その化学塞栓療法で彼女は死にかけたのですよ」とテプラーが私に言った。「肝臓の左葉が崩壊してしまい、数リットルの胸水が溜まり、数週間も集中治療室から出られなかったのです」

テプラーの予想どおり、肝臓の癌が再発した。「私はたいてい患者の説得に成功するのですが、今回はだめでした」。しかし、アレックス・ウーと違って、ダイアン・ウォーターズはテプラー医師のもとに戻ってきた。「彼女の判断について批判するようなことはしませんでした」とテプラーは言った。そして彼女に「あなたがしなければならないと思ってしたことです。死なないで運が良かったですね」と言ったそうだ。テプラーはその後、彼女と協力しながら最新の適切な治療を施した。現在は化学療法で彼女の乳癌は充分にコントロールされている。

ときには、ダイアン・ウォーターズが受けたような、必死の思いで行なう治療が悲劇的な合併症を招き、訴訟に繋がることもある。今日の医学において、あらゆるハイ・リスクな臨床判断の後ろには、医療訴訟の影が潜んでいる。テプラーは居心地の悪い経験をしたことがある。訴訟のことを心配してある種の治療を勧めた医師と対立したのである。彼はレイチェル・スワンソンという中年女性の患者の話をしてくれた。レイチェルの卵巣癌は化学療法でよくコントロールされており、腫瘍は比較的小さく、有意な増殖は長期間見られなかった。レイチェルは、年一回の内科医への訪問の際、通常の大腸内視鏡検査のために消化器内科医を紹介された。消化器内科医は結腸の表面に沈着した小さな転移をみつけた。「それは何の症状も示してなかった」とテプラーは言う。「我々は普通、転移性卵巣癌とわかっている女性には、出血とか他の問題がなければ、大腸内視鏡検査は行ないません。あれは本当に偶発的な所見にすぎない。腫瘍はよくコントロールされていたので、大腸の壁を穿孔するとは考えられませんでした」。にもかかわらず、消化器内科医が彼女を外科医に紹介し、外科医は転移した腫瘍ならびに結腸の隣接部分を切除することを勧めた。一旦このような提案がなされると、誰に相談しても、すすんで反対の意見を言う人はいないものだ。万が一腫瘍が悪化し、とくに大腸を穿孔するような事態になれば訴えられるからである。「彼らの考え方はよくわかります」とテプラーは言った。「しかし、訴訟を怖れてものごとを決めることはできません。とくに患者の命にかかわる手術に関して、そのような保身的な医療を行なってはいけないのです」

テプラーはその後もスワンソン夫人に手術をしないように助言したが、外科医が、症状がなくても転移を除去する必要はあると彼女を説得した。やはり、化学療法でコントロールされているとはいえ、将来において脅威になりうる腫瘍が体内にあるという事実は、誰にとっても受け入れがたいことだ、とテプラーは指摘する。「レイチェルは手術を希望したのです。そして、診てもらった医師たちにそれを伝えました。実は、彼女は優秀な婦人科外科医に最初に相談していたのですが、私と同じく、手術をする根拠はないという意見でした。ところが先生の気が変わったのです。たぶん彼女の希望に添いたかったのでしょう」とテプラーは言う。転移のあった大腸部分はうまく切除できたが、外科医は摘出できない複数の腫瘍が腹部にあることを発見した。また、テプラーがスワンソン夫人に説明していたことだが、卵巣癌を抑えてきた定期的な化学療法を手術のために延期しなければならなかった。そしてテプラーが言うには、残念なことに「癌が爆発」した。「大腸の切除術による疼痛は堪え難いものだった上に、卵巣癌が急激に広がり始めたのです」

「レイチェルは私の診療所へ戻ってきましたが、気の毒で辛かった」とテプラーは私に言った。「そして彼女は、先生は怒っているでしょうね、これをしないように言われましたのにね、と言いました。私は、ええ、手術に反対しましたが、正直なところ、どんな事態においても何が起こるか誰も予知できないのです、と伝えました」。医師は滅多に言わないことだが、それは基本的な真理なのであり、テプラーの謙虚さの表れでもある。自分の臨床判断に自信はあっても、間違えることもありうるし、治療の結果を確実に予測することはできないと認めているのだ。

スワンソン夫人の場合、グレーゾーンのなかに濃淡があるとテプラーは考えていた。たとえば腫瘍の切除に成功し、術後の合併症も他の転移部分の爆発的な増殖も起こらなかった可能性もある。事実、数ヶ月内に腫瘍が大腸に浸潤したとすれば、手術が聡明な選択だったということになったはずだ。テプラーの意見では、レイチェルの選択は本人の性格と合致したものだった。彼女は癌に対して「先手を取る」ことを望んでいた。「患者がホームランを望むのは理解できることです」とテプラーは言った。「しかし、オンコロジーでは望みどおりに行かないことがよくあります。ホームランを狙うと、三振をするリスクもあるのです」

テプラーは、化学療法を続けることが無意味だと確信したら、最期まで見守ること、さらに残りの数ヶ月は苦痛なく楽に過ごせることを患者に約束する。患者が具体的に何週間、何ヶ月残っているのかと訊くと、テプラーは優しくスティーヴン・J・グールドの言葉を引用する。「中央値《メディアン》はお告げ《メッセージ》ではない」


メモリアル・スローン・ケタリング病院は、名実ともに癌治療の最高峰であり、多くの人が治療を求めてやって来る病院である。しかし、病院より医師の善し悪しが重要かもしれない。私の友人、膀胱癌を患う五十代の芸術家は、身を以てそのことを知ったのだ。彼女はメモリアル病院で手術を受け、執刀医を敬愛していた。その後転移が起こり、再手術の必要はなかったが、外科医は入院中の彼女を見舞いに来たのである。彼女は有名人でも金持ちでもなく、彼に何らかの魂胆があったとは思えない。彼女は温かく社交的で魅力的な人柄で、執刀医は彼女ならびに小説家である夫との交流が楽しく、彼女を気遣ってお見舞いに行ったにちがいない。

ところが彼女はオンコロジストとのやりとりで大変な苦痛を味わうことになった。彼は「最善の治療計画」を彼女に提供したと言っていたが、しばらく続いた寛解期の後に癌が再発し、彼女は新たな治療について相談した。その回答を聞いた彼女は怯え、身体が硬直する思いをしたのだった。私はそのオンコロジストを訪ね、病状の詳細を聞いた。「余命七ヶ月です」と彼は言った。「どんな薬剤でも良くて一〇〜一五パーセントの奏功率で、それ以上というデータはありません」。私は開発中の医薬品をいくつか挙げて、それらについて尋ねた。「その薬剤は第二相研究中ですよ」と彼は言った。第二相研究というのは、毒性などを特定するための第一相研究に次ぐ、患者への効果を評価する臨床研究の第二段階のことである。これら第二相試験の薬剤が膀胱癌患者において奏功を示したことを私は知っていた。だが、「その奏功が意味のあるものかどうか、時期尚早でわかりませんとその医師に言われてしまった。「しかも治療の至適期間や至適用量を誰も知らないのです」。オンコロジストが平板で直接的な口調で私に言ったことは、患者とその夫に言ったことと同じだった。「彼女は家に帰って余命を全うすればいいのです。この時点での治療を正当化するデータは存在しません」と彼は結論を下した。

「私はまだ五十六歳よ」と彼女は私に言った。「二人の息子がいるし、愛する夫がいるのよ。ただ家に帰って七ヶ月で死ぬのを待つ気はないわ」。彼女はマンハッタンの別な病院のオンコロジストに相談をした。その医師は第二相試験が行なわれている薬剤を処方した。薬は劇的な効果を発揮し、彼女は一年以上も生存できたのである。癌が再発して腸閉塞を起こしたとき、彼女は生活の質を維持できる可能性がないことを認め、死ぬ覚悟ができた。家族に見守られ、家で静かに亡くなった。

「基本的に、病院の問題ではない」とキャレン・デルガド医師は言う。「確かに、よりよい患者支援サービス、よりよい看護、ある種の疾患に関する豊富な経験などをもっている病院はある。それはそれで重要なことだけど、最も重要なのは医師。また、私が患者にいつも言うことだけど、ある医師はあなたにとって最適かもしれないが、他の患者には適していないかもしれない」

デルガドの言葉には真実の響きがあった。癌患者ジョージ・フランクリンがスティーヴン・ナイマー医師に会う前、メモリアル病院の別の専門医が治療していた。二人は相性が合わなかったばかりか、フランクリンと彼の家族はその医師に深い嫌悪感を感じていた。ところが、悪性度の高いリンパ腫を患っていた私のジャーナリストの友人は、フランクリンが忌み嫌っていたその専門医を敬愛していたのである。「ときどき、首を絞めたくなるほど頭にくるが」とジャーナリストが言った。「でも、だからこそ大好きなのだ。信じられないくらい単刀直入で、歯に衣着せぬ言い方しかしない。何を考えているのか、そして何故そう考えるのかを正確に教えてくれる。腹が立つこともあるが、私にとっては偉大なドクターだ」

しかし、臨床状況がまずくなったら患者とその家族を見捨てるというような医師は、決して偉大とはいえない。別の友人の話を紹介する。彼は諜報活動をしていたヘビースモーカー、六十代前半に肺癌を発症し、癌が広がっていた。スパイ稼業からは引退していたが、人間を観察する優れた能力は衰えていないと自負していた。ところが自分が病気になると、医師の性格を見極める能力は発揮できなかったのだ。メモリアル・スローン・ケタリング病院には自分の不吉な疾病を覆《くつがえ》す魔法的な力があると彼は確信し、何が何でもメモリアルで治療を受けると決意したのだった。やっとの思いで病院スタッフの若い医師の予約を確保し、最初の頃は魅力的な先生だと気に入っていた。しかし、集中的な化学療法を数クール経ても肺癌は増殖し、そのオンコロジストに電話をしても掛け直してくれなくなった。合併症で入院したあと、医師は彼のベッドサイドに数分だけ現れたかと思うと、完全に姿を暗ますように消えてしまった。医師のオフィスは、先生は出張が多いのですと言う。友人は何日間も、担当医師からの訪問や電話をもらえなかった。精神的にまいってしまい、恐怖と孤独に苛まれていた。結局、自分の故郷ニュージャージー州の卓越した専門医に助けを求めた。その医師は彼を気遣い、最期はできる限り楽に過ごせるようにしてくれた。

私の友人である芸術家を治療したオンコロジストは、統計や治療計画を超えた治療が考えられなかった。もう一人のオンコロジストは元諜報部員を見捨てた。芸術家の夫である小説家は、二人とも失敗するのを怖れていたというより、「死」そのものを怖れていたのだと推論した。彼はこう説明した。「おかしな話だけど、死を日常的に目撃しているオンコロジストが死から逃げたがっているのかもしれない。数値がすべてわかってから行動を取ること、非常に合理的に行動しているポーズを取ることは、現場での癌患者の治療においてはかえって理に適っていないと思う。彼らは創造力を使うことを拒否し、リスクを負うことを拒否した。私たち夫婦が人生最大の試練を迎え、死に直面しているとき、私たちが彼のことを諦めて他の専門医を探すことを、あの医者は知っていたはずだ。肺癌になった君の友人の場合ほどあからさまではないにしろ、見捨てたことに変わりはない」

これはオンコロジーの分野における基本的な分裂《シスマ》である。データにほぼ全面的に依存する者がいれば、奏功が証明された治療計画の範囲から外れてでも患者を治療しようとする医者がいる。広く使用され、証明されている治療法から脱線しすぎると、不要な毒性と苦痛をもたらすことがありうる。しかし私は、小説家が言ったことに深く共鳴できた。一見、合理的と思える思考法は、患者の要望や目標に照らしてみると、実は不合理であり、患者の臨床的ニーズよりオンコロジストの心理状態を反映しているのかもしれない。

スティーヴン・ナイマーおよびジェフリー・テプラーは、患者の性格を理解し、それを臨床判断の一要素として組み込む努力をしている。友人の小説家は、患者とその家族がオンコロジストの性格を理解し、それを自分たちの治療に関する判断に反映できることを教えてくれた。癌をはじめとする深刻な疾病を患う人々は、目眩《めまい》がするほど数多くの選択肢と向かい合うことになる。どの道を選ぶかは、臨床的事実ならびに自分と医師の性格によって決まる。この事実は、オンコロジーに限らず、科学と魂の組み合わせである医学のすべての分野に当てはまるものだ。

おわりに

患者の物語を聞きとる

A Patient`s Questions

診察室の椅子に坐っていると想像してほしい。あなたはこの数週間、気になっている症状に悩まされている。たとえば、胸骨下の胸の中央に不快感があり、どうしても消えない。医師は問診をしてから触診をし、検査を依頼《オーダー》した。医師は、これまでの情報を患者であるあなたと話して確認し、それは酸の逆流だと言う。刺激性のある胃液が胃から食道に上がってくる、よくある病気だ。

ほとんどの場合、医師は正しい診断に到達し、適切な治療を提供する。しかし常にそうとは限らない。もし、しばらく経っても不快感が改善しない、あるいは悪化することがあれば、診断を見直すべきである。医療ミスのほとんどは、認識エラーの連鎖から起こることを思い出してほしい。医師が変われば診療の仕方も異なり、問題へのアプローチも違う。しかし我々医師は誰しも同じ思考の間違いに陥りやすいのである。

では、どうやって正しい診断を下せばいいのか？　すべての医師や患者が従うべき、唯一の台本などはしない。しかし、思考のエラーを是正するための一連の試金石は存在する。医師も患者も、再び問題解決の手掛かりを探すことから始める。的確な診断への道を歩むとき、最初の迂回が生じる原因は、たいていコミュニケーションの問題である。そのとき、思慮深い医師は出発点の言葉に戻る。「もう一度、初めて話すつもりで私に語ってください。何を感じたか、何がいつ起こったのか」。先生がそれを訊かなかったら、患者のあなたから自分の物語を伝えてあげよう。改めて語ると、忘れていた重要な情報を思い出すかもしれない。また、物語をくり返すと、最初は重要でないと思って聞き流していた情報に医師が何らかの手掛かりを見出すかもしれない。それが、今までとは違う方向に答えを求めるきっかけを医師に与えるのだ。

　昨今は、治療の効果が見られないと、患者はその原因に関するさまざまな考えを用意して次の診察に臨む。そのアイデアは、類似した症状をもつ友人や親戚から聞いたこと、あるいはインターネットで調べて得た知識かもしれない。治らない症状に関しては、最悪のシナリオを想像することが多い。その種の自己診断は、医師も患者も無視してはならない現実的なものだ。医師が取り合ってくれなければ、患者のあなたが持ち出すべきである。一人の患者として「胃酸の逆流のようですが、実は癌の最初の兆候ではないか、とても心配です」と言ってもかまわないのである。あるいは、自分の友人が消化不良と診断されたのが実は心臓発作の前触れだった、と医師に伝えることもできる。

　ある人たちにとって、心配事を言葉にすることは非常に困難な場合がある。彼らは、口に出すと現実になる、つまり縁起が悪いと思っている。私はある中年女性の患者を思い出す。胸部の不快感を訴えたが、私が診断を模索しながら話をしているとき、彼女の顔は不安で歪んでいた。彼女の夫は「何が怖いのか、先生に本当のことを言いなさい」と優しく、しかしはっきりと促した。親戚が肺塞栓で死んだため、自分の胸痛の原因も同じものではないかと恐れていたのだ。その心配を明かしてから、実は口に出すとそれが本当に起こると思って怖かったと私に告白した。

　思慮深い医師は、この種の心配事を注意深く聞く。患者であるあなたの心底の不安を知り、さらに追求するような質問をし、もっと詳細な症状の説明を要求するかもしれない。それによってあなたと医師の対話の幅が広がり、大事な手掛かりを隠すような遠慮や躊躇が取り払われる。

　しかし、改めて対話をしても、速やかに正解が得られるわけではない。医師は、問題の部位に集中しながら改めて患者の身体を診察する必要があるだろう。あるいは個々の検査結果やX線写真の読影に疑問を感じ始めるかもしれない。本書の各所で指摘したとおり、医師は第一印象に従う傾向がある。医師の思考の中に最初からバイアスがかかっていると、その後の診断用データを選択的に検討し、さらに偏向が強まることもしばしば起こる。我々は誰しも、前向きと思われる所見に飛びつき、悲観的あるいは相反する所見を無視する傾向があるのだ。

場合によっては、医師は検査あるいは高度なスキャンのやり直しを依頼《オーダー》しなければならない。それは高価な処置となる。今日の医療環境においては検査のやり直しはコスト効率が悪く、厳しく戒められる。病院の経営者、管理医療の監督者たちは皆、経済性を要求する。正しい診断に辿り着くには、必ずしも検査をやり直さなくても、最初の結果を疑問視するだけで済むかもしれない。前述したとおり、同じ画像を異なる放射線科医が読影した場合、また同じ生検を異なる病理学者が診断した場合、有意な差が生じることがある。診断を再検討するということは、医師が鋭い目と識別能力をもち、今までの血液検査、X線画像、および病理報告をすべて調べ直すことを意味する。

とはいえ、やはり再検査が必須となることもある。たとえばハーブ・クレッセル医師が話してくれた症例の場合、最初のCTスキャンが正しく較正《キャリブレーション》されていなかった。胸痛を訴えた女性は、肺塞栓症と思われていたが、実は大動脈に亀裂があったのである。また、最初の生検が病変から外れていることがある。血液学《ヘマトロジー》という私の分野では、リンパ腫のような悪性腫瘍をみつけるには、一回の骨髄検査では不充分かもしれない。腫瘍は骨髄に均等にあるわけではなく、腫瘍のないところに生検の針を刺すこともあるからだ。また、再検討あるいは再検査をしても、答えが出ないこともありうる。

そういうとき、患者あるいは家族や友人が医師に訊くべき質問がある。「他に何が考えられますか」。ほとんどの誤診の原因である認識の間違いを、医師は自覚していない。認識の間違いの多くは意識下に隠れているのだ。患者のあなた、またはあなたの大切な人が、「他に何が考えられますか」と訊けば、それだけでも不確実性という医学における現実を表面上に押し上げる助けになる。「他に何が考えられますか」という質問は、思考のエラーに対する重要な防護策である。時期尚早な結論、枠《フレーミング》づけの影響、最近の経験の有用性《アヴェイラビリティ》、蹄の音が聞こえるとシマウマではなく馬だと結論づけるバイアスなど、認識エラーは多種多様である。どのエラーも正しい回答を求めるときに邪魔になるため、エラーを是正することで、医師は以前に考慮しなかった検査や処置を思いつき、診断へと導かれる。

「辻褄が合わない点がありますか」。これを次の質問にするといいかもしれない。このように追求されると、医師は立ち止まってより広く思考を巡らすことになる。疑問をもつことにより視野が広まり、臨床的領域を綿密に調べ始めるにちがいない。「非定型な症例」といわれた愛娘シャイラが、非定型ではなく、まったく異なる病気だと、レイチェル・スタインが主張したときも、「辻褄が合わない点がありますか」という質問がその支えになった。

「私の問題は、もしかして一つだけではないのではないですか?」。我々医師は、医学部においても研修中も、思考を節約すること、「オッカムのかみそり」（無用な複雑化を避け、より簡潔な理論を採るという原則）を適用すること、患者の複数の症状に対して一つの回答を求めることを教えられる。たいていそれが正しいアプローチだと後で判明するのだが、いつもそうなるとは限らない。この質問をすることは、医師が最も陥りやすい、探求の達成感という認識上の罠に対する防護策になる。自分の症状には複数の原因があるかもしれない、という患者の質問は、医師にさらなる思考を促すことになるだろう。もっと大きな網を投げて回答を求めること、今まで考えなかった疑問をもつこと、第一印象では不必要と思えた検査を依頼することなど。

患者のあなたには胃酸の逆流があっても同時に狭心症の可能性だってある。いずれもよく起こる疾患である。あるいは、もっと珍しい病態だが、胃酸の逆流に加えて大動脈に亀裂があるかもしれない。「はじめに」で述べたように、マイロン・ファルチャク医師は患者アン・ドッジが当てはめられていた枠を組み替え、枠の中に二つの概念を入れることで、彼女の命を救ったのだった。

私もときどき、思考が行き詰まり、それから先どうすればいいのかわからなくなることがある。そういうときは、認識エラーに陥っており、それを自覚していないのかもしれない。自分が誤診をした例を振り返って分析すると、適切な質問をしなかったこと、身体の診察の際に異常を見逃したこと、適切な検査を依頼しなかったために重要な情報が特定できなかったことを思い出す。私は自覚せずに認識の罠にかかってしまったのだ。そういうとき、自分の自尊心《エゴ》ゆえにさらなる認識の落とし穴ができるかもしれない。私は患者に、「具合が悪いと言うあなたを信じていますが、どこが悪いのかまだ解明できません」と言えるようになった。続けて、私は問題を解明できないから他の先生、困難な症例に取り組むことが好きな、自由な思考をする先生を紹介しましょう、と言う。アン・ドッジの医師だった内科医はそれが言えなかった。何も新たに発見すべきものはない、自分はあらゆる可能性を探求し尽くした、と信じていたのだ。あのとき、さらに新しい医師に診てもらうように恋人が執拗に言わなかったら、アン・ドッジの病苦はまだ続いているか、あるいはもっと恐ろしいことになっていただろう。

「まだ気分が悪い、症状が消えません」と患者に言われたとき、「どこも悪くないですよ」という言葉を抑えることを私は学んだ。「あなたはどこも悪くない」という発言には二つの問題がある。まず、医師は間違えることがあるという現実を否定する。第二に、身体から心《マインド》を分裂させる。というのは、ときには問題が身体的ではなく、心理的でありうるからだ。もちろん、そう結論づける前に、患者の症状の身体的原因を真剣に時間を掛けて探すべきである。

心理的苦悩ならびにそれが身体に及ぼす影響に関しては、医学においても世間一般においても、未だに偏見が存在し、それが多くの患者の痛みと苦しみからの救済を妨害している。多くの医師は前述のとおり、神経症や不安症というステレオタイプに嵌《はま》る患者を嫌う。どんなに思いやりのある医師にとっても、これらの患者は最大の課題となっている。この種の患者は支離滅裂な形で自分の問題を語り、あらゆる痛みや疼きに過度に敏感であり、乳房の腫瘍とか甲状腺の小結節を探そうとしているとき、医師は、彼らに対応していると注意散漫になりかねない。

しかし、ときに患者が自らの思考ならびに心理状態について洞察に満ちた発言をすることで、医師が大いに助けられることがある。キャレン・デルガド医師の患者が、自分は「ヘン」だと認めながら、それを理由に症状を無視されては困る、と訴えたことを思い出してほしい。変人と思われる患者でも、実は恐怖心から不自然な反応を示しているだけかもしれないのに、彼らは医師に心気症というレッテルを貼られてしまうのだ。ロサンゼルスに住む私の友人、エンターテインメント業界で大活躍しているキャリアウーマンは、医師に乳房の疼痛を何回も訴えた。放射線科医によるマンモグラムの読影結果は正常であり、彼女の執拗な訴えは一蹴された。医師は「あなたはどこも悪くないですよ」と言い、疼痛の原因はストレスだと主張した。他の医師を訪ね、さらに検査を行なってもらい、やっと癌が見つかった。診断は二年近くも遅れ、すでに十数ヶ所のリンパ節に転移していたのだ。

我々は皆、同じような話を聞いており、患者も医師もそのような事例が怖くてしようがない。しかし、もし他の患者の場合で乳房の不快感が癌ではなく心理的苦悩によるものだとしても、「どこも悪くない」という言葉は見当違いである。患者を安心させる努力をし、苦悩と疼痛が続けば、助けてくれるような心理学者あるいは精神科医を紹介するべきである。

私が右手の疼痛と腫脹を診断するための検査を受けていた頃、外科医の一人は私に骨スキャンを受けさせた。このスキャンは手首の骨だけでなく、全身の骨を評価するものだった。スキャンを読影した放射線科医が肋骨に数点の影を発見した。その夜、外科医が私に電話をかけてきた。家族がスキー旅行に行っていたので、私は一人で家にいたのである。外科医は、スキャンに映っていた肋骨の点々が癌の転移に見えるから、慌てて手の手術をしなくていい、と言った。

　私は日頃、心理学的にかなりまともな人間だと思っているが、その電話が来てから間もなく胸が痛み出した。肋骨を触ると痛かった。腫瘍専門医《オンコロジスト》の私は、無症状なのに骨が腫瘍だらけだなんて、ありえないことを知っていた。しかしその瞬間、私は急に医者でなくなり、完全に患者になりきっていた。思考が麻痺してしまったのだ。必死に妻と連絡を取ろうとした。数時間経ってから連絡がついた。妻のパムには、パニックになっちゃだめと言われた。翌朝またX線を撮ってもらいなさいと彼女は言った。放射線科医が間違えたかもしれないと彼女に言われても、私は安心できなかった。不治の癌によってゆっくりと死んでいく自分の姿を想像し、その夜は眠れなかった。今までの学習と経験のかいもなく私は恐怖に圧倒され、胸の痛みはリアルだった。

　翌日、いち早く列に並び一連のX線写真を撮ってもらった。肋骨は正常だった。別の放射線科医が骨スキャンを診て、最初の先生が過剰に読影をした、点々など見えない、と結論づけた。数時間後に胸の痛みがやっと収まり、肋骨を触っても痛みはなかった。

　私はこの経験から二つの教訓を得た。まず、唐突にしかも絶対的な口調でショッキングな知らせを受けたとき、私を導き、私に平静心を与え、疑問を呈し、不確実性を指摘してくれる誰かが必要だった。私のために、そして私とともに考えてくれる誰かが。普段ならあの点々は人工物《アーティファクト》だと頭で理解できたはずだが、あのときは事態を冷静に把握することができなかった。二番目の教訓は、心身症的な症状を経験し、身体を支配する心《マインド》の力を知ったことである。

　持続する原因不明の症状は、もちろんすべてが心身症的ではなく、やがて的確な身体的診断が形成される。医師が治療を施しても患者が良くならないとき、新しい治療法を開始する前に、医師は患者であるあなたと話し合うべきである。ジュディアン・ビグビー医師が教えるように、患者の状況を知らなければならないのだ。つまり、薬をどこで、どうやって、いつ服用しているかを聞き出すべきなのである。九百人以上の患者のケアをしているカリフォルニアの医師四十五人の調査研究を思い出してほしい。医師の三分の二は、処方した薬の服用期間を患者に指示せず、副作用の説明をしなかった。半数近くは、薬の用量ならびに服用頻度を特定しなかった。薬剤師や他の医療従事者がその穴埋めをしてくれると当てにするだけでは不充分だ。患者と医師との間に、治療法の根拠ならびに治療の詳細について、相互理解が成立していなければならない。また、ビグビーが力説するように、患者の社会的背景に注目する医師は、治療効果が得られないときに、医学的な原因以外の理由についても考えられるだろう。

他にも考慮すべきことがある。キャレン・デルガド医師は、医薬品は現在、色で識別できるようになっているとはいえ、未だに誤解が生じると言う。デルガドの患者に、甲状腺機能低下の治療を受けている高齢女性がいたが、治療が効いていなかった。「薬剤師にもらった錠剤を確認してください」とデルガドは言った。「紫色ですか?」。「ええ、紫色です」と患者は答えた。デルガドはしばらく考えても、彼女のだるい状態がなぜ治らないのかわからなかったので、服用している薬をすべて持って来るよう指示した。薬の中には、濃淡の違う紫色の甲状腺ホルモンの錠剤が二種類含まれていた。片方は一七五マイクログラムの錠剤、もう一方は七五マイクログラムの錠剤だった。紫色の微妙な濃淡の違いを患者は見分けられなかったのだ。

別の例を挙げると、治療薬が正しく処方され正しく服用されても、単に効かないという場合がある。人間はすべて生物学的に固有な存在であり、同じ治療を受けても、それで得られる効用《ベネフィット》やそれによる副作用には大きな差がある。同じ病いを共有し、同じ投薬を受け、同じ処置を施されても、同じように治癒が得られるとは限らない。速やかに効かない治療法をいつまで続けるべきか、第二選択としてどの治療法を選ぶか――その判断に、科学《サイエンス》と技《アート》である医術が発揮されなければならないのだ。スティーヴン・ナイマー医師は、他のオンコロジストが治療計画《プロトコル》を続けたがっていたとき、ジョージ・フランクリンの化学療法を即座に変更した。

失敗を早く認識し、治療を切り替えた医師の判断が、フランクリンの余命を数年延ばしたのだった。

良い治療法は、健全な製薬産業の産物でもある。以前は不治だった多くの病いが、今は新薬のおかげで治せるようになった。しかし、医師と患者が治療法を決定する際には、双方が何を必要とし、何を目標としているのか考慮すべきであり、効用《ベネフィット》とリスクを認識しながら治療法を選択するべきである。その選択は、製薬会社の金銭的な利益ならびに企業マーケティングによるバイアスとは無縁であるべきだ。

これらのことはどれも時間がかかる。今日の医療現場においては時間が最大の贅沢である。医学を天職としてではなくビジネスとして考える人たちは、医療を分刻みに分割し、ケアの効率を上げることを要求してくる。医師の診察室は流れ作業の組み立て工場ではない。医療を流れ作業にしてしまうと、確実に医師と患者との間のコミュニケーションが阻害され、医療ミスが増え、その信頼関係が破綻する。医師は片目を時計に向け、もう片方の目をコンピュータに向けていては考えることができない。思慮深い医師であれば、賢明に時間の配分をするであろう。明解でややこしくない病気であれば、十五〜二十分で対応することができ、患者と家族は充分に情報を得て満足感をもって診察室を出ていく。複雑な病気の場合は急いで解決することはできない。よく考えるには時間がかかるということは、絶対的な真理だ。性急に仕事をし、やるべき作業を端折ることは、認識エラーへの最短距離である。


私は三十年間医師をしているが、患者について考えるときは伝統的な情報源の助けを借りてきた。教科書や医学雑誌を読み、私より深いあるいは幅広い臨床経験をもつ恩師や同僚に相談し、鋭い質問をする学生や研修医《レジデント》と話してきた。しかし、本書を書いて気がついたのは、さらに私の思考の向上を助けてくれるかけがえのないパートナーがいるということである。そのパートナーは、適切かつ焦点の合った質問をするだけで、医療ミスを招く認識エラーの連鎖から私を守ってくれる。臨床判断を行なう際にも、その人は現場にいる。そのパートナーとは、私が何を考えているのか、私がどう考えているのかを知ろうとする私の患者であり、患者の家族またはその友人である。心を開けば、自分の思考の範囲と限界をより明解に認識し、患者の身体的問題およびその心が求めているものを理解できるようになる。そうすることで、思いやり《ケア》を必要とする人たちに私は最善の治療《ケア》を提供できるのである。

謝辞

三年前、回診を終えて帰宅したとき、「医師はどう考えるのか」という問題で頭がいっぱいだった。妻であり魂の連合《ソウル・メイト》いであるパムに考えを話してみた。愛する人、しかも自分より聡明な人と一緒に人生が過ごせる私は幸せ者だ。最高の医師であるパムは、臨床判断および誤診の問題を知識と洞察力で、私が気づかなかったことを指摘した。患者として苦悩したことのある男の妻として、病気になった子供の母親として、そして健在だが高齢の両親の娘として、共通の職業である医学の世界を内側と外側から検討し、医師としての思考と行動の分析を手伝ってくれた。パムの貢献は多大なものであり、本書の各ページに彼女の助言が反映されている。

ウィリアム・モーリス・エージェンシーのスザンヌ・グラックは単なるエージェントではなく、友人であり、同僚であり、私の擁護者である。このプロジェクトを洗練させ、最善の出版元を探す上で、彼女の鋭い知性と建設的批評はかけがえのないものだった。

ホウトン・ミフリン社の私の編集者エーモン・ドーランは、本書で提起した課題をもっと深く掘り下げ、広く追求することを促してくれた。私が道に迷いそうになると慣れた手つきで導いてくれた。疑念の焦点を絞り、文章を形作る彼の能力は見事なものだ。ホウトン・ミフリンのチームは希有な集中力と責任感をもって作業をした。ブリジェト・マーミオン、ローリ・グレイザー、アン・セイワラス、サシーム・シルキス＝ヒーロ、ラリー・クーパー、ジャネット・シルバーに謝意を表したい。

ヨンスン・ジュンは私のアシスタントを二十一年間務めてきたが、事実確認、原稿の用意、締め切りなどの大きな負担にめげずに仕事をこなしてきた。各プロジェクトに彼女は勤勉さを発揮するだけでなく、私が表現しようとするアイデアに優れた知性で協力してくれた。

　私には幸い文学を生業にする友人がおり、彼らは時間と専門的能力を惜しみなく提供してくれ、常に的確な批評をしてくれた。その陣頭に立つのが文章の匠キース・ジョンソンである。リンパ腫を患い骨髄移植を受け、回復してから完全に社会復帰したジョナサン・オルター、そして優れたテレビ・プロデューサー、エミリー・ラザールの二人は、私のプロジェクトに賛同しただけでなく、本書に登場する全国の内科医や外科医を紹介してくれた。私は十年以上も前から定期的に記事の執筆などをしてきたが、自分は本来医師であり科学者だと思っており、プロの友人たちからの指導と感想を頼りにしている。本プロジェクトには以下の方達に協力してもらった。

　ロン・チェルノウ、ノーラ・エフロン、アン・ゴドフ、アニーク・ラファージ、ノーマン・メニア、ティム・ノア、フランシーン・パスカル、ニック・ピレッジ、ドロシー・ラビノウィッツ、フランク・リッチ、デイヴィッド・サンフォード、アルヴィン・サージェント、スチュアート・ショフマン、アンドリュー・サリヴァン、メラニー・サーンストロム、エリザベス・ウェイマス、サラ・エリザベス・バートン＝ホワイト、ジェイ・ウィニク、アレクス・ウィチェル、ラファエル・イグレシアス、ローラ・ズィスケン。

　本書を書くに当たり、友人でもある数人の患者たちが私を勇気づけてくれ、コミュニケーション、批評的思考、そして個人の価値観と精神的《スピリチュアル》ニーズの重要性について教訓を与えてくれた。たとえばマージョリー・ウィリアムズは、医師の口から聞いた愚鈍な発言をすべて記録していることを明かしてくれたが、私の名前や言葉がどこまでその語録に載っているか、教えてはくれなかった。優雅な芸術家マーガレット・ジョスコウは、ケアの鍵は誠実さだと私に教えてくれた。彼女の病室を訪ねると、怪我をした手でも書きやすい太いペンを一束、プレゼントされた。今でも重宝している。勇気ある女性《エイシェト・ツァイール》だったベティ・ザフリルは、病いが患者家族に与える影響について医師たちがもっと考えることを促した。鋭敏なユーモアのセンスのある元海兵隊員ジム・ヤングは、自分の力を戦略的に動員して闘病するために、率直に私の考えていることを知ろうとした。私たちの会話の終わりに彼はいつも「センペル・フィー」（海兵隊のモットー「センペル・フィデリス」の略、〝永遠に忠誠を〟の意）と言った。ロマンス語の教授ヴァレリー・チェルノウは、自分の置かれている状況にかかわらず優雅と品位を保つための言葉の重要性を示してくれた。また、最期を迎えるときの本人の意志を尊重することの重要性を教えてくれた。ジュリア・ソーンは小説を書いており、学習と教授の最も効果的な方法は物語《ナラティブ》であることを度々教えてくれた。出版業を退職したバリー・ビンガムは、症状の話の前に、まず私とその日のニュースの話をした。今は病人でも、自分という人間が変わったわけではない、と言いたかったのである。彼の容態が悪化すると、家族が彼の代わりに話していた。患者が難しい判断をしなければならないとき、家族や友人がいかに重要かを教えられた。ルース・ゲイは、不確実な状況が続く中でも生きる喜びを失わず、人生の楽しさや愚かさを見事に捕えたイディッシュ語の格言を唱えていた。政治報道記者の鋭い洞察力をもつジョニー・アップルは、難しい質問をしながら、医師たちから納得の行く回答を引き出した。ジョニーは中西部出身のルーテル派教徒なのに、宇宙一のコーシャー（ユダヤ教の調理法）のレストランを知っていると言った。名前は教えてくれず、そこで夕食をとることを目的に掲げて本書を完成するように促された。他にも私の心に残る多くの患者がいる。天国というものがあるのなら、彼らに私の謝意が伝わることを望む。

私の仕事に日頃エールを送ってくれたのがこの方たちである——ロン・アンシン、ベッツィ・アップル、バーバラ・ビーラー、アーサー・コーエン、エヴェレット・フェヒー、リサ・ゴールドバーグ、レニー・グループマン、ラビ（司祭）ウィリアム・ハミルトン、フランシーンとハリー・ハーツバンド、マーゴ・ハワード、スティーヴ・ハイマン、ベン・ミゼル、ダリル・オッティ、アン・ペレツ、マイケル・シェア、エイブとシンディー・スタインバーガー、リズ・ヤング。

　この十年間、私が医学と生物学に関する執筆の実験を行なってきた研究室が『ニューヨーカー』誌である。編集者たちは本書には直接関わっていないが、質の高い文章を構成する方法について常に私に教えてくれる。いろいろ教えてくれたのはエミリー・イーキン、ドロシー・ウィケンドン、ダニエル・ザルースキ、ヘンリー・ファインダー、それからもちろんデイヴィッド・レムニク。さらに私は、『ニュー・リパブリック』誌のマーティー・ペレツならびにレオン・ウィーゼルティアとの活発なやりとりから多くを学んだ。

　この本に登場する患者たちと医師たちが示した率直さと洞察力のおかげで、私は今までとはまったく違う視点で医学を見られるようになった。彼らは自分たちの人生を私に明かし、彼らが与えてくれた知識を、私は幸いにもそれを必要としている患者たちと分かち合うことができた。知識の内容あるいは様式に問題点があれば、それは私自身の至らなさによるものである。

＊注　釈

はじめに　虚心に患者と向きあう

最近、アルゴリズムならびに診療ガイドラインに関する記事が二つ掲載された。メリー・E. ティネッティの「複数の疾患をもつ患者に関する疾患に特異的なガイドラインの落とし穴」（ニュー・イングランド・ジャーナル・オヴ・メディシン（NEJM〈以下 NEJM と記す〉351号、2004年、2870-2874頁）ならびにパトリック・J. オコナーの「実証志向臨床ガイドラインに価値を付加する」（ジャーナル・オヴ・ザ・アメリカン・メディカル・アソシエーション（JAMA〈以下 JAMA と記す〉294号、2005年、741-743頁）である。

ベイズ理論に関心のある読者には、バルック・フィッシュホフとルース・ベイス＝マロム共著「ベイズ理論の観点による仮説評価」（サイコロジカル・レビュー誌90号、1983年、239-260頁）とフレドリク・M. ウルフ等著「鑑別診断および競合仮説ヒューリスティク：不確実性とベイズ理論的蓋然性における医学判断への実用的アプローチ」（JAMA 253号、1985年、2858-2862頁）の２冊を薦める。数学的な方式で仕事をしている医師は少ない、というロバート・ハムの観察の出典は、ジャック・ダウィーとアーサー・エルスタイン監修『専門的判断：臨床判断読本（*Professional Judgment: A Reader in Clinical Descision Making*）』（ケンブリッジ大学出版、ケンブリッジ、1988年）の中の「臨床的直感と臨床的分析：専門的能力と認識の連続体」（78-105頁）である。

セリアック病のさまざまな臨床的病態は、リチャード・J. ファレルとシアラン・P. ケリー共著「セリアック・スプルー」（NEJM 346号、2002年、180-188頁）、アレッシオ・ファザーノ著「セリアック病――臨床的カメレオンの扱い方」（NEJM348号、2003年、2568-2570頁）、およびロス・マックマナスとダーモット・ケレハー共著「セリアック病――仮面が剥がれた犯人？」（NEJM348号、2003年、2573-2574頁）に説明されている。

ジュディス・ホールとデブラ・ローターは広範な学問的研究を行なった。最近の著作『患者と話す医師、医師と話す患者：診察時のコミュニケーション改善法（*Doctors Talking with Patients / Patients Talking with Doctors: Improving Communication in Medical Visits*）』第２版、プレーガー出版、コネチカット州ウェストポート、2006年）は、その専門分野の包括的な分析である。本章に出てくる著者の発言は、以下の文献に見られる――「医師における作業《タスク》対社会的・感情的行動」（メディカル・ケア誌25号、1987年）、「医師の心理社会的信条と患者に対するコミュニケーション能力の相関」（ジャーナル・オヴ・ジェネラル・インターナル・メディシン10号、1995年、375-379頁）、「プライマリーケア医師のコミュニケーション・パターン」（JAMA 277号、1997年、350-356頁）、「医師の行動と類似した患者の満足度、記憶および印象との関係」（メディカル・ケア誌25号、1987年、437-451頁）、

「医師・患者関係における好意」（ペイシェント・エデュケーション・アンド・カウンセリング誌48号、2002年、69-77頁）、「医師の性別と患者中心のコミュニケーション：実証研究の評論」（アニュアル・レビュー・オヴ・パブリック・ヘルス25号、2004年、497-519頁）。他の有用な文献として、E. J. エマニュエルとL. L. エマニュエル共著「医師・患者関係の四つのモデル」（JAMA 267号、1992年、2221-2226頁）、およびG. L. エンゲル著「医学はいつまで17世紀的世界観に束縛されるのか？」（『医学の勤め――ウィッケンバーグにおける対話（*The Task of Medicine: Dialogue at Wickenburg.*）』（K. ホワイト・ドナルド監修、ヘンリー・J. カイザー財団、カリフォルニア州メンロー・パーク、1988年）を挙げる。レデルマイヤーも、臨床的対話の重要性について検討しており、以下の文献がある――「臨床判断の課題：患者の現在の疾患について役立つ病歴を聞き出す方法」（カナダ医師会誌、カネィディアン・メディカル・アソシエーション・ジャーナル164号、2001年、647-651頁）ならびに「臨床判断の課題：過去の疾患について信頼できる病歴を得る方法」（カネィディアン・メディカル・アソシエーション・ジャーナル164号、2001年、809-813頁）。

K. アンダーズ・エリックソンは専門的能力の研究に多大な貢献をしており、関心のある読者に薦めたいのは、「専門的能力取得における計画的練習の役割」（サイコロジカル・レビュー誌100号、1993年、363-406頁）と「医学と関連領域における専門的能力の取得と維持における計画的練習」（アカデミック・メディシン誌79号、2004年、S70-S81頁）である。この領域におけるもう一人のリーダーはジェフ・ノーマンだが、医師の能力向上方法に関する、『専門的能力と技術のためのケンブリッジ手引書（*The Cambridge Handbook of Expertise and Expert Performance*）』（K. アンダーズ・エリックソン監修、ケンブリッジ大学出版、ケンブリッジ、2006年、339-353頁）の中のジェフ・ノーマン等著「内科および外科における専門的能力」という文献がある。

医学研究所（インスティテュート・オヴ・メディシン）の報告は、『過ちは人の常――より安全な保健制度の構築（*To Err Is Human: Building a Safer Health System*）』（ナショナル・アカデミー出版、ワシントンD.C.、1999年）という、歴史に残る本になった。ドナルド・バーウィックはシステム・エラー、そして病院は如何にして患者を技術的なミスから守れるかについて、素晴らしい仕事をしている。その1例、「安全性改善のために行動を取る：成功の確率を上げる方法」は、『患者の安全性を向上し、医療エラーを削減する（*Enhancing Patient Safety and Reducing Errors in Health Care*）』（全米患者安全性財団、シカゴ、1999年、1-11頁）に収められている。

アーサー・エルスタインは、医師に症例報告を読ませ、いろいろな疾患をもつ患者たちを役者に演じさせ、医師たちをテストする臨床的思考の研究を行なった。全体として診断エラー率は15パーセントとエルスタインは推測する。つまり、患者6、7人当たり1人が誤診されたことになる。エルスタインの推測は、剖検によって誤診が発覚した古典的な診断エラーの研究の10～15パーセントという率と一致する。それらの文献は、J. ヒッ

グズとM. A. ジョーンズ監修『医療従事者の臨床的思考（*Clinical Reasoning in the Health Professions*）』のA. S. エルスタイン著「医学における臨床的思考」（バターワース・ハイネマン社、マサチューセッツ州ウォバーン市、1995年、49-59頁）、W. キルシュとC. シャフィル共著「四つの時代における大学病院の誤診」（メディシン誌75号、1996年、29-40頁）、K. G. ショジャニア等著「解剖によって発見された診断エラー率の経時的変遷」（JAMA 289号、2003年、2849-2856頁）、L. ゴルドマン等著「三つの異なる時代における剖検の価値」（NEJM 308号、1983年、1000-1005頁）である。特筆すべきは、アメリカのある大学病院では、CTスキャンのような新しい技術が導入されたにも関わらず、診断エラーの頻度は1960年と1980年の間に変化しなかった点だ。事実、新しい手法に過剰に依存したことが深刻な診断ミスを招いたこともある。ドイツの大学病院における研究で類似したデータが得られた。米国とカナダでは、年間に百万人以上が病院で死ぬ。深刻な診断ミスはそのうちの約五千例であり、正しく診断されていれば死なないで済んだ症例である。

誤診の頻度は研究対象にされてきたが、医師の認識との関係に焦点を当てた研究者は少ない。この問題を扱った最初の記事の一つは、ジェローム・P. カシラーとリチャード・I. コペルマンが書いた「診断における認識エラー、その事例、分類および結末」（アメリカン・ジャーナル・オヴ・メディシン86号、1989年、433-441頁）だった。パット・クロスケリーは自分の専門分野の救急医療をはじめ、使命感をもって認識エラーを分類した。特に重要な記事は以下のとおりである。「診断における認識エラーの重要性およびエラーを最小限にするための戦略」（アカデミック・メディシン誌78号、2003年、775-780頁）、「高品質な臨床判断の達成：認識の戦略とバイアスの探知」（アカデミック・イマージェンシー・メディシン誌9号、2002年、1184-1204頁）、「診断が失敗するとき：新しい洞察、古い思考」（カネィディアン・ジャーナル・オヴ・CME 2003年11月号）。ドナルド・レデルマイヤーは最近、医師の思考における回り道についてこの記事を書いた――「診断ミスの認知心理学」（アナルズ・オヴ・インターナル・メディシン142号、2005年、115-210頁）。ストニーブルックのニューヨーク州立大学のマーク・グレーバーは、思考法について医師に考えさせる方法を取り上げてこの記事を書いている――「診断エラーを減らすメタ認知訓練：人気番組に出られるか？」（アカデミック・メディシン誌78号、2003年、781頁）。

ほとんどの医師は自分の認識の過ちを自覚していない。さらに、医師の診断エラーの実態とそれが起こった理由について、医療制度は一環したフィードバックを提供していない。従って、間違った思考に関するデータはカルテ、剖検、医師のインタビューなどによる回顧的（過去に起こったことの）分析で得られたものだ。テジャル・K. ガンジは、医療過誤のクレームを招いた深刻なエラーの大半は、認識と関係のあるものだったと、この記事で結論する――「終結した医療過誤クレームの研究：見逃され、遅延された通院患者の診断」（アナルズ・オヴ・インターナル・メディシン145号、2006年、488-496頁）。マーク・グレーバーは、百件の誤診事例を調査し、認識の落とし穴が高頻度で出現することを次

の記事で強調した——「内科医学における診断エラー」(アーカイヴズ・オヴ・インターナル・メディシン 165号、2005年、1493-1499頁)。

診断の精度を改善するためのコンピュータ使用は比較的小さな効用《ベネフィット》を示したが、それは、研修医《レジデント》や指導医《アテンディング》よりも主に学生において見られた。ときには、「コンピュータ計算」が逆効果となり、医師が誤診に固執する原因となった。それを記したのがチャールズ・P. フリードマン等著「コンピュータに基づく診察相談による臨床医の診断推論の向上：二つのシステムの多重研究」(JAMA 282号、1999年、1851-1856頁)。

1　瞬時の判断における思考メカニズム

ロバート・ハムの発言は、ジャック・ダウィーとアーサー・エルスタイン監修『専門的判断——臨床判断読本 (*Professional Judgment: A Reader in Clinical Decision Making*)』(ケンブリッジ大学出版、ケンブリッジ、1988年) の「臨床的直感と臨床的分析——専門的能力と認識の連続体」(78-105頁) という章にある。ドナルド・A. シェーンは、「専門的判断」の「技術的理性から行動中の思慮へ」(60-77頁) で意見を述べている。クロスケリーは医学判断を「血肉の意思決定」と呼ぶが、ジェームズ・リーゾンは貴重な著作『ヒューマン・エラー (*Human Error*)』(ケンブリッジ大学出版、ケンブリッジ、1990年、38頁) においてそれを追求する。ヒューリスティックスの利用については、クロスケリーの三つの記事が分かりやすく説明している。「高品質な臨床判断の達成：認識の戦略とバイアスの探知」(アカデミック・イマージェンシー・メディシン誌 9号、2002年、1184-1204頁) および「臨床的判断の理論と実践」(カナダ麻酔学会誌、カネィディアン・ジャーナル・オヴ・アネスティージア 52号、2005年、R1-R8頁) である。ヤークス・ドッドソン法は、ロバート・M. ヤークスとジョン D. ドッドソンが一世紀前に発表したものである。出典は、「刺激の強弱が習慣形成の早さに及ぼす影響」(比較神経学・心理学ジャーナル 18号、1908年、459-482頁)。

医師の教育訓練にシミュレーションを使うことにかなり関心が集まっている。私はスタンとの遭遇をこの記事に書いた——「理想の患者モデル—シミュレータが医師教育を変える」(ニューヨーカー誌、2005年5月2日号)。

精神的問題のある患者に対する医師の態度に関する研究が、ジュディス・ホールとデブラ・ローターのこの記事に含まれている——「医師・患者関係における好意」(ペイシェント・エデュケーション・アンド・カウンセリング誌 48号、2002年、69-77頁)。研修中の医師によく薦められる文献は J. E. グローヴズ著「憎らしい患者のケア」(NEJM 298号、1978年、883-887頁) である。もちろん、精神衛生に関しては広範な文献が存在するが、それは本書の範囲外の課題である。関心のある読者は、以下の文献を参照するといい——R. A. フラッドと C. P. シーガー著「後に自殺した患者たちの精神科症例記録の回顧

的検討」（ブリティッシュ・ジャーナル・オヴ・サイカイアトリー114号、1968年、443-450頁）、W. アイアンサイド著「医師に原因する自殺と自殺未遂37症例の報告」（ニュージーランド・メディカル・ジャーナル69号、1969年、207頁）、ジョン・モルツバーガーとドナルド・ビュイー共著「自殺願望患者の治療における憎しみの対抗転移（カウンタートランスファレンス）」（アーカイヴズ・オヴ・ジェネラル・サイカイアトリー30号、1974年、625-633頁）。

認識と感情との関係は、アントニオ・ダマシオ著『デカルトのエラー：感情、理性とヒトの脳（*Descartes' Error: Emotion, Reason, and the Human Brain*）』（パトナム社、イリノイ州イタスカ市、1994年）に、美しく描写されている。

2　医師の感情と診断ミス

エィモス・ツヴェルスキーとダニエル・カーネマンは、認識バイアス分類の先駆者である。その共同研究に対してカーネマンはノーベル賞を受賞した。残念ながらツヴェルスキーはノーベル賞委員会の決定の前に亡くなった。二人の重要な研究は以下の二つを含む――「有用性《アヴェイラビリティ》：頻度と蓋然性を判断するためのヒューリスティック」（コグニティヴ・サイコロジー誌5号、1973年、207-232頁）ならびに「不確実性のもとで判断する：ヒューリスティックとバイアス」（サイエンス誌185号、1974年、1124-1131頁）。また、パット・クロスケリーの「高品質な臨床判断の達成：認識の戦略とバイアスの探知」（アカデミック・イマージェンシー・メディシン誌9号、2002年、1184-1204頁）は、とくに救急医療に力を入れた、思考エラーの概論である。レデルマイヤーは、自己認識に関する考えを発表しているが、その一例が「臨床判断の課題：基礎科学としての認識心理学入門」（カナダ医師会誌164号、2001年、358-360頁）。ウィルソン病は、肝臓など臓器に金属が蓄積する銅の代謝疾患である。

心筋梗塞を患い、あるいは心筋梗塞の一歩手前（いわゆる「クレッシェンド・アンギナ」）で救急治療室（ER）に来る人の約5パーセントは、間違って家に帰される。従って、マッキンリーの例は珍しいことではない。ERに入っている心筋梗塞患者の20パーセントはEKG（心電図）が正常、25パーセントは腕に伝わる疼痛とか息切れのような典型的な症状を呈していない。クロスケリーが依頼《オーダー》した心筋酵素の検査のような血液検査は、冠動脈閉塞が起こっていても、心筋梗塞や狭心症様の悪化を示さないことが多い。胸痛が始まってから何時間もたたないと酵素が異常な値まで上昇しないことがある。

胸痛はさまざまな原因で起こるため、昔から心臓病の専門医は狭心症の悪化あるいは本格的な心臓発作に特異的な胸痛を特定できるアルゴリズムの完成に努力してきた。私の友人で同僚のリー・ゴルドマン医師は、20年間の努力の結果、アルゴリズムの完成は不可能だという結論に達した。この患者たちの疼痛は心原性だと正確に特定するために多数の試験が行われた。この問題に関する有益な討論と包括的な文献がここにある――

リー・ゴルドマンとアジェイ・J. キルテーン共著「急性胸痛と心虚血の可能性のある患者のトリアージ：完璧な診断の絶え間ない探求」（アナルズ・オヴ・インターナル・メディシン 139号、2006年、987-995頁）。私の母校コロンビア大学の医事担当副理事長を務めるゴルドマンは、こう言っている。「我々が得た教訓は、謙虚であること、それから思考の変化を受け入れることだ」。大事を取って間違える方がいいので、マッキンリーのような患者は ER から退院させず、入院させて観察するべきだ。とはいえ、観察のために居させるより家に帰した方が良い患者もいる。胸痛が冠動脈疾患によるものかどうか100パーセント予想することは常に不可能である。しかし、入院させるか、家に帰すか、いずれにしても認識の落とし穴に注意を払いながら決定しなければならない。

医師が患者について評価・判断する際の原型的および属性エラーは、上記のクロスケリーの記事「高品質な臨床判断の達成」ならびにドナルド・レデルマイヤーの「診断ミスの認知心理学」（アナルズ・オヴ・インターナル・メディシン 142号、2005年、115-120頁）で網羅されている。現在、心臓病の専門医は EKG の解析にコンピュータの助けを借りている。マヤ・ガグリン等著「コンピュータの EKG 解釈によく起こるエラー」（インターナショナル・ジャーナル・オヴ・カーディオロジー 106号、2006年、232-237頁）から引用すると「生命を脅かす病態、例えば心筋梗塞や重度の AV ブロック（不整脈）の場合、コンピュータの EKG 解析は正確性を欠くことが多い（それぞれ 40.7% と 75.0%）」。医師は自覚を高めるための戦略をもつべきだ、という分かりやすい記事がある――ロナルド M. エプスタイン著「思慮深い診療」（JAMA 282号、1999年、833-839頁）。

第一印象は正しいかもしれないが、医学判断は直感に頼り過ぎてはならない。最近メディアは、第一印象は計画的分析に優ると示唆したオランダの研究を報道した――アプ・ディークスターホイス等著「正しい選択をする：“集中しないで検討する”効果」（サイエンス誌 311号、2006年、1005-1007頁）。この研究は、家具を買うなど消費者の選択を扱ったものだった。この記事に次いで、ヒラリー・L.ベッカーが重要な手紙を発表した――「熟慮しないで選択する」（サイエンス誌 312号、2006年、1472頁）。英国で医療の研究をしているベッカーは、直感に頼って臨床判断をすることは危険だと書いている。オランダの研究者たちは、自分たちの研究は簡単に一般化され、臨床判断に適用されるべきではない、と同意した。

フランシス・ウェルド・ピーボディ医師の生涯と仕事に関心のある読者には、オグルズビー・ポールの『心を込めてケアする医師、フランシス・W. ピーボディ先生の一生（*The Caring Physician: The Life of Dr. Francis W. Peabody*）』（ハーバード大学出版、マサチューセッツ州ケンブリッジ、1991年）という優れた伝記がある。さらに、「患者のケア」（JAMA 88号、1927年、877-882頁）に、ピーボディ医師の業績が讃えられている。

3　救急治療室での「意識的平静」

ハリソン・オルターの救急医療のABCは、即時に救命活動をしなければならない時に役立つ簡略記号である。緊急でストレスに満ちた状況に置かれても、簡単に頭の中から呼び出せるリストである。簡潔ながら包括的なので、不安が極限に達して実行ができないヤークス・ドッドソン曲線の終点にいる時、医師を助けてくれる有用なツールになる。インターンの初日、モーガンさんを前に足が釘付けになった私は、その前にABCを習っておけばよかったと思う。

エィモス・ツヴェルスキーとダニエル・カーネマンの希有な洞察については前述した。彼らの有用性エラーの説明は、「有用性《アヴェイラビリティ》：頻度と蓋然性を判断するためのヒューリスティック」（コグニティヴ・サイコロジー誌5号、1973年、207-232頁）に載っている。

ブランチ・ビゲイという患者の場合、不完全なコミュニケーションおよび認識の落とし穴が問題となった。オルターは、患者がウィルス性感染症だという推測に錨《アンカリング》を下ろしたら、患者との話も最小限にとどめた。アスピリン中毒性の診断を見逃し、ミスの理由を振り返って考え、患者の言う「少々」を定義しなかったことを反省した。オルターは今や救急医療の専門家であり、患者からの反応《フィードバック》を聞き、過去の失敗から学び、今の実績を維持できるのだ。それは前述のエリックソンとノーマンの研究と共通することである。つまり、K. アンダーズ・エリックソン等著「専門的卓越性取得における計画的練習の役割」（サイコロジカル・レビュー誌100号、1993年、363-406頁）ならびに『専門的能力と技術のためのケンブリッジ手引書（*The Cambridge Handbook of Expertise and Expert Performance*）』（K. アンダーズ・エリックソン監修、ケンブリッジ大学出版、ケンブリッジ、2006年、339-353頁）に載っているジェフ・ノーマン等著「内科および外科における専門的能力」である。

診断や治療を判断する上で役に立つかどうかを考えて医師は検査を依頼する。特異的な患者人口において、あるいは身体検査で特定の症状を呈する患者において、予想可能な検査結果に関するしっかりとしたデータベースがあれば、ベイズ理論を使用してもよい。

臨床医学の頭痛の種になっている技術的エラー、たとえばX線写真に違う患者の名前をつけたり、医薬品の用量を間違えて記載するなどのエラーの多くは、前述の医学研究所（インスティテュート・オヴ・メディシン）の報告後に改善された。間違いを予防するために今はほとんどの病院がチェックとダブルチェックの手続きを導入した。最近、私が手を怪我したとき、ナース・プラクティショナー（上級看護師）は忘れずに怪我をした方の腕に「X」印をつけ、放射線技師が違う手を撮影しないようにした。同様に私の専門分野の血液学では、輸血を受ける貧血患者は名前、患者番号、生年月日を記した腕輪をする。看護師は患者の名前と誕生日を尋ね、腕輪を読んで名前と誕生日が一致することを確認、さらに患者が受ける輸血ユニットに付いている名前と誕生日と照合する。

マキシーヌ・カールソンの物語は、ある意味で、アン・ドッジの物語に似ている。神経質または心気症と特徴付けられる患者に対する医師や看護師の感情を研究したローターとホールを想起させられる。そういった患者が過去に多数の診察と評価を受けたことを知り、分厚くて重いカルテを見たら、医師が挑戦すべきは、今まで何を検査しなかったか、という課題である。我々は皆、過去の検査結果とかX線写真に頼る傾向があるが、同時に患者の現在の言葉に等しく注意を払うべきである。アン・ドッジとマキシーヌ・カールソン双方の場合、彼女たちは「何かおかしい、良くならずに悪くなっている」、と医師に訴えていた。疑問をもつこと、患者の言葉を信じることは、患者の症状を改めて考え、慢性的な病気や過去の症状とは別のものを発見する鍵になりうる。

研修医《レジデント》が不貞腐れた態度を取ったという穏やかでない話は、以下の文献に取り上げられている問題と関係がある――ロナルドM.エプスタイン著「思慮深い診療」(JAMA 282号、1999年、833-839頁)。最近は、患者および仲間の医療従事者に不適切な言動を示すレジデントに対し、臨床スタッフの先輩たちが建設的な助言《フィードバック》を提供しよう、という気運が高まっている。本章の事例の場合、ハイランド病院のオルターを初め先輩スタッフが建設的なフィードバックを提供した。

4　プライマリーケア医の役割

我々の第一子スティーヴンが死にそうになった話を詳しく知りたい方は、拙著『セカンド・オピニオン――変化する医学の世界における直感と選択(*Second Opinions: Stories of Intuition and Choice in the Changing World of Medicine*)』(ヴァイキング・プレス、ニューヨーク、2000年、9-37頁)を読んでほしい。

マッケヴォイが指摘したコミュニケーションの課題に関しては、この研究がある――L. S.ウィッソウ等著「小児科医の問診スタイルと母親が語る心理社会的課題」(ピーディアトリックス誌93号、1994年、289-295頁)。

マッケヴォイ医師の記事は以下の文献に入っている――「恐れを知らない、力強い彼らは……信じられない連中《ザ・インクレディブルズ》」(ハーバード大学医学部同窓会報、2006年冬季号)。

文化の違いと医療に関する魅惑的な書物がある――アン・ファディマン著『精霊に捕まると倒れてしまう――モン属の児とアメリカ人医師たちとの文化の衝突(*The Spirit Catches You and You Fall Down: A Hmong Child, Her American Doctors, and the Collision of Two Cultures*)』(ファラー・ストラウス・ジルー社、ニューヨーク、1997年)。この本はすべての医療従事者のための必須の読みものにするべきだ。

カリフォルニア州サクラメント市の大学医療センターまたはコミュニティ診療所に勤務する医師45人の調査研究は、この文献に出てくる――ダージュングM.ターン等著「新しい医薬品を処方する際の医師のコミュニケーション」(アーカイヴズ・オヴ・インターナル・メ

ディシン166号、2006年、1855-1862頁）。

ジュデイアン・ビグビー医師は、患者の背景をテーマにした重要な本を著した――『文化を超えた医療（*Cross-Cultural Medicine*）』（アメリカン・カレッジ・オヴ・フィジシャンズ、フィラデルフィア、2003年）。私がインタビューした数ヶ月後、ビグビー医師はマサチューセッツ州保険局長官に抜擢された。

エリック・キャセル医師は、医学という芸術《アート》に関する、啓蒙的な本を著した――『医師業――プライマリーケア医療の本質（*Doctoring: The Nature of Primary Care Medicine*）』（オクスフォード大学出版、ニューヨーク、1997年、16、27、28、34、38頁）。

自分に最も合っている医師を探す簡単な方法はない。最重要な基準は能力と人格である。ケント・セプコヴィツ医師はこの問題に関して、生き生きとした記事を書いている――「限られた名医：雑誌のトップ10リストで探さないように」（スレート誌、2006年6月13日号）。

5　家族の愛が専門家を覆す

ECMOの機体そのもの、使用法、リスクなどは、信頼できるインターネット・ソースから情報が得られる。サイト数例を以下に記す。

www.nichd.nih.gov/cochrane/Elbourne/Elbourne.htm
www.childrenshospital.org/clinicalservices/Site459/mainpageS459P4.html
www.vanderbiltchildrens.com/interior.php?mid=959&mod

パット・クロスケリーの「シマウマからの退去（医師が珍しい診断から退く事の意）」という項目は、認識エラーの分類に関する記事に載っている――「高品質な臨床判断の達成：認識の戦略とバイアスの探知」（アカデミック・イマージェンシー・メディシン誌9号、2002年、1184-1204頁）

ハロルド・クーニク、マイケル・マッカロウ、デーヴィッド・ラーソンの三人は、信仰が患者に与える影響について、包括的で学術的な書を纏《まと》めた――『宗教と健康の手引書（*Handbook of Religion and Health*）』（オクスフォード大学出版、ニューヨーク、2001年）。

6　前例のない症例に向きあう

先天性心疾患を総括したアリアーン・J.マレッリ著「成人における先天性心疾患」は、リー・ゴルドマンとデニス・アウシエッロ監修『セシル医学教科書（*Cecil Taxtbook of Medicine*）』22版（ソンダーズ社、フィラデルフィア、2004年、371-383頁）。

アーサー・コナン・ドイルについては、多数の伝記やウェブサイトがあるが、私は特に

このサイト―― www.sherlockholmesonline.org ――を楽しく読ませてもらった。

心臓のイラストは、以下のサイトのものを改作した。Enchanted Learning,LLC.　www.enchantedlearning.com/subjects/anatomy/heart/labelinterior/labelanswers.shtml.

心臓病専門医が評決を取った医学会議の話は、ジェイムズ・ロック医師をインタビューした際に聞いた。

心臓カテーテルその他の処置に要する高度な専門的能力の達成法に関するロックの考えは、以下の文献に裏付けされている――K. アンダーズ・エリックソン等著「専門的能力取得における計画的練習の役割」（サイコロジカル・レビュー誌100号、1993年、363-406頁）ならびにジェフ・ノーマン等著「内科および外科における専門的能力」（K. アンダーズ・エリックソン等監修『専門的能力と技術のためのケンブリッジ手引書（*The Cambridge Handbook of Expertise and Expert Performance*）』ケンブリッジ大学出版、ケンブリッジ、2006年、339-353頁）。

胎児切迫仮死と胎便についてさらに勉強したい読者には、この本を薦める――マイケルG. ロス著「胎便吸引症候群：分娩時胎便以上の問題」（NEJM 353号、2005年、946-948頁）。

小児心臓病専門医のジェイムズ・ロックが、ベビー・オコンネルのような患児の治療を行なう際、そのような患児のために設計された器具《インスツルメント》がないことなど、さまざまな問題に直面する。私はその問題を論じる記事を書いた――「小児科のギャップ：ほとんどの医薬品が小児において正しく試験されたことがないのはなぜか?」（ニューヨーカー誌、2005年1月10日号）

ほとんどの医師が無自覚に認識エラーに陥っているという問題については、以下の文献がある。マーク・L. グレーバー等著「内科医学における診断エラー」（アーカイヴズ・オヴ・インターナル・メディシン165号、2005年、1493-1499頁）、テジャル・K. ガンジ等著「終結した医療過誤クレームの研究：見逃され、遅延された通院患者の診断」（アナルズ・オヴ・インターナル・メディシン145号、2006年、488-496頁）、パット・クロスケリー著「臨床的判断における認識エラー：認識を解剖する」（クオリティ・ヘルスケア・ネットワーク誌、2004年5月号）、ドナルド・A. レデルマイヤー等著「臨床的判断の問題：認知心理学を基礎科学の一科目として導入する」（カネィディアン・メディカル・アソシエーション・ジャーナル164号、2001年、358-360頁）、ドナルド・A. レデルマイヤー著「診断ミスの認知心理学」（アナルズ・オヴ・インターナル・メディシン142号、2005年、115-120頁）。

前述のアーサー・エルスタインは、医学判断の分野の先駆者である。彼がジャック・ダウィーと一緒に監修した本は、この問題について驚くほど多様な意見を網羅し、さらに勉強したい者にお薦めしたい――ジャック・ダウィーとアーサー・エルスタイン監修『専門的判断――臨床判断読本（*Professional Judgment: A Reader in Clinical Decision Making*）』（ケンブリッジ大学出版、ケンブリッジ、1988年）。ドナルド・A. シェーンの引用分の出典は、『専門的判断』の「技術的理性から行動中の思慮へ」（60-77頁）である。デューク大学

のデイヴィッド・エディの引用分の出典は、『専門的判断』の「医師の診療におけるヴァリエーションと不確実性の役割」(45-59頁) である。同様に、ジェイ・キャッツの章は、不確実性に関するルネー・フォックスの研究に触れ、キャッツ自身の研修生時代の体験を語っている——「医師が不確実性を認めない理由」(『専門的判断』544-565頁)。

7　外科医A、B、C、Dそれぞれの“診断”

「どこどこの最高の医師リスト……」。ケント・セプコヴィッツ医師はこの問題を、生き生きとした記事で扱っている——「限られた名医：雑誌のトップ10リストで探さないように」(スレート誌、2006年6月13日号) を再び参照のこと。

リチャード・セルツァーの『若い医師への手紙 (*Letters to a Young Doctor*)』(サイモン・アンド・シュスター社、ニューヨーク、1982年) は、専門家だけではなく一般の方たちに読んでほしい素晴らしい本だ。シャーウィン・ヌーランド医師の、熟練した外科医の経験を記した美しい文章を薦める——『如何に死ぬか：人生の最終章を考える (*How We Die: Reflections on Life's Final Chapter*)』(クノップ社、ニューヨーク、1994年) および『如何に生きるか (*How We Live*)』(ヴィンテージ社、ニューヨーク、1998年)。研修中の外科レジデントの視点に興味のある方は、ニューヨーカー誌の私の同僚アトゥル・ガワンデのこの本を読むといい——『合併症：不完全な科学に関する外科医のメモ (*Complications: A Surgeon's Notes on an Imperfect Sciense*)』(メトロポリタン・ブックス社、ニューヨーク、2002年)。ライト医師が、患者一人ひとりが独自の物語を持ってやって来る、と言ったことを読者は意外に感じるかもしれない。外科医は自分の手で仕事をすることにしか関心がないと思われるかもしれない。しかし、ローターとホールが言うように、優れた医師たちはオールラウンドな人たちだ。

認識エラーの一つ、探求の達成感《サーチ・サティスファクション》については、パット・クロスケリーの「高品質な臨床判断の達成：認識の戦略とバイアスの探知」(アカデミック・イマージェンシー・メディシン誌9号、2002年、1184-1204頁) がよく説明している。

整形外科の世界に関する非常に面白い記事が、ドナルド・バーウィックの「私の右膝」(アナルズ・オヴ・インターナル・メディシン142号、2005年、121-125頁) である。

8　大量データによるミスとエラー

米国放射線学会の会誌「ジャーナル・オヴ・ザ・アメリカン・カレッジ・オヴ・レディオロジー」の特別号 (第3巻、2006年) は、本章に関わる大量のデータが載っている下記の記事および文献リストを提供している。ハロルド・クンデル著「医学的画像知覚の研究史」(402-408頁)、クレイグ・A. ビーム等著「21世紀医療おける医学的画像知覚の役割」

(409-412頁)、E. ジェームズ・ポッチェン「胸部X線読影における観察者の正確度測定：その体験例」(423-432頁)、エリザベス・A. クルピンスキー著「21世紀の読影における技術と知覚」(433-440頁)、マシュー・フリードマンとテレサ・オシカ著「読影のバラツキ：コンピュータ支援探知の実験から学べるもの」(446-455頁)、ブラドリー・J. エリックソン等著「コンピュータ支援診断の新しい機会：変化の探知と特性決定」(468-469頁)、ドゥリア・オルテガとセザール・ガルシア著「放射線医と患者のコミュニケーション：未解決の課題」(472-477頁)、エーサン・サメイ著「なぜ医学的画像知覚なのか？」(400-401頁)。

放射線科医が読影する症例数の推定は、ボストンのベス・イスラエル・ディーコネス医療センターの元理事長、ハーバードで放射線学ストーンマン教授職を務めるハーバート・クレッセル医師から提供されたものだ。

チアノーゼ観察のエラー率、EKGの解釈のミス、子宮頸部の生検に関する専門家間の意見の相違に関する情報は、ジャック・ダウィーとアーサー・エルスタイン監修『専門的判断：臨床判断読本(*Professional Judgment: A Reader in Clinical Decision Making*)』(ケンブリッジ大学出版、ケンブリッジ、1988年) 内のデイヴィッド・エディ著「医師の診療におけるヴァリエーションと不確実性の役割」(45-59頁) から得た。

乳房X線検査（マンモグラフィー）の精度に関しては、多くの研究が存在する。関心のある読者は、以下の文献でデータの概略が得られる。クレイグ・A. ビーム等著「乳房X線検査スクリーニングの精度における量という因子と量に依存しない因子の相関」(NCI国立癌研ジャーナル95号、2003年、282-290頁)、ジョアン・G. エルモア等著「放射線科医によるマンモグラム読影のバラツキ」(NEJM 331号、1994年、1493-1499頁)、ユレイ・ジャング等著「微小石灰化を示すマンモグラムに対する放射線医の読影のバラツキを削減するコンピュータ支援診断の可能性」(レディオロジー誌220号、2001年、787-794頁)、ダニエル・B. コパンズ著「何千人の命を救うマンモグラフィー・スクリーニングは、医療過誤訴訟に勝てるのか？」(レディオロジー誌230号、2004年、20-24頁)。

クンデルの画期的な研究についてもっと知りたい読者には、上記の「ジャーナル・オヴ・ザ・アメリカン・カレッジ・オヴ・レディオロジー」に載っている記事の他に、これを薦める——G. レヴェズとH. L. クンデル著「胸部放射線の読影エラーの精神身体的研究」(レディオロジー誌123号、1977年、559-562頁)。同様にエーサン・サメイの、肺の小結節探知のチャレンジを研究した次の記事がある——エーサン・サメイ等著「微妙な小結節：その探知に対する局所的な解剖学的多様性の影響」(レディオロジー誌228号、2003年、76-84頁)。

ヴィッキー・フェルドスタイン医師は若い時から数字に強く、マサチューセッツ州ニュートン市のニュートン・サウス高校の数学チーム（全米高校生の数学コンペに参加する部活）の重要な一員だった。医学判断に数字を適用する彼女の能力を本章で要約しているが、計量を頼りにしながらその限界を認識する彼女は現代医師の模範である。

医師の自己防御措置、つまり訴訟の可能性の心配に基づいて行なう医学判断に関する興味深い論文は、デイヴィッド・M. スタダート等の「医療過誤訴訟が蔓延する環境におけるハイリスクの専門医たちの防御措置」(JAMA 293号、2005年、2609-2617頁)である。

9　医療市場の怪物

製薬会社、その教育プログラム、医師に対するマーケティング、一般向けの広告、学術研究、臨床判断——それらの関係についてかなり議論が起こっている。この問題に関する多種多様な見解の一部が以下の文献に見られる。アシュリー・ワザナ著「医師と製薬業界：ギフトは本当にただか?」(JAMA 283号、2000年、373-380頁)、トロイエン・A. ブレナン等著「利害抵触を生む医療業界の慣習」(JAMA 295号、2006年、429-433頁)、ジェイソン・ダナとジョージ・ロウエンスタイン著「業界から医師への贈答品に対する社会科学的視点」(JAMA 290号、2003年、252-255頁)、デイヴィッド・ブルーメンサール著「医師と製薬会社」(NEJM 351号、2004年、1885-1890頁)、ジェリー・エイヴォーン著『強力な薬：処方薬のベネフィット・リスク・コスト(*Powerful Medicines: The Benefits, Risks, and Costs of Prescription Drugs*)』(クノップ社、ニューヨーク、2004年)、マーシャ・アンジェル著『製薬会社の真相：その騙しの手口と対処法(*The Truth about the Drug Companies: How They Deceive Us and What to Do about It*)』(ランダム・ハウス社、ニューヨーク、2004年)、トーマス・ストッセル著「科学者を解放せよ!：存在もしない問題の解決のためにできた利害抵触規則は医学の進歩を妨げる」(フォーブス誌、2005年2月14日号)、トーマス・ストッセルとデイヴィッド・シェイウィッツ著「科学にお金をかけて何が悪い?」(ワシントン・ポスト紙、2006年7月2日)、そしてニューヨーカー誌の私の同僚マルコム・グラッドウェルの記事「高価な処方薬についてどう考えるべきか」(ニューヨーカー誌、2004年10月25日号)。

製薬会社が医師の処方習慣にアクセスできる問題について、ロバート・スタインブルックがこの記事を書いた——「医師の処方データが売買されている」(NEJM 354号、2006年、2745-2747頁)。キャレン・デルガドとその同僚たちは、ビジネス誌を読むデルガドの夫からそういう情報を得なくても医学誌で読めるわけだ。

最近、専門家委員会が作成したガイドラインに疑わしい製品が入っており、その製造元がガイドライン作成の資金援助をしていることが分かり、委員会に非難が集中した。その話はピーター・Q. アイクハッカー等の「敗血症と戦う：診療ガイドライン、マーケティング・キャンペーンとイーライ・リリー社」(NEJM 355号、2006年、1640-1642頁)に載っている。

高齢男性のアンドロゲン補充療法を巡る議論は、これらの文献によく纏められている——ポールM. スチュワート著「高齢および青春の泉のホルモン」(NEJM 355号、2006年、1724-1726頁)。その記事はK. スリークマラン・ナイール等が最近行なった研究に基づい

ている――「高齢女性におけるDHEAおよび高齢男性におけるDHEAあるいはテストステロン」（NEJM 355号、2006年、1647-1659頁）。

Cox-2阻害薬に関する私の記事は、次のタイトルで ニューヨーカー誌に掲載された。「スーパーアスピリン：モトリンとアリーヴを時代遅れにする新しい種類の薬」（1998年6月15日号）。

女性におけるホルモン補充療法の議論は広く報告されている。たとえば、フランシーン・グロドスタイン等による「閉経後における時間の役割とホルモン療法開始年齢」（ジャーナル・オヴ・ウィメンズ・ヘルス15号、2006年、35-44頁）は、注目されてよく報道された。一般メディアが基礎研究や臨床研究をどう報道するかを知るには、この記事を読むといい――エドワード・W.キャンピオン著「医学研究とニュース・メディア」（NEJM 351号、2004年、2436-2437頁）。本章で触れたニューヨーク・タイムズ紙の「またもホルモンの再検討」という見出しの記事は、ロニ・ラビンが書いたものだ（2006年1月31日）。そして、ウォール・ストリート・ジャーナル紙に「女性の健康研究、試験設計に欠陥の疑い」という見出しの記事を書いたのは、タラ・パーカー＝ポープである（2006年2月28日）。

多数の新聞や雑誌の記事のおかげで、患者はマーケティング慣習について、また、相談料や贈答品が医師のアドバイスに影響を及ぼしうることを知るようになった。その記事の幾つかを挙げると、アビゲール・ズーガー著「医師と製薬会社の間の絆はどれほどの拘束力があるのか」（ニューヨーク・タイムズ紙、2006年7月27日）、ジーナ・コラタ著「脊椎セメントは患者を引き付け、疑問も喚起」（ニューヨーク・タイムズ紙、2005年8月28日）、ジーナ・コラタ著「費用高騰の中、腰痛の治療は徒労に思える」（ニューヨーク・タイムズ紙、2004年2月9日）、リード・エイベルソン著「内部告発訴訟において、医療機器メーカーから医師への多額な謝礼が判明」（ニューヨーク・タイムズ紙、2006年1月24日）、ガーディナー・ハリス著「医師が製薬メーカーからの贈答品を禁止する」（ニューヨーク・タイムズ紙、2006年1月25日）、カール・エリオット著「クスリの売人たち」（アトランティック・マンスリー誌、2006年4月号）、そしてグウェン・アイフィルによるデイヴィッド・ブルーメンサール医師のインタビューがある（PBSオンライン、2006年1月25日）。

腰痛の正しい診断と治療を巡る討論について、リチャード・A.デヨとジェイムズ・N.ワインスタインが優れた総括を書いており、タイトルも「腰痛」（NEJM 344号、2001年、363-370頁）。さらに参照してほしい文献は以下のとおり。ピーター・フリッツェル等著「慢性腰痛：脊椎固定術対非外科的治療」（スパイン誌26号、2001年、2521-2534頁）、ジュディス・A.ターナー等著「脊椎固定術後の患者の結果《アウトカム》」（JAMA 268号、1992年、907-911頁）、ダニエル・C.チャーキン等著「腰痛の診断検査における医師間の差異：誰に相談するかが結果を決める」（アメリカ・リウマチ学会誌「アメリカン・カレッジ・オヴ・リウマトロジー」37号1994年、15-22頁）、一般紙に載ったジュディ・フォアマンの「脊椎の痛み」（ボストン・グローブ紙、2005年5月3日）。充分な説明を受けて判断する事に関する重要

な研究は、リチャード・A. デヨ等による「臨床判断に患者参加を奨励する：脊椎手術の実施に関するインターアクティヴ・ビデオ・プログラム」（メディカル・ケア誌38号、2000年、959-969頁）

10　病でなく人を治療する

スティーヴン・S. ホールの著作の完全なタイトルは『血の騒ぎ――生、死と免疫系（*A Commotion in the Blood: Life, Death, and the Immune System*）』（アウル・ブックス社、ニューヨーク、1998年）。

ロックフェラー家の医学への篤志活動に関心のある読者にはこの本を薦める――ロン・チャーナウ著『巨人：ジョン・D. ロックフェラー・シニアの生涯（*Titan: The Life of John D. Rockefeller, Sr.*）』（ランダム・ハウス社、ニューヨーク、1998年）。

IPSSは、ピーター・グリーンバーグ等著「骨随異形成症候群（MDS）の予後を評価するための国際スコア制度」（ブラッド誌89号、1997年、2079-2088頁）に発表された。

おわりに　患者の物語を聞きとる

アーサー・J. バースキー医師は、精神的苦痛によって惹起される身体的症状について多くの書物を著している。彼や他の作者の著作について、私は「病気になるほど心配：心気症は治るのか?」（ニューヨーカー誌、2003年8月11日号）を書いた。最近出版された共著『症状から解放され、自分を取り戻そう（*Stop Being Your Symptoms and Start Being Yourself*）』（ハーパーコリンズ社、ニューヨーク、2006年）において、バースキーとエミリー・C. ディーンズは心気症を患う人びとのための認知行動療法プログラムを提供し、その苦悩を和らげようとしている。

医師45人に関する研究は、ダージャング・M. ターン等による「新しい医薬品を処方する際の医師のコミュニケーション」（アーカイヴス・オヴ・インターナル・メディシン166号、2006年、1855-1862頁）から得た。

キャレン・デルガドが語った紫色の錠剤の話は、医療制度全体にわたる解決策を実施しても、医療ミスを自動的に解決するわけではなく、コミュニケーションが依然として必要であることを示している。医師は最終的な回答が得られるまで思考を停止してはならない。

訳者あとがき

知的刺激に満ちた著作である。

ジャンルとしては医学書になるのだろうが、読みようによっては「真犯人」を追求する推理ものとしても読める。著者も、本書のことを「医者の思考を巡る探索の書」と述べている。

本書の内容を一言で言うと、「間違える医者と間違えぬ医者」の話である。登場するさまざまな医師は、なぜ間違えたのか。あるいはなぜ間違えずに正しい医学的判断へと到ったのか。その思考過程はなかなかスリリングで　医師が探偵となって推論するその探究の過程は、読者の思考をも活性化させる。そしてこれは、医療の世界だけでなく、あらゆる知的領域で通用する思考プロセスだと思い当たる。

本書には、さまざまな患者と医師が登場する。「はじめに」に出て来る若い女性アン・ドッジは、身体が食べものを受け付けず、いくら食べても痩せ細り、複数の専門医に診てもらって拒食症、過敏性腸症候群、ついには精神的疾患を疑われ、正しい診断を得られないまま苦しめられた。その間十五年である。

彼女は恋人の勧めもあり、消化器専門医のファルチャク医師の門を気が乗らないままに叩く。ところが医師は、来院した彼女が持参した分厚いカルテには目もくれずにこう言う。

「私はあなたの物語を聞きたい。あなた自身の言葉で」

そして、ファルチャク医師は、彼女がセリアック病という、グルテンに対するアレルギーの自己免疫疾患だと突き止める。十五年間積み重ねられた複数の医師の「先入観」から離れ、患者自身の物語を虚心に聞くことで、病気を突き止めることができたのである。

著者のグループマン医師は、「誤診は、医師の思考が見える窓」と言い、診断エラーは「技術的な問題」ではなく「医師の思考法の欠陥」にあると指摘した上で、次のように強調する。

「高解像度ＭＲＩとか精密なＤＮＡ分析など、数々の目覚ましい技術に支えられた現代医学においても、臨床の現場の基礎は依然として言葉である」

さらに印象深かったのは患児の話である。赤ん坊ならぬ青い新生児。骨が老人のように簡単に折れる先住民の少年。ここでも問題になるのは、専門家の思考プロセスであり認識エラーの問題である。

第５章「家族の愛が専門家を覆す」は、免疫系が弱り、次々と感染症にかかり、「ＳＣＩＤ（重症複合免疫不全症）」と診断されて骨髄移植を受けそうになったベトナム人養女の話である。その女児のアメリカ人養母は、献身的な努力を通してアメリカ最高の専門医たちの判断を覆すことになる。専門家の認識エラーを、素人である母親が「医師の分析の問題点を探し出し、解決のための答えを求め」、正しい診断に到るのである。

著者は本書について、一般の読者を想定して書いたと控えめだが、その前には「医学は基本的に不確実な科学である。医師は誰でも診断と治療を間違えることがある。しかし、どうやってよりよく思考できるかを理解すれば、間違いの頻度と重度を軽減することは可能だ。本書はそれを目標にして書かれたものである」と記している。

本書を執筆しようという強い動機が生じた背景には、「自分で考えることを放棄し、判定システムやアルゴリズムに、自分に代わって考えてもらおうとする若い医師たちが実に多くなった」ことがある。著者が指導医を務めたハーバード大学の大学病院でも、回診の際の医学生や研修医は、的確な質問をしたり相手の話をじっくり聞いたり、鋭い観察したりすることに関しては、ほとんど落第生だったという。ところが、そういう若い医師をどう教育するかということになると、「先輩の背中を見て学ぶ」という以外適切な教育方法がないのだという。「臨床的な謎を解き、人間のケアをすることの教育方法に深刻な欠点がある」なかで、著者が後輩たちへの痛切な思いで執筆したのが本書という訳である。

本書を、特に医学生や若い医師に読んで頂きたい所以である。

最後に、駆け出しの頃から現在に至るまで私に医学の同時通訳と論文翻訳を依頼して下さった多くの先生方、そして製薬会社に感謝の意を表したいと思います。本書に関しては、翻訳原稿を医者の目で推敲して下さった聖路加国際病院呼吸器内科所属の冨嶋裕先生と内科感染症科の森信好先生に深くお礼を申し上げます。また、翻訳に当たり医学辞書やインターネットの他、敬愛する佐久間昭先生編訳の『臨床研究用語辞典』（サイモン・デイ著、サイエンティスト社）に随分お世話になりました。それから石風社には丁寧な編集と校正をしていただき、感謝に堪えません。いろんな方を頼りにこの翻訳をさせていただきましたが、表記上の問題も含め翻訳の責任はすべて訳者である私にあります。

二〇一一年七月二十日

美沢惠子

【著者】ジェローム・グループマン　Jerome Groopman, M. D.

1952年生まれ。ハーバード大学医学部教授（Dina and Raphael Recanati Professor）兼、ベス・イスラエル・ディーコネス医療センターの生物医学などの実験的医学主任。がん、血液疾患、エイズ治療の第一人者。

「ニューヨーカー」誌で医学・生物学分野のスタッフライターを務め、また「ニューヨーク・タイムズ」紙や「ウォール・ストリート・ジャーナル」紙などの新聞や多くの科学雑誌に寄稿し、旺盛な執筆活動も続けている。

日本で刊行された著書に『毎日が贈りもの』、『セカンド・オピニオン』がある。

【翻訳者】美沢恵子（みさわけいこ）

1946年東京生まれ。小学校時代をニューヨークで過ごす。

国際基督教大学卒（11期生）。国際化学療法学会、国際移植学会、アレルギー・免疫学会、小児科学会、救急医療学会、看護学会、国際労働機関、国連人口基金、NHKのニュース番組などの同時通訳を務め、医学論文の翻訳に従事。

訳書に南ア出身の生物学者L. ワトソン著『未知の贈りもの』（筑摩書房）、『アフリカの白い呪術師』（河出書房文庫）他がある。

日本翻訳者協会会員。

医者は現場でどう考えるか

二〇一一年十月一日初版第一刷発行

著　者　ジェローム・グループマン
翻訳者　美沢恵子
発行者　福元満治
発行所　石風社
福岡市中央区渡辺通二―三―二十四
電話〇九二（七一四）四八三八
ファクス〇九二（七二五）三四四〇

印　刷　大村印刷株式会社
製　本　日宝綜合製本株式会社

© Jerome Groopman, M.D., printed in Japan 2011
落丁、乱丁本はおとりかえします
価格はカバーに表示してあります

＊価格は税込（5パーセント）価格です。

中村 哲

医者、用水路を拓《ひら》く　アフガンの大地から世界の虚構に挑む

＊農村農業工学会著作賞受賞

養老孟司氏ほか絶讃。「百の診療所より一本の用水路を」。百年に一度といわれる大旱魃《かんばつ》と戦乱に見舞われたアフガニスタン農村の復興のため、全長二五・五キロに及ぶ灌漑《かんがい》用水路を建設する一日本人医師の苦闘と実践の記録　**【4刷】**1890円

中村 哲

医者 井戸を掘る　アフガン旱魃《かんばつ》との闘い

＊日本ジャーナリスト会議賞受賞

「とにかく生きておれ！　病気は後で治す」。百年に一度といわれる最悪の大旱魃が襲ったアフガニスタンで、現地住民、そして日本の青年たちとともに千の井戸をもって挑んだ医師の緊急レポート　**【11刷】**1890円

中村 哲

ペシャワールにて　癩《らい》そしてアフガン難民

数百万人のアフガン難民が流入するパキスタン・ペシャワールの地で、ハンセン病患者と難民の診療に従事する日本人医者が、高度消費社会に生きる私たち日本人に向けて放った痛烈なメッセージ　**【8刷】**1890円

中村 哲

ダラエ・ヌールへの道　アフガン難民とともに

一人の日本人医師が、現地との軋轢、日本人ボランティアの挫折、自らの内面の検証等、血の噴き出す苦闘を通して、ニッポンとは何か、「国際化」とは何かを根底的に問い直す渾身のメッセージ　**【5刷】**2100円

中村 哲

医は国境を越えて

＊アジア太平洋賞特別賞受賞

貧困・戦争・民族の対立・近代化――世界のあらゆる矛盾が噴き出す文明の十字路で、ハンセン病の治療と、峻険な山岳地帯の無医村診療を、十五年にわたって続ける一人の日本人医師の苦闘の記録　**【7刷】**2100円

中村 哲

辺境で診《み》る　辺境から見る

「ペシャワール、この地名が世界認識を根底から変えるほどの意味を帯びて私たちに迫ってきたのは、中村哲の本によってである」（芹沢俊介氏）。戦乱のアフガニスタンで、世の虚構に抗して黙々と活動を続ける医師の思考と実践の軌跡　**【4刷】**1890円

＊価格は税込（5パーセント）価格です。

小林澄夫

左官礼讃

「左官教室」の編集長が綴った土壁と職人技へのオマージュ。左官という仕事への愛着と誇り、土と水と風が織りなす土壁の美と共に、打ちっ放しコンクリートに代表される殺伐たる現代文明への批判、そして潤いの文明へ向けての深い洞察　【8刷】2940円

藤田洋三

鏝絵《こてえ》放浪記

壁に刻まれた左官職人の技・鏝絵。その豊穣に魅せられた一人の写真家が故郷大分を振り出しに、壁と泥と藁を追って日本全国から中国・アフリカまで歩き続けた25年の旅の記録。「スリリングな冒険譚の趣すらある」（西日本新聞）　【3刷】2310円

石牟礼道子全詩集

はにかみの国

＊芸術選奨文部科学大臣賞受賞

石牟礼作品の底流に響く神話的世界が、詩という蒸留器で清冽に結露する。一九五〇年代作品から近作までの三十数篇を収録。石牟礼道子第一詩集にして全詩集　【2刷】2625円

斉藤泰嘉

佐藤慶太郎伝　東京府美術館を建てた石炭の神様

日本のカーネギーを目指した九州若松の石炭商。巨額の私財を投じ日本初の美術館を建て、戦局濃い中、佐藤新興生活館（現・山の上ホテル）を創設、「美しい生活とは何か」を希求し続けた男の清冽な生涯を描く力作評伝　【2刷】2625円

阿部謹也

ヨーロッパを読む

「死者の社会史」から「世間論」まで、西洋中世における近代と賤民の成立を鋭く解明する〈阿部史学〉の刺激的エッセンス。西欧的社会と個人、ひいては日本の世間をめぐる知のライブが、社会観／個人観の新しい視座を拓く　【3刷】3675円

浅川マキ

こんな風に過ぎて行くのなら

ディープにしみるアンダーグラウンド——。「夜が明けたら」「かもめ」で鮮烈にデビューを飾りながら、常に「反時代的」でありつづけた歌手。三十年の歳月を、時代を、気分を照らし出す著者初めてのエッセイ集　【3刷】2100円

＊読者の皆様へ　小社出版物が店頭にない場合は「地方・小出版流通センター扱」とご指定の上最寄りの書店にご注文下さい。なお、お急ぎの場合は直接小社宛ご注文下されば、代金後払いにてご送本致します（送料は二五〇円。総額五〇〇〇円以上は不要）。

＊価格は税込（5パーセント）価格です。

ジミー・カーター／訳・飼牛万里

少年時代

米国深南部の小さな町。人種差別と大恐慌の時代、家族の愛に抱かれたピーナッツ農園の少年が、黒人小作農や大地の深い愛情に育まれつつ、その子供たちとともに逞しく成長する。全米ベストセラーとなった、元米国大統領の傑作自伝

２６２５円

文・ジミー・カーター　絵・エイミー・カーター

海のかいじゅうスヌーグル〈絵本〉

訳・飼牛万里

元アメリカ合衆国大統領が、かつて幼い愛娘に語り聞かせたお話が、愛娘エイミーさん自身の絵によって絵本になった——。足の不自由な少年が海のかいじゅうと出会う心温まるファンタジー絵本

１５７５円

文・絵　アビゲイル＆エイドリアン・アッカーマン

おかあさんが乳がんになったの〈絵本〉

訳・飼牛万里

乳がんになって髪の毛が抜けてしまったおかあさん。家族、友人、みんなに支えられた闘病生活を、九歳と十一歳の娘たちが描いたドキュメント闘病絵本。おかあさんが乳がんになって、家族の絆はより強くなった

１５７５円

坂口　良

極楽ガン病棟

やっと漫画家デビューしたと思ったら三十四歳で肺ガン宣告。さらに脳に転移して二度の開頭手術。患者が直面する薬や治療費などの医療問題を体験のまま語りながら、命がけのギャグを繰り出して逝った漢《おとこ》の超ポップなガン闘病記

【3刷】１５７５円

文・堂園晴彦　絵・本田哲也

サンピラー　お母さんとの約束〈絵本〉

「私は二十年を超えるホスピス診療の中で、『遺される子供』がいかに傷つかないで愛する人と分かれられるかを大事にしてきました。…4、5歳の子供にも、病気のことをきちんと伝え、死んでいくとは…を積極的に話すようにしています」（あとがきより）

１３６５円

福元満治

伏流の思考　私のアフガン・ノート　増補版

「国際社会」の虚構に抗し、頑固なまでの現地主義を貫くペシャワール会の独自性について記す。一編集者が、ひょんなことからペシャワール会の責任者になって、考え続けた思考の軌跡

１５７５円

＊読者の皆様へ　小社出版物が店頭にない場合は「地方・小出版流通センター扱」とご指定の上最寄りの書店にご注文下さい。なお、お急ぎの場合は直接小社宛ご注文下されば、代金後払いにてご送本致します（送料は二五〇円。総額五〇〇〇円以上は不要）。